AF804239

Reinhard Werth

Die Natur des Bewusstseins

Was ist Bewusstsein und wie entsteht es im Gehirn? Gibt es einen freien Willen oder sind wir in unseren Entscheidungen determiniert? Anhand zahlreicher beeindruckender Fallbeispiele aus seiner Praxis analysiert Reinhard Werth, wie sich Bewusstsein und freier Wille naturwissenschaftlich exakt beschreiben lassen.

Weniges unterscheidet Natur- und Geisteswissenschaftler so sehr wie ihre Antwort auf die Frage, was Bewusstsein ist und ob es einen freien Willen gibt. Während die einen dem Menschen Willensentscheidungen oftmals generell absprechen, ergehen sich die anderen häufig in Spekulationen. Dagegen argumentiert der Neuropsychologe Reinhard Werth: Der Bereich des Subjektiven ist nicht nur sinnvoll, sondern sogar unverzichtbar. Und vor allem: Er lässt sich naturwissenschaftlich erforschen und logisch klar definieren.

Das Buch bringt Klarheit in eine oftmals wirre Debatte und könnte sich als Meilenstein auf dem Weg der Erforschung des menschlichen Bewusstseins erweisen. Werth gibt Antworten, die nicht nur für unser Selbstverständnis als Menschen, sondern auch für moralische und juristische Belange von großer Bedeutung sind.

Prof. Dr. Dr. *Reinhard Werth* ist klinischer Neuropsychologe am Institut für Soziale Pädiatrie und Jugendmedizin und Professor für Medizinische Psychologie an der Universität München. Er hat sich habilitiert für Medizinische Psychologie und für Wissenschaftstheorie. Bei C.H.Beck erschienen von ihm das Buch *Hirnwelten. Berichte vom Rande des Bewußtseins* (1998) sowie in der Beck'schen Reihe *Legasthenie und andere Lesestörungen* ([3]2007). Seine Website lautet: www.reinhard-werth.de

Reinhard Werth

Die Natur des Bewusstseins

Wie Wahrnehmung und freier Wille im Gehirn entstehen

Verlag C.H.Beck

Mit 26 Abbildungen

Satz: Fotosatz Amann, Aichstetten
Druck und Bindung: CPI – Ebner & Spiegel, Ulm
Umschlaggestaltung: Geviert – Büro für Kommunikationsdesign, München,
Christian Otto unter Verwendung einer Fotografie von © sodapix/vario images
Gedruckt auf säurefreiem, alterungsbeständigem Papier
(hergestellt aus chlorfrei gebleichtem Zellstoff)
Printed in Germany
ISBN 978 3 406 60594 9

www.beck.de

Inhalt

Vorwort

Die Frage danach, was *Bewusstsein*, *Aufmerksamkeit* und *Wahrnehmung* sind, ob es einen freien Willen gibt, wie diese Leistungen im Gehirn entstehen und was beim Hirntod geschieht, ist bis heute zumeist Gegenstand philosophischer Spekulation oder wissenschaftlich fragwürdiger psychobiologischer Glaubensbekenntnisse. Es herrscht (auch bei Wissenschaftlern) die Auffassung vor, Bewusstsein und alles, was in den Bereich subjektiver Erlebnisse gehört, sei naturwissenschaftlich nicht fassbar. Dies ist allerdings eine unbewiesene Behauptung. In dem vorliegenden Buch soll gezeigt werden, dass der Bereich dessen, was wir *Bewusstsein* und *subjektive Erfahrung* nennen, durchaus naturwissenschaftlich beschrieben werden kann und dass Fragen danach, ob es einen freien Willen gibt, wie Aufmerksamkeit, Wahrnehmung, Bewusstsein und freie Willensentscheidungen im Gehirn entstehen, wie der Begriff der Schuld wissenschaftlich fassbar ist und was beim Hirntod geschieht, mittlerweile naturwissenschaftlich fundiert zu beantworten sind.

Aus neurobiologischen Erkenntnissen allein ist jedoch keine Antwort möglich. Hier stellen sich Probleme komplexerer Natur, die logische und methodische Probleme einbeziehen. In bisherigen Publikationen über das Bewusstsein, den freien Willen, die Wahrnehmung und verwandte Themen ist es leider die Regel, die zentralen Begriffe in ihrer alltagssprachlichen Vagheit zu belassen, ohne diese für die Verwendung in wissenschaftlichen Kontexten zu präzisieren. Da die vagen Grundbegriffe dann nach Gutdünken interpretierbar sind, bleibt offen, wie die gemachten Aussagen überprüft werden sollen. Deshalb war es von grundlegender Bedeutung, die bisher vagen Begriffe *Bewusstsein, Aufmerksamkeit, Wahrnehmung, freier Wille* und mit ihnen verwandte Begriffe zu präzisieren, um die neurobiologischen Grundlagen dessen, was diese Begriffe bezeichnen, beschreiben zu können.

Um das Buch einem breiten Kreis von Leserinnen und Lesern zugänglich zu machen, wurde keine logisch-mathematische Zeichensprache verwendet. Die genauen Begriffsbestimmungen sind klein gedruckt, so dass Leserinnen und Leser, die auf Einzelheiten verzichten wollen, diese kurzen Passagen überspringen können. Die neurobiologischen Grundbegriffe und Funktionsprinzipien werden zu Beginn des Buches erklärt, so dass keine neurobiologischen Kenntnisse vorausgesetzt werden. Obwohl das Buch sich auch an Leserinnen und Leser ohne neurobiologische Vorkenntnisse richtet, die einen Einblick in die hier behandelten Fragestellungen gewinnen möchten, wurde dennoch versucht, den neurowissenschaftlichen Erkenntnisstand zu wahren.

Ich danke Herrn Dr. Bollmann vom Verlag C.H.Beck München für die gute Zusammenarbeit, für die große Geduld bis zur Fertigstellung des Manuskripts und für das Entgegenkommen bei allen Gestaltungswünschen des Autors.

Um den Text nicht unnötig holperig werden zu lassen, wurde nicht jedes Mal die weibliche und männliche Form von Begriffen wie *Patientinnen und Patienten* oder *Probandinnen und Probanden* gewählt. Die männliche Form bezeichnet hier Patientinnen und Patienten sowie Probandinnen und Probanden.

1

Die naturwissenschaftliche Erforschung des Bewusstseins

Die Frage, auf welche Weise das Gehirn Bewusstsein hervorbringt, setzt voraus, dass wir überhaupt ein klares Verständnis davon haben, was wir als *Bewusstsein* bezeichnen und wovon wir die neurobiologischen Grundlagen erforschen wollen. Der Begriff des Bewusstseins begegnet uns zwar allenthalben in der Umgangssprache. Doch wie die meisten umgangssprachlichen Begriffe ist er vage und für die verschiedensten Interpretationen offen. Diese Vagheit des Bewusstseinsbegriffs veranlasste bereits 1913 den Physiologen J. Watson[1] zu der Empfehlung, den Begriff des Bewusstseins aus der Psychologie zu entfernen. Watson bemängelte, dass jeder diesen Begriff verstehen könne, wie er gerade wolle. Deshalb sei es auch nicht möglich, wissenschaftlich überprüfbare Aussagen über das Bewusstsein zu machen.

Kritik am Bewusstseinsbegriff kam auch von Vertretern der Sprachphilosophie. Ihr wohl prominentester Vertreter, Ludwig Wittgenstein, hielt die traditionelle Sicht subjektiver Empfindungen, die Inhalte des *Bewusstseins* sind, für völlig verfehlt. Diese traditionelle Sicht, die Wittgenstein angreift, könnte man etwa so charakterisieren: Viele Begriffe unserer Sprache bezeichnen subjektive Empfindungen, die insofern privater Natur sind, als sie nur demjenigen, der die betreffenden Empfindungen hat, zugänglich sind. Der Bereich des Subjektiven, zu dem auch das Bewusstsein einer Person gehört, ist deshalb der Überprüfung durch andere Personen entzogen. So bezeichnet nach traditioneller Sicht ein Begriff wie *Schmerz* ein privates Ereignis, das nur derjenige kennt, der den Schmerz empfindet. Die Zuordnung des Begriffs *Schmerz* zu der Schmerzempfindung erfolgt also privat. So erlangen Begriffe wie *Schmerz*, die sich auf subjektive Empfindungen beziehen, durch einen subjektiven, privaten Akt der Zuordnung Bedeutung. Wer niemals einen

Schmerz empfunden hat, kann auch die Bedeutung des Begriffs *Schmerz* nicht kennen.

Nach Wittgenstein ist diese Auffassung deshalb falsch, weil eine Sprache Regeln benötigt, die besagen, wie Begriffe Objekten und Ereignissen zugeordnet werden sollen. Nur unter Berücksichtigung solcher Regeln können wir entscheiden, ob ein Sprecher einen Begriff richtig zugeordnet hat und nicht über Äpfel redet, aber Birnen meint. Ordnen wir aber einen Begriff wie *Schmerz* einer subjektiven Empfindung zu, so kann nicht festgestellt werden, ob jemand die Zuordnungsregel richtig befolgt hat und nicht eine ganz andere Empfindung als *Schmerz* bezeichnet hat. Nur der Sprecher selbst könnte die Richtigkeit der Regelanwendung feststellen. Wie aber soll in einem solchen Fall festgestellt werden, ob die Regel richtig angewendet wurde oder ob der Sprecher nur glaubt, die Regel richtig angewendet zu haben? Eine richtige Regelanwendung wäre, was immer ihm als richtig erschiene. Das aber bedeutet, dass sich richtig und falsch im Fall einer solch privaten Regel nicht unterscheiden lassen. Und das bedeutet nach Wittgenstein, dass von einer Regel nicht gesprochen werden kann. Die Konsequenz ist, dass Begriffe unserer Sprache sich nicht auf etwas Subjektives beziehen können, da von Sprache nur die Rede sein kann, wo Regeln für den richtigen Sprachgebrauch bestehen. Also können wir auch über den Bereich des Subjektiven und über die Inhalte unseres Bewusstseins nicht in einer privaten Sprache, die subjektiven Regeln gehorcht, sprechen.[2]

Die Auffassung, beim Bewusstsein und den subjektiven Erlebnissen, die Inhalt des Bewusstseins sind, handele es sich um Ereignisse auf einer subjektiven, privaten Bühne, die anderen Personen prinzipiell unzugänglich ist, wurde nicht allein von Philosophen kritisiert. Auch Vertreter der behavioristischen Psychologie widersprachen vehement. Ihr prominentester Vertreter, B. F. Skinner, fasste seine behavioristische Sicht der Psychologie folgendermaßen zusammen: «Vom methodischen Behaviorismus und von bestimmten Arten des logischen Behaviorismus könnte man sagen, dass sie Bewusstsein, Gefühle und geistige (im Englischen: *mental*) Zustände ignorieren, aber der radikale Behaviorismus enthauptet den Organismus nicht in dieser Weise, er ‹kehrt das Problem der Subjektivität nicht unter den Teppich›; er hält eine strikt behavioristische Ideologie nicht aufrecht, indem er introspektive Berichte nur als verbales Verhalten betrachtet, und er wurde nicht entworfen, um das

Bewusstsein verkümmern zu lassen.»[3] «Der Einwand gegen innere Zustände besteht nicht darin, dass diese etwa nicht existieren, sondern darin, dass sie für eine funktionale Analyse nicht relevant sind» (Skinner 1973, S. 41).[4] Skinner gesteht durchaus zu, dass Gefühle existieren, doch haben sie wie auch andere subjektive Empfindungen keine Bedeutung für die wissenschaftliche Erklärung des Verhaltens. Skinner betrachtet Gefühle als eine Art Nebenprodukte des Verhaltens, aber nicht als dessen Ursachen (Skinner 1969, S. 258).[5] Nach Skinner ergreift man nicht die Flucht, weil man Angst hat. In einer wissenschaftlichen Analyse ist es allein von Bedeutung zu wissen, welche objektiv nachprüfbaren Bedingungen die Angst hervorriefen, und man muss in der Therapie diese Bedingungen beeinflussen. Die Kenntnis einer Person beschränkt sich nach Skinner darauf zu «... wissen, was sie tut, getan hat oder tun wird, ihre genetische Ausstattung und die vergangenen und gegenwärtigen Umweltbedingungen ... die erklären, warum sie so handelt» (Skinner 1974, S. 176).[3]

Im Verlauf der Forschung wurde aber deutlich, dass eine solche Psychologie methodisch zu eng ist und einem großen Bereich an psychologischen Phänomenen nicht gerecht wird. Dies war eben der Bereich des Subjektiven, der Bereich, den man zu den Inhalten des Bewusstseins zählt. So fanden Begriffe, die sich auf subjektive Erlebnisse beziehen, und auch der Begriff des Bewusstseins wieder Eingang in die experimentell arbeitende Psychologie. Obwohl solche Begriffe heute mit einer erstaunlichen Unbefangenheit in der Psychologie und Neurobiologie gebraucht werden, wurden sie dort keineswegs präzisiert. Die Notwendigkeit der Ersetzung vager Alltagsbegriffe, die Eingang in Psychologie und Neurowissenschaften gefunden haben, durch exakte Begriffe, deren Rekonstruktion von mathematischen Verfahren, wie der formalen Logik, Gebrauch macht, wird bis heute nur von wenigen gesehen.

In der Hirnforschung und auch in vielen Sparten der Psychologie erschöpfen Methoden sich, nach verbreitetem Verständnis, in der Kenntnis statistischer Verfahren. Darüber hinausgehende Methoden aus wissenschaftlichen Überlegungen auszuklammern, ist zwar wissenschaftlich irrational, unterliegt aber vorherrschenden Trends in der psychologischen und neurobiologischen Forschung. Ist Rationalität aber nicht das auszeichnende Merkmal aller Wissenschaft? Bereits vor fast 40 Jahren betonte der Wissenschaftshistoriker Thomas S. Kuhn in seinem Buch

«The Structure of Scientific Revolutions», dass der wissenschaftliche Fortschritt weitgehend nicht nach rationalen Gesichtspunkten verläuft.[6] Die Gemeinschaft der Wissenschaftler bestimmt, was in einer Disziplin als wissenschaftliches Problem anzusehen ist und welche Fragestellungen dem eigenen Fachgebiet fremd und unnütz sind. Die Verwendung zahlreicher vager umgangssprachlicher Begriffe, wie der des *Bewusstseins*, in Kontexten, in denen der Anspruch der Wissenschaftlichkeit erhoben wird, gilt vielen Neurowissenschaftlern und Psychologen nicht einmal als bedenkenswert. So wird auch heute der Begriff des Bewusstseins bedenkenlos verwendet, und eine über Jahrzehnte mit oftmals scharfsinnigen Argumenten geführte Grundlagendiskussion wird einfach ignoriert, ohne dass die früher vorgebrachten Argumente entkräftet worden wären (z. B. Rosenthal).[7] Es ist erstaunlich, mit welch intellektueller Unbefangenheit gegenwärtig in Philosophie, Neurowissenschaften, Psychologie und Verhaltensforschung über menschliches und tierisches Bewusstsein spekuliert wird.

Um die Frage danach, wie *Bewusstsein* wissenschaftlich zu erfassen ist und wie *Bewusstsein* im Gehirn entsteht, zu beantworten, wollen wir zunächst solche Fälle betrachten, in denen durch eine Hirnschädigung Teile des Bewusstseins verändert oder ausgelöscht wurden. Des besseren Verständnisses halber soll zunächst eine kurze Einführung in die neuroanatomischen und neurophysiologischen Grundlagen vorangestellt werden.

2

Die Bausteine des Gehirns

Die entscheidenden Bausteine des Gehirns sind Nervenzellen, auch als Neuronen bezeichnet (Abb. 1). Wie andere Körperzellen haben Neuronen eine Membran, die sie wie eine Haut umschließt, einen Zellkern, der die DNS enthält, ein endoplasmatisches Retikulum und einen Golgi-Apparat, um Proteine und Lipide zu synthetisieren, sowie Mitochondrien, die den Energiespeicher ATP bilden. Das Soma kann als eine Art Kopf des Neurons betrachtet werden. Wie die Äste eines Baumes gehen Dendriten vom Soma aus und umgeben es ähnlich der Krone eines Baumes. Aus dem Soma entspringt ein Fortsatz, das Axon, das sich in zahlreiche Äste verzweigen kann (Abb. 1). Die meisten Axone sind mit einer isolierenden Schicht, den Myelinscheiden, umgeben. Diese Isolierschicht ist jedoch in regelmäßigen Abständen unterbrochen. Solche Unterbrechungen, an denen die Zellmembran eine kleine Strecke unisoliert ist, werden als Ranviersche Schnürringe bezeichnet.

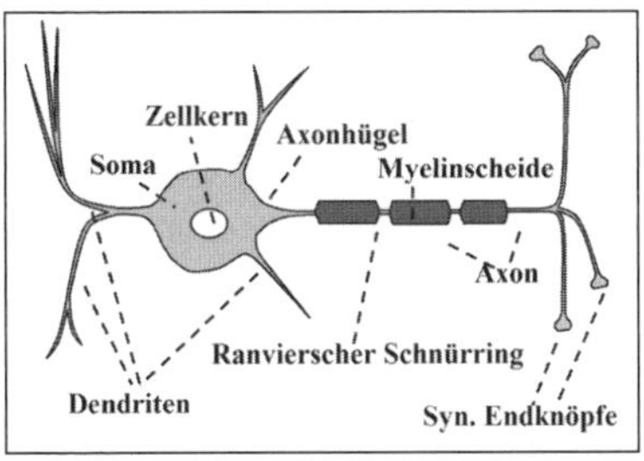

Abbildung 1: Schematische Darstellung einer Nervenzelle. Aus dem Soma entspringen die Dendriten. In der Abbildung enden die Dendriten schon bald nach ihrem Abgang aus dem Soma, die das Soma in Wirklichkeit wie eine Baumkrone umgeben. Das Axon ist von Myelinscheiden umhüllt, so dass das Axon nur an den Ranvierschen Schnürringen freiliegt. Das Axon verzweigt sich in zahlreiche Äste, an deren Enden sich synaptische Endknöpfe befinden.

Das Ende eines jeden Axons wird von einer Verdickung, dem sogenannten synaptischen Endknopf, gebildet. Synaptische Endknöpfe stellen die Verbindung zu anderen Neuronen her, indem sie sich den Dendriten, dem Soma oder dem Axon anderer Zellen so nähern, dass sie diesen aufzusitzen scheinen. Doch berühren sie diese (abgesehen von wenigen elektrischen Synapsen) nicht, sondern sind durch einen zwanzig millionstel Millimeter breiten Spalt von den «kontaktierten» Neuronen getrennt. Über diesen synaptischen Spalt wird dennoch Information von einem Neuron auf ein anderes übertragen. Dies geschieht, indem ein Überträgerstoff (Transmitter) aus dem Endknopf in den synaptischen Spalt ausgeschüttet wird. Gelangt ein Überträgerstoff auf die Membran eines Neurons, so kann er, je nach Art des Transmitters, erregende oder hemmende Wirkung entfalten. Die erregende Wirkung besteht in einem Einstrom von Natriumionen durch die Membran der kontaktierten Zelle. Dadurch wird an der betreffenden Stelle der Membran das elektrische Potential um einige Millivolt erhöht und es entsteht ein EPSP (exzitatorisch postsynaptisches Potential). Gelangt jedoch ein hemmender Transmitter auf die Membran eines Neurons, so kommt es zu einem Ausstrom von Kaliumionen aus der Zelle. Das führt dazu, dass das elektrische Membranpotential sich an dieser Stelle um einige Millivolt erniedrigt und sich ein IPSP (inhibitorisch postsynaptisches Potential) bildet.

An einem Neuron sitzen oft viele tausend Endknöpfe der Axone verschiedener Neurone. Manche dieser Endknöpfe haben einen erregenden, andere einen hemmenden Einfluss. Das Neuron integriert nun alle diese Einflüsse. Dabei verschiebt sich das elektrische Potential der Membran am Axonhügel – der Stelle, an der das Axon entspringt – zum Negativen oder zum Positiven. Das heißt, das Ruhepotential des Neurons ändert sich. Ist das Resultat der Integration aller exzitatorischen und inhibitorischen Einflüsse eine Erhöhung des Ruhepotentials bis zu einem bestimmten Schwellenwert, so entsteht am Axonhügel ein sogenanntes Aktionspotential. Dieses geschieht dadurch, dass zunächst die Durchlässigkeit der Membran für Natriumionen steigt und diese ungehemmt in das Neuron einströmen. Dadurch erhöht sich das Membranpotential schlagartig und erreicht ein Maximum von etwa 30 Millivolt. Mit einer zeitlichen Verzögerung beginnt ein massiver Ausstrom von Kaliumionen aus der Nervenzelle, was zur Folge hat, dass das Aktionspotential sich wieder abschwächt und zum Ruhepotential unterhalb der Schwelle zurückkehrt, wobei das Ruhepotential kurzzeitig unterschritten wird. Eine geringere Rolle spielen Chloridionen, auf die wir der Einfachheit halber nicht näher eingehen wollen.

Das Aktionspotential verbleibt jedoch nicht an seinem Auslösungsort, dem Axonhügel, sondern wird nun über das Axon fortgeleitet. Im Fall isolierter (myelinisierter) Axone erfolgt diese Fortleitung des Aktionspotentials saltatorisch, was bedeutet, dass das Aktionspotential von einem Ranvierschen Schnürring (der unisolierten Stelle) zum nächsten springt. Diese Art der Fortleitung ist weitaus schneller als die Fortleitung über ein nichtisoliertes (nichtmyelinisiertes) Axon, so dass die Leitungsgeschwindigkeit mehr als 75 Meter pro Sekunde betragen kann. Bei bestimmten Erkrankungen, wie der multiplen Sklerose, ist diese Isolierung zerstört und die Fortleitung von Aktionspotentialen deshalb beeinträchtigt.

Erreicht ein Aktionspotential einen synaptischen Endknopf, so wird der in Vesikeln (kleinen Bläschen) gespeicherte Überträgerstoff in den synaptischen Spalt ausgeschüttet. Die Vesikel haben ihren Ursprung im Soma. Dort werden Vesikel von dem erwähnten endoplasmatischen Retikulum abgeschnürt und gelangen in den Golgi-Apparat. Dieser entlässt synaptische Vesikel, die dann durch das Axon zu den synaptischen Endknöpfen geleitet werden. Hier verbinden die Vesikel sich mit der Membran des synaptischen Endknopfs. Auf ein ankommendes Aktionspotential hin entleeren sie ihren Transmitter in den synaptischen Spalt.

Registriert man die Aktivität von Neuronen, indem man eine Elektrode in ihre Nähe bringt, so lassen sich die bereits beschriebenen Aktionspotentiale, die vom Soma über das Axon des Neurons fortgeleitet werden, erkennen. Die Reaktion einzelner Neuronen wurde im Tierexperiment bereits unzählige Male untersucht, konnte im menschlichen Gehirn hingegen nur in einigen wenigen Fällen bei neurochirurgischen Eingriffen geprüft werden. Die bei Säugetieren und insbesondere bei Affen gewonnenen Ergebnisse zeigen jedoch, dass für die Neuronen aller Säugetiergehirne die gleichen Funktionsprinzipien gelten und dass diese auch auf den Menschen übertragbar sind.

Wird innerhalb eines bestimmten Zeitintervalls kein Reiz geboten, so zeigen die Neuronen eines sensorischen Systems eine gewisse Spontanaktivität. Dies bedeutet, dass gelegentlich Aktionspotentiale ausgelöst werden. Die Spontanaktivität ist nicht bei allen Neuronen gleich. Spon-

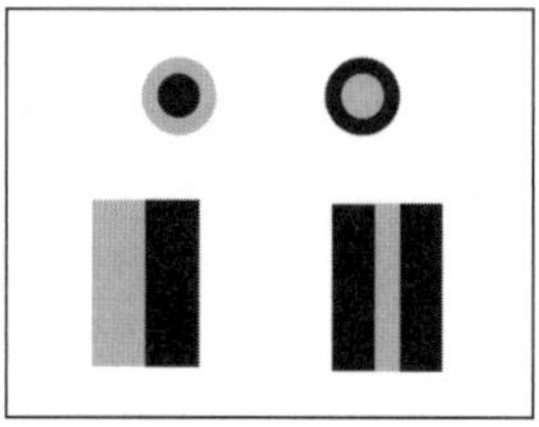

Abbildung 2: Schematische Darstellung visueller rezeptiver Felder. Oben: konzentrische rezeptive Felder, unten: einfache rezeptive Felder. On-Zonen, deren Beleuchtung die Entladungsrate des zugeordneten Neurons erhöht, sind grau, Off-Zonen, in denen Verdunklung die Entladungsrate erhöht, schwarz dargestellt.

tan ausgelöste Aktionspotentiale treten bei manchen Neuronen mit sehr geringer, bei anderen mit höherer Frequenz auf. Projiziert man Lichtpunkte auf die Netzhaut, so zeigt sich, dass ein Neuron des Sehsystems nur dann die Frequenz seiner Aktionspotentiale ändert, wenn ein ganz bestimmter Netzhautbereich stimuliert wird. Einem Neuron ist also ein bestimmter Netzhautbereich zugeordnet, bei dessen Stimulation die Entladungsrate des Neurons sich ändert. Dieser Netzhautbereich ist das rezeptive Feld des Neurons (Abb. 2).

Innerhalb des rezeptiven Feldes gibt es Bereiche, bei deren Beleuchtung die Frequenz der Aktionspotentiale des zugeordneten Neurons sich erhöht. Verdunkelt man dagegen diesen Bereich, so verringert sich die Entladungsrate des Neurons oder das Neuron bringt überhaupt keine Aktionspotentiale mehr hervor. Eine solche Region der Netzhaut wird als On-Zone des rezeptiven Feldes des zugeordneten Neurons bezeichnet. An diese On-Zone schließt sich ein Netzhautbereich an, in dem die Darbietung eines Lichtreizes die Frequenz der Aktionspotentiale des Neurons verringert und in dem Verdunkelung die Frequenz der Aktionspotentiale erhöht. Dieser Bereich wird als Off-Zone eines Neurons bezeichnet.

On-Zonen und Off-Zonen des rezeptiven Feldes eines Neurons können also antagonistisch organisiert sein. Entweder besteht das Zentrum eines rezeptiven Feldes aus einer On-Zone, um die die Off-Zone sich wie ein Ring ausbreitet (On-Zentrum rezeptives Feld), oder das rezeptive Feld besitzt eine Off-Zone, die ringförmig von einer On-Zone umgeben ist (Off-Zentrum rezeptives Feld). In beiden Fällen spricht man von konzentrischen rezeptiven Feldern. Neuronen mit derartigen rezeptiven Feldern existieren bereits in der Netzhaut. Jedoch nicht nur Neuronen der

Netzhaut und im visuellen System des Gehirns haben rezeptive Felder. Auch Neuronen in Strukturen des Gehirns, die andere Sinnesreize verarbeiten, können nur durch Reizung bestimmter Bereiche, z. B. bestimmter Hautbereiche, aktiviert oder gehemmt werden. Diese Hautbereiche werden ebenfalls als rezeptive Felder des Neurons bezeichnet.

Information über die visuelle Außenwelt wird von lichtempfindlichen Rezeptoren (Stäbchen und Zäpfchen) aufgenommen und über Interneuronen (Bipolarzellen, Horizontalzellen, amakrine Zellen) auf die sogenannten Ganglienzellen der Netzhaut übertragen. In der Netzhaut liegen die Somata der Ganglienzellen, deren Axone die Netzhaut verlassen und sich zum Sehnerv bündeln.

In der Sehnervenkreuzung, dem *Chiasma opticum*, ziehen die Axone der Ganglienzellen aus den äußeren (temporalen) Hälften der Netzhaut ungekreuzt zum Gehirn. Nur die Axone aus den inneren (nasalen) Netzhauthälften kreuzen sich im Chiasma opticum (Abb. 3). So erhält die rechte Gehirnhälfte Axone von Ganglienzellen aus der rechten Hälfte der Netzhaut des rechten und des linken Auges. Die linke Gehirnhälfte erhält dagegen nur Axone von Ganglienzellen aus den jeweils linken Netzhaut-

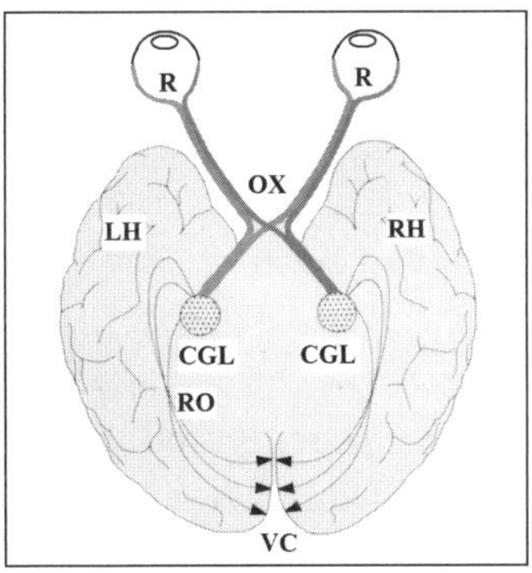

Abbildung 3: Schematische Darstellung eines Horizontalschnitts durch das Sehsystem des Menschen. Axone der Ganglienzellen der Netzhäute der Augen (R) vereinen sich zum Sehnerv. In der Sehnervenkreuzung (OX), dem Chiasma opticum, kreuzen alle Axone von Ganglienzellen der inneren (neben der Nase gelegenen) Netzhauthälften auf die Gegenseite. Axone von Ganglienzellen der beiden äußeren Netzhauthälften ziehen dagegen, ohne zu kreuzen, zum lateralen Kniehöcker (Corpus geniculatum laterale, CGL). Hier beginnt die Sehstrahlung (RO), die die visuelle Information zum visuellen Cortex (VC) der linken (LH) bzw. der rechten Hirnhemisphäre (RH) weiterleitet.

hälften. Wenn wir zu einem Punkt in dem uns umgebenden Raum blicken, so erscheint dieser Punkt im Zentrum der Netzhaut. Denken wir uns eine senkrechte Linie durch diesen Punkt, so wird alles, was links von dieser Linie liegt, als die linke *Gesichtsfeldhälfte* (oder als das *linke visuelle Halbfeld*) bezeichnet und auf der rechten Hälfte der Netzhaut eines jeden Auges abgebildet. Alles, was rechts von dieser gedachten Linie liegt, ist die rechte Gesichtsfeldhälfte (auch als *rechtes visuelles Halbfeld* bezeichnet) und wird auf der linken Hälfte der Netzhaut eines jeden Auges abgebildet.

Davon zu unterscheiden ist die rechte und linke Raumhälfte. Diese wird gebildet, indem man sich eine senkrechte Ebene vorstellt, die den Körper einer Person von der Mitte des Rückens zur Mitte der Brust in zwei Hälften teilt und sich im Raum vor der Person fortsetzt. Wir erhalten dann eine linke und rechte Körperhälfte und eine linke und rechte Raumhälfte. Dass Gesichtsfeldhälfte und Raumhälfte nicht identisch sind, ergibt sich daraus, dass die Lage des Gesichtsfeldes davon abhängt, zu welchem Punkt in einer Raumhälfte man blickt. Blickt man z. B. zu einem Punkt in der linken Raumhälfte, so befindet sich das linke visuelle Halbfeld vollständig und das rechte visuelle Halbfeld teilweise in der linken Raumhälfte. Nur wenn man geradeaus blickt, liegt das linke visuelle Halbfeld in der linken und das rechte visuelle Halbfeld in der rechten Raumhälfte.

Das menschliche Gehirn lässt sich unterteilen in das Endhirn (Großhirn), das Zwischenhirn, das Mittelhirn, das Hinterhirn, das Nachhirn und das Kleinhirn (Abb. 4). Das Großhirn ist die größte dieser Hirnstrukturen. Es besteht aus zwei Gehirnhemisphären, die durch den Hemisphärenspalt voneinander getrennt sind. Die prominenteste Verbindung zwischen den beiden Hemisphären ist das Corpus callosum. Die weiße Substanz, das Marklager, wird von markhaltigen Verbindungen, die aus Axonen bestehen, gebildet. Solche Verbindungen werden wir im Folgenden auch als *Fasern* oder *Leitungsbahnen* bezeichnen. Diese Fasern nehmen ihren Ausgang von Somata, die z. B. in der Netzhaut sitzen können, aber auch im Gehirn zu sogenannten *Kernen* (auch als *Kerngebiete* bezeichnet) zusammengeballt sind. Die äußere Schicht des Großhirns, die sich über der weißen Substanz, dem Marklager, ausbreitet, ist die etwa 2 mm dicke Hirnrinde, die auch als *Cortex* bezeichnet wird. Der Cortex besteht aus den Somata von Neuronen, aus Dendriten und Axo-

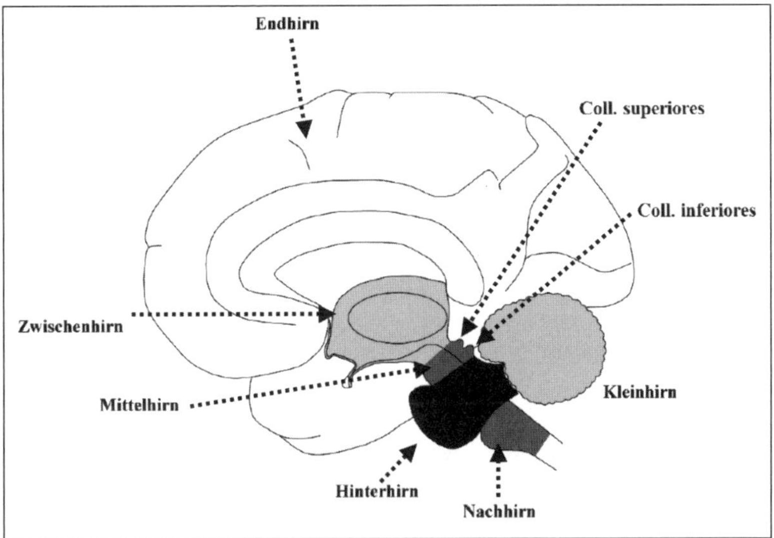

Abbildung 4: Die Einteilung des menschlichen Gehirns in verschiedene Abschnitte. Das Endhirn entspricht dem Großhirn. Zwischenhirn, Mittelhirn, Hinterhirn und Nachhirn gehören zum Hirnstamm.

nen, die sich verzweigen und ihre Äste zu den Dendriten, den Somata, den Axonen oder dendritischen Endknöpfen anderer Neuronen schicken. Sie können jedoch auch auf das Neuron, von dem sie ausgehen, unmittelbar rückwirken, ohne dass ein anderes Neuron (d. h. ein *Interneuron*) dazwischengeschaltet ist. Fasern, die verschiedene Gebiete (auch *Areale* genannt) der gleichen Hirnhemisphäre miteinander verbinden, werden als *Assoziationsfasern* oder *Assoziationsbahnen*, solche, die Gebiete verschiedener Hirnhemisphären miteinander verbinden, als *Kommissurenbahnen* bezeichnet. Das Großhirn wird in verschiedene *Lobi* oder *Lappen* genannte Gebiete unterteilt: den Frontallappen (Lobus frontalis), den Parietallappen (Lobus parietalis), den Temporallappen (Lobus temporalis) und den Okzipitallappen (Lobus occipitalis) (Abb. 5). Diese Lobi werden nach zellarchitektonischen und funktionalen Gesichtspunkten wieder in verschiedene Areale unterteilt.

Das Relief der Cortexoberfläche besteht aus Wülsten, den sogenannten *Gyri*, die durch Furchen, die als *Sulci* bezeichnet werden, getrennt sind. Mächtige motorische Faserverbindungen (das sind Verbindungen, die Signale zu den Muskeln leiten) ziehen vom Cortex über den Hirn-

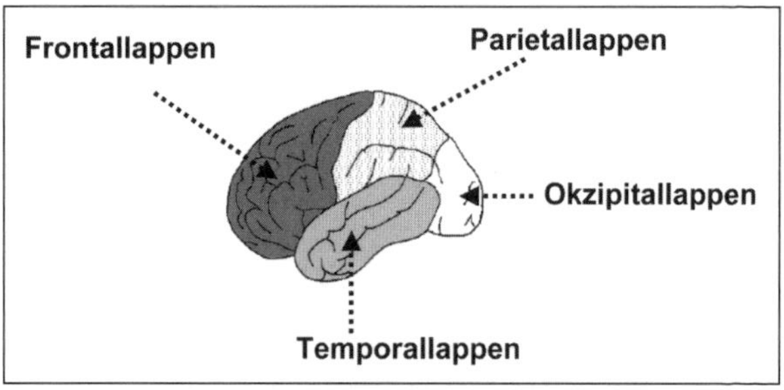

Abbildung 5: Die Abgrenzungen des Frontallappens, Temporallappens, Parietallappens und Okzipitallappens bei einem Blick auf die linke menschliche Großhirnhemisphäre.

stamm durch das Rückenmark und ebenso ziehen sensorische (d. h. Information aus den Sinnesorganen leitende) Faserverbindungen durch das Rückenmark zu Kerngebieten des Hirnstamms und von dort zum Cortex. Der Hirnstamm enthält neben wichtigen Kerngebieten – wie denen des Thalamus –, in denen Sinnesinformation umgeschaltet wird,

- neuronale Netzwerke für die Regulation von Körperfunktionen,
- Netzwerke, die in die Entstehung von Emotionen einbezogen sind,
- Strukturen zur Koordination von Bewegungsabläufen, wie die Basalganglien,
- und Strukturen, wie das aufsteigende retikuläre aktivierende System, die das Aktivierungsniveau des Großhirns regulieren.

Ihre Schädigung führt zu unterschiedlich starken Einschränkungen der Wachheit, bis zu tiefer Bewusstlosigkeit, aus der die Patienten nicht erweckbar sind. Die Funktion aktivierender neuronaler Netzwerke ist eine notwendige Bedingung dafür, dass das, was wir vorwissenschaftlich als *Bewusstsein* bezeichnen, überhaupt aufrechterhalten werden kann.

Während diese aktivierenden Netzwerke dafür sorgen, dass das gesamte Großhirn auf einem bestimmten Aktivierungsniveau gehalten wird, haben andere Strukturen des Stammhirns und des Großhirns die Aufgabe, nur bestimmte Neuronenverbände des Gehirns für eine bestimmte Zeit zu aktivieren, um spezielle Leistungen, etwa Sehen und Hören, zu ermöglichen. Fallen diese Strukturen aus, so kann nicht nur die Aufmerksamkeit nicht mehr in bestimmte Raumausschnitte gerichtet werden, sondern das *Bewusstsein* für die Existenz einer gesamten Raumhälfte geht verloren.

3

Der Verlust des Bewusstseins für eine Raum- und Körperhälfte

Dass die Außenwelt und unser Körper existieren und dass wir uns deren Existenz *bewusst* sind, nehmen wir als selbstverständlich hin. Unter *bewusst* wollen wir hier provisorisch verstehen, dass wir von der Existenz der Außenwelt und des eigenen Körpers wissen, was sich dadurch manifestiert, dass wir deren Existenz in unser Verhalten und Planen einbeziehen. Die Begriffe *bewusst* und *Bewusstsein* werden im Abschnitt 6.2 präzisiert werden. Hirnschädigungen zeigen jedoch, dass wir uns der Existenz unserer Außenwelt und unseres Körpers nur deshalb *bewusst* sind, weil unser Gehirn Strukturen besitzt, deren Funktion uns diese Form des *Bewusstseins* ermöglicht. Fällt die Funktion dieser Strukturen in einer Gehirnhälfte aus, so können wir jegliches *Bewusstsein* für die Existenz einer Raum- und Körperhälfte verlieren, was bedeutet, dass wir so handeln, als hätte eine Raum- und Körperhälfte aufgehört zu existieren.[8] Die neuropsychologische Symptomatik, bei der das *Bewusstsein* für die Existenz einer Raum- und/oder Körperhälfte verloren geht, wird als *unilateraler Neglect*, *Hemineglect* oder einfach als *Neglect* bezeichnet. Dabei ist immer die Raum- und/oder Körperhälfte vom Neglect betroffen, die der geschädigten Hirnhälfte gegenüberliegt. Ist die rechte Hirnhemisphäre geschädigt, so tritt ein Neglect der linken Raum- oder Körperhälfte auf. Seltener und meist weniger ausgeprägt, kann es auch nach Schädigung der linken Hirnhemisphäre zu einem rechtsseitigen Neglect kommen. Wenn wir uns eine vertikale Ebene denken, die den Körper und den Raum, der den Körper umgibt, in zwei Hälften teilt, dann wird jeweils die linke oder rechte Hälfte des so geteilten Raumes oder Körpers vernachlässigt.

Die Verdachtsdiagnose eines Neglect lässt sich schon stellen, wenn man den Patienten von einer Seite aus anspricht. Ist diese Seite vom Neglect betroffen, so richtet er die Antwort weg von dieser vernachlässigten Raumhälfte in die andere Raumhälfte. Der Blick bleibt stets weg von der vernachlässigten Raumhälfte in die andere Raumhälfte gerichtet, so dass der Eindruck entsteht, es bestünde eine Blicklähmung nach einer Seite. Bittet man den Patienten, den Zeigefinger des Untersuchers mit den Augen zu verfolgen, und bewegt den Finger zunächst in der nicht vernachlässigten Raumhälfte, so kann der Patient dem Finger ganz normal mit den Augen folgen. Erreicht der Finger aber den Raum über der Körpermittellinie des Patienten, so werden die Augen oft unruhig. Bewegt man den Finger nun weiter in die vernachlässigte Raumhälfte, so verliert der Patient den Finger und die Augen bewegen sich wieder in die nicht vernachlässigte Raumhälfte. Streckt der Untersucher einen Arm aus, so dass dieser in die vernachlässigte Raumhälfte reicht, und bittet er den Patienten, diesen Arm zu suchen, so ist der Patient unfähig, ihn zu finden. Eine Patientin, die der Autor fragte, wo der Arm denn sei, meinte: «Den haben Sie versteckt.» Interessanterweise sehen Patienten mit einem halbseitigen Neglect den Untersucher dann aber nicht als einarmige Person, sondern vervollständigen die erkannte Hälfte des Untersuchers.

Leiden Patienten an einem Neglect, so können die mit dem Sehen befassten Strukturen des Okzipitallappens ungestört sein. Dennoch registrieren die Patienten keine Reize in der betroffenen Raumhälfte und in dem visuellen Halbfeld, das der geschädigten Hirnhälfte gegenüberliegt, d. h. sich kontralateral zur geschädigten Hirnhälfte befindet. Untersucht man das Gesichtsfeld dieser Patienten, so entsteht der Eindruck, eine Hälfte des Gesichtsfeldes sei erblindet. Doch im Gegensatz zu einer teilweisen Erblindung verhalten diese Patienten sich, als hätte eine Raumhälfte aufgehört zu existieren. Zeigt man einem Patienten mit einem linksseitigen Neglect ein Objekt links von seiner Körpermittellinie, so ist er völlig außerstande, dieses Objekt zu finden. Während ein Patient, bei dem die linken visuellen Halbfelder beider Augen erblindet sind, ein Objekt, das sich im blinden Bereich befindet, mit Augen- und Kopfbewegungen sucht und in das sehende Gesichtsfeld verschiebt, ist es typisch für den linksseitigen Neglect, dass die Patienten Objekte in der linken Raumhälfte nicht suchen. Da die linke Raumhälfte für die Patienten nicht existiert, macht es für sie auch keinen Sinn, Augen- und Kopfbewegungen in eine nicht existierende Raumhälfte auszuführen, um dort nach Objekten Ausschau zu halten.

Werden diese Patienten gebeten, ihr Zimmer zu zeichnen, so zeichnen sie nur die von ihrem Standpunkt aus gesehen rechte Hälfte des Zimmers. Nicht anders ist es, wenn Patienten gebeten werden, Objekte, wie z.B. eine Blume, aus dem Gedächtnis zu zeichnen. Auch von dieser Blume wird nur die rechte Hälfte dargestellt. Die Patienten merken gar nicht, dass ihr Zimmer oder die Blume auch eine linke Hälfte hat. Die Patienten essen nur von der rechten Hälfte eines Tellers und lassen Speisen auf dessen linker Seite unberührt. Sie können nicht erkennen, dass der Teller aus einer rechten und einer linken Hälfte besteht. Der Teller wird aber dennoch nicht zum halben Teller. Für die Patienten hat der Teller ein normales Aussehen, obwohl sie nur seine rechte Hälfte registrieren. Bittet man diese Patienten, mit dem Finger um den Außenrand des Tellers zu fahren, so zeigen sie den linken Tellerrand, indem sie mit dem Finger vertikal durch die Tellermitte fahren. Trotzdem wissen die Patienten, dass ein Teller rund ist. Werden Patienten gebeten, auf einem DIN-A4-Blatt gleichmäßig verteilte Punkte anzukreuzen, so beschreiben manche Patienten das Blatt als DIN-A4-Blatt, finden aber nur Punkte am rechten Blattrand und beteuern, alle Punkte auf dem Blatt angekreuzt zu haben.

Patienten mit einem Neglect, die jedoch nicht an einer Halbseitenlähmung leiden und gehen können, berichten, dass bei ihren Spaziergängen immer wieder menschliche Stimmen auftauchen und näher kommen. Nun suchen die Patienten den gesamten für sie existierenden Raum nach den Personen ab, deren Stimmen sie vernehmen. Aber es sind keine Personen zu sehen. Die Stimmen kommen immer näher und plötzlich stoßen die Patienten mit Personen zusammen, die aus dem Nichts aufzutauchen scheinen, deren Stimmen sie aber gehört haben. Die Personen näherten sich aus der für die Patienten nicht existenten Raumhälfte und konnten folglich nicht gesehen werden. In diese Raumhälfte hatten die Patienten auf der Suche nach der Herkunft der Stimmen ihren Blick nicht gerichtet, denn wie könnte man den Blick in einen Raum richten, der nicht existiert. Bei diesen Patienten besteht jedoch keine allgemeine intellektuelle Einschränkung. Die Patienten sind orientiert, vermögen über ihre Lebensbedingungen und über berufliche Einzelheiten Auskunft zu geben, können logisch denken und ohne Schwierigkeiten eine Konversation führen. Zeigt man einem Patienten mit einem linksseitigen Neglect in der nicht vernachlässigten Raumhälfte ein Objekt, dessen linke Seite fehlt (z. B. das Bild einer Blume oder eines Gesichts, von denen nur die rechte Hälfte abgebildet ist), so bemerken die Patienten diesen Mangel nicht. Erst wenn man das Bild auf den Kopf stellt, so dass die fehlende Hälfte nach rechts zeigt, erkennen die Patienten den fehlenden Teil spontan. Der Autor ließ die Patienten einen zusammenhängenden Text auf einem DIN-A4-Blatt lesen. Die Patienten lasen nur auf der rechten Hälfte des Blattes, ohne auf die Idee zu kommen, dass das Blatt auch eine linke Hälfte haben müsse. Dass der Text dadurch unzusammenhängend wurde, schoben sie auf den Text selbst, den sie als zusammenhanglos empfanden.

Der Neglect betrifft auch den eigenen Körper. Ist die linke Körperhälfte nach einem Schlaganfall gelähmt, so erkennen die Patienten die Lähmung nicht und wundern sich, wozu sie in der Klinik bleiben sollen. Besteht keine Lähmung und sind die Patienten mobil, so trocknen sie nach dem Duschen nur eine Hälfte des Körpers ab, ziehen nur einen Schuh an, bekleiden manchmal nur die erkannte Körperhälfte und rasieren nur eine Hälfte des Gesichts. Bittet man Patienten mit einem linksseitigen Neglect, die rechte Hand zu reichen, so strecken sie diese dem Untersucher sofort entgegen. Bittet man nun, die linke Hand zu reichen, so wird die rechte Hand erneut gereicht. Aufgefordert, doch einmal beide Hände zu reichen, ist es wieder nur die rechte Hand, die dem Untersucher entgegengehalten wird. Die Frage, wie viel Arme und Hände ein Mensch hat, beantworten die Patienten prompt korrekt. Sie können sich nicht erklären, wieso sie immer nur ihre rechte Hand sehen, die sich auf den Untersucher zubewegt, wenn sie doch beide Hände reichen wollen. Für die Patienten bleibt dies ein unauflösbares Rätsel.

Die beschriebenen Symptome treten auf, weil es besonderer Hirnstrukturen als Voraussetzung dafür bedarf, dass die Raumkoordinaten gebildet werden. Ohne sie entsteht kein Raum, in dem Objekte existieren können. Doch die Symptome des Neglect verschwinden bei den meisten Patienten innerhalb weniger Monate und das *Bewusstsein* der Existenz der vernachlässigten Raumhälfte kehrt zurück. Dieses Wiederentstehen des subjektiven Raumes wird dadurch ermöglicht, dass noch funktionsfähige neuronale Netzwerke sich wieder erholen oder andere Strukturen die Funktion des geschädigten Gehirngewebes übernehmen. Bittet man Patienten, die von einem halbseitigen Neglect genesen sind, ihren früheren Zustand während des Neglect aus der Erinnerung zu beschreiben, so wissen sie nichts Besonderes zu berichten. Sie wissen nur, links habe halt nicht existiert, da sei nichts gewesen, da hätten sie offenbar alles übersehen. Weder ein Mensch mit einem normal funktionierenden Gehirn noch ein Patient, der sich von einem Neglect erholt hat, können sich in die Lage des Patienten mit einem ausgeprägten Neglect versetzen, da sie in dem Raumkonzept gefangen sind, das von unserem normal funktionierenden Gehirn vorgegeben ist.

Dieses Gefangensein in dem biologisch vorgegebenen Raumkonzept hat Philosophen schon lange beschäftigt. Der Königsberger Philosoph Immanuel Kant schrieb bereits in seinem im Jahr 1781 erstmals erschienenen Buch *Kritik der reinen Vernunft*: «Man kann sich nie eine Vorstellung davon machen, daß kein Raum sei, ob man sich gleich ganz wohl denken kann, daß keine Gegenstände darin angetroffen werden. Er wird also als die Bedingung der Möglichkeit der Erscheinungen … angesehen, und ist eine Vorstellung a priori, die notwendigerweise äußeren Erscheinungen zum Grunde liegt» (I. Kant, Kritik der reinen Vernunft, S. 67).[9] Unser Gehirn ist biologisch auf eine euklidische Welt mit drei Raumkoordinaten festgelegt und kann sich nur ein begrenztes Universum denken. Jenseits jeder Begrenzung eines Raumes fordert unsere Vorstellung die Existenz eines weiteren Raumes, denn eine Raumgrenze, hinter der es keinen Raum mehr gibt, ist für uns nicht denkbar. Immanuel Kant hatte ganz richtig gesehen, dass wir uns keine Vorstellung davon machen können, dass es keinen Raum gibt, und der dreidimensionale euklidische Raum noch vor aller Erfahrung die Kategorie ist, in der unser Gehirn die Welt konstruiert. Wenn wir uns einen unbegrenzten euklidischen Raum oder das gekrümmte Raum-Zeit-Kontinuum der Allgemeinen Relativitätstheorie Einsteins auch nicht vorzustellen vermögen, so kann das Phänomen des Neglect uns doch ein besseres Verständnis von einem unbegrenzten Universum vermitteln: Betrachten wir das Raumkonzept eines Neglectpatienten, so wird klar, dass unser Raumkonzept nur eine mögliche Art ist, in der unser Gehirn die Welt zu begreifen in der Lage ist, und dass das Raumkonzept auch anders sein kann, nämlich dann, wenn eine Hirnschädigung einen Neglect verursacht hat. Der Raum dieser Patienten ist aus unserer Sicht begrenzt und jenseits dieser Grenze existiert für diese Patienten kein Raum. Doch die Grenze wird von den Patienten nicht bemerkt. Einen unbegrenzten Raum können wir uns so vorstellen, dass wir, ähnlich wie Patienten mit einem Neglect, an jedem noch so weit entfernten Punkt des Universums den Raum absuchen würden und jeweils einen normalen Raum um uns herum registrierten. So wie ein Patient mit einem Neglect den von ihm erfahrenen halben Raum als völlig normal empfindet und weder wahrnehmen noch sich vorstellen kann, dass in der Welt des normalen Gehirns eine weitere Raumhälfte existiert, so können wir das gekrümmte Raum-Zeit-Kontinuum der Allgemeinen Relativitätstheorie Einsteins nicht erfahren. Wir können Einsteins Allgemeine Relativitätstheorie zwar physikalisch nachvollziehen, doch können wir uns nicht vorstellen, wie sich die aus unserer Vorstellung geborene Frage nach der Grenze des Universums in ihr auflöst. Der Neglectpatient hat die Vorstellung einer Hälfte unserer Welt verloren, wie uns die Fähigkeit zur Vorstellung einer Welt der Physik fehlt, die mit mehr als drei Raumdimensionen rechnet.

4

Bewusste und unbewusste Aufmerksamkeitsleistungen und ihre Störungen

Seit der Psychologe Ebbinghaus im Jahre 1905 die Aufmerksamkeit als «eine rechte Verlegenheit der Psychologie» bezeichnete, hat sich an dieser Tatsache wenig geändert. Nicht besser ist die Situation in den Neurowissenschaften. In einer Publikation über die neurobiologischen Grundlagen von Aufmerksamkeitsstörungen beruft sich der Neuropsychologe M. M. Mesulam lediglich auf die im Jahr 1890 veröffentlichte Aussage des Philosophen William James «jeder weiß, was Aufmerksamkeit ist».[10] Auch die gängigen Manuale, die einer objektiven Diagnostik von Aufmerksamkeitsstörungen dienen, geben zwar Kriterien für ein Aufmerksamkeitsdefizit an, belassen den Begriff der Aufmerksamkeit jedoch in seinem vagen Alltagsverständnis.[11,12] So nennt z. B. das Diagnostische und Statistische Manual Psychischer Störungen (DSM IV, S. 122)[12] folgende Kriterien für eine Aufmerksamkeitsstörung:

a) beachtet häufig Einzelheiten nicht oder macht Flüchtigkeitsfehler bei den Schularbeiten, bei der Arbeit oder bei anderen Tätigkeiten,
b) hat oft Schwierigkeiten, längere Zeit die Aufmerksamkeit bei Aufgaben oder beim Spielen aufrechtzuerhalten,
c) scheint häufig nicht zuzuhören, wenn andere ihn/sie ansprechen,
d) führt häufig Anweisungen anderer nicht vollständig durch und kann Schularbeiten, andere Arbeiten oder Pflichten am Arbeitsplatz nicht zu Ende bringen (nicht aufgrund oppositionellen Verhaltens oder von Verständnisschwierigkeiten),
e) hat häufig Schwierigkeiten, Aufgaben und Aktivitäten zu organisieren,
f) vermeidet häufig, hat eine Abneigung gegen oder beschäftigt sich häufig nur widerwillig mit Aufgaben, die länger andauernde geistige Anstrengungen erfordern (wie Mitarbeit im Unterricht oder Hausaufgaben),
g) verliert häufig Gegenstände, die für Aufgaben oder Aktivitäten benötigt werden (z. B. Spielsachen, Hausaufgabenhefte, Stifte, Bücher oder Werkzeug),
h) lässt sich oft durch äußere Reize leicht ablenken,
i) ist bei Alltagstätigkeiten häufig vergesslich.

Diese Kriterien beschreiben jedoch keine einheitliche Aufmerksamkeitsstörung. Die verschiedenen in diesen Kriterien genannten Symptome sind stattdessen durch ganz unterschiedliche Arten von Aufmerksamkeitsstörungen erklärbar, die wir im Folgenden behandeln werden. Indem diese verschiedenen Formen von Aufmerksamkeitsstörungen differenziert erfasst werden, ergibt sich auch die Möglichkeit, diese unterschiedlichen Störungen von Aufmerksamkeitsleistungen differenziert zu therapieren. Mit Hilfe vom Autor entwickelter Trainingsprogramme[13] lässt sich auf die Arten der Aufmerksamkeitsdefizite therapeutisch einwirken, die für jedes Kind oder jeden Jugendlichen spezifisch sind.

4.1 Verminderung der visuellen Exploration

Das erste Kriterium (a) lässt sich zumindest teilweise auf eine Verminderung visueller Suchbewegungen, d. h. der visuellen Exploration, zurückführen. Das Nichtbeachten von Einzelheiten kann dann Folge eines unsystematischen und nicht hinreichend genauen Absuchens des Raumausschnitts sein, dessen genaue und systematische Exploration für die Lösung einer Aufgabe Voraussetzung ist. Stattdessen wird nur für kurze Zeit in den betreffenden Raumausschnitt geblickt, der Blick verweilt nur kurze Zeit in diesem Raumausschnitt und die Augenbewegungen sind planlos und unsystematisch. Eine Testvorlage aus dem vom Autor entwickelten Programm zur Verbesserung visueller Aufmerksamkeitsleistungen,[13] in der alle kurzen Striche über eine Computermaus angeklickt

Abbildungen 6 A, B, C, D: Visuelles Absuchen (Exploration) einer Vorlage (A), in der alle kurzen Striche der Vorlage gefunden, mit der PC-Maus angeklickt und dadurch mit einem Punkt markiert werden müssen. Systematische Suche einer 24-jährigen Normalperson (B), eines 8-jährigen Mädchens mit guten Aufmerksamkeitsleistungen (C) und unsystematische Suche eines 8-jährigen Jungen mit einer Aufmerksamkeitsstörung (D). Abb. B und C zeigen, dass aufgrund einer systematischen Suche jeweils benachbarte Linien markiert wurden. Kleine «Sprünge» zwischen gefundenen Linien und kurze Zeitintervalle zwischen dem Markieren der Linien waren die Regel. Der Junge mit einer Aufmerksamkeitsstörung suchte hingegen unsystematisch, was sich in der Häufigkeit großer «Sprünge» zwischen den markierten Linien und langen Suchzeiten gegen Ende der Suchaufgabe, wenn übersehene Linien gesucht werden müssen, ausdrückt. Aus diesen Ergebnissen berechnet der Computer einen Parameter, der die Fähigkeit zur visuellen Suche ausdrückt.

Abb. 6 A

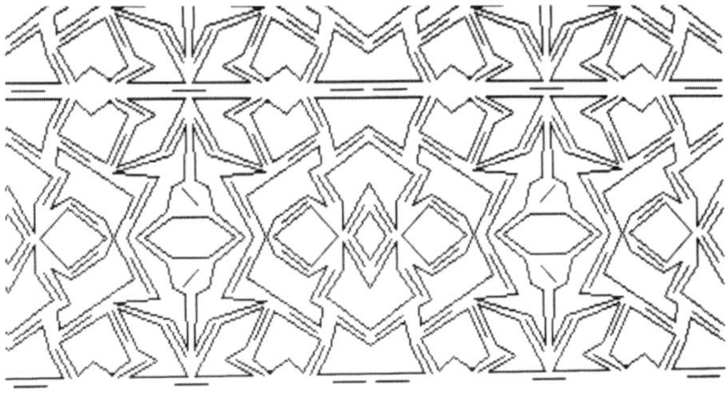

Abb. 6 B

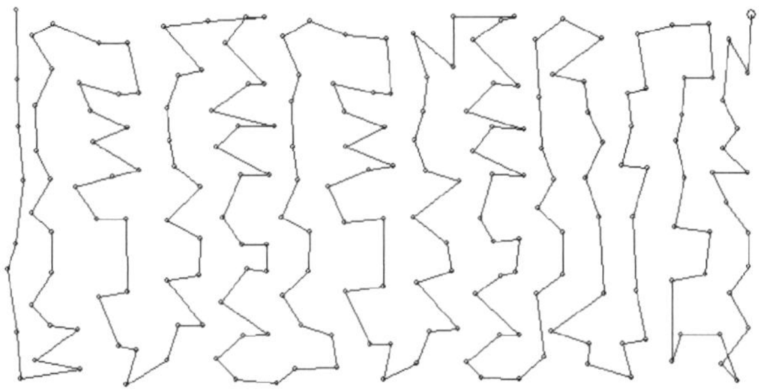

Abb. 6 C

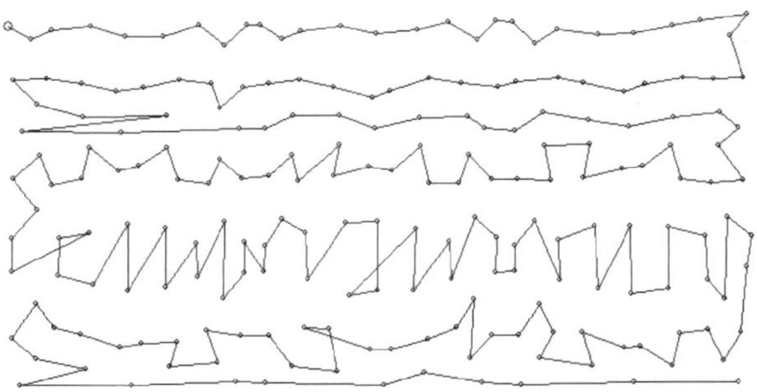

Abb. 6 D

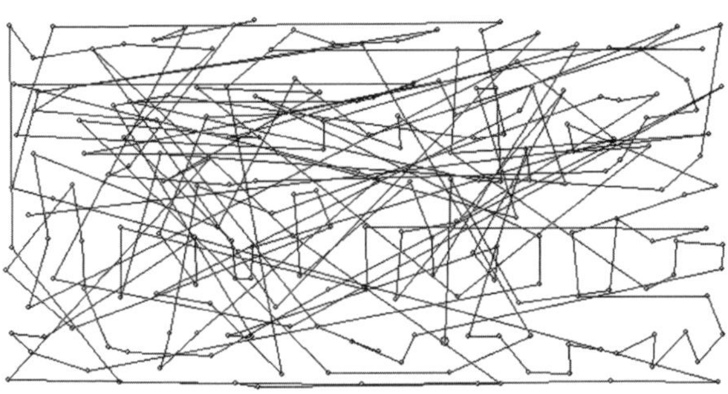

werden müssen, ist in Abbildung 6 A dargestellt. Es wurden hier bewusst möglichst einfache zu suchende Objekte verwendet. Besteht die Aufgabe hingegen darin, komplexe Objekte zu suchen, so kann das Ergebnis leicht durch Störungen des Form-, Farb- oder Objekterkennens verfälscht werden. Abbildungen 6 B und C zeigen den Verlauf einer systematischen und Abbildung 6 D den Verlauf einer unsystematischen Exploration der Testvorlage. Aus den Ergebnissen errechnet der PC automatisch Werte, die eine Aussage über die Systematik der Exploration erlauben.

Wenn Patienten mit einem solchen Aufmerksamkeitsdefizit auch an keiner Hirnschädigung leiden, wie sie dem Neglect zugrunde liegt, so sind die Symptome dennoch denjenigen vergleichbar, wie sie bei der Erholung von einem unilateralen Neglect auftreten. Ein wesentlicher Unterschied liegt allerdings darin, dass nach einem Neglect die verminderte Exploration auf eine Raumhälfte beschränkt bleibt. Die Genesung von einem Neglect ist kein abrupter Übergang von einem völligen Verlust einer Raumhälfte zu einem normalen Raumkonzept. Dieser Prozess nimmt seinen Weg über eine einseitige Aufmerksamkeitsstörung, von der oft eine Restsymptomatik bestehen bleibt. Patienten, die sich von einem völligen Verlust der subjektiven Koordinaten einer Raumhälfte, die den Neglect ausmachen, erholen, führen zunächst nur gelegentlich eine kleine Augenbewegung in die vernachlässigte Raumhälftc aus. Die Augen bleiben jedoch nicht in diese Raumhälfte gerichtet, sondern springen sofort wieder in die normale Raumhälfte zurück. Im Laufe der Zeit werden Blickbewegungen in die ehemals vernachlässigte Raumhälfte häufiger, reichen tiefer in diese Raumhälfte und die Augen verweilen zunehmend länger in ihr. Schließlich werden auch Objekte wieder in dieser Raumhälfte gesucht. Doch es bleibt oft eine verminderte Aufmerksamkeit lediglich für die ehemals vernachlässigte Raumhälfte zurück. So berichtete eine Sekretärin, die nach einer Hirnverletzung von einem linksseitigen Neglect genesen war, dem Autor, dass sie ihren Arbeitsplatz zu verlieren drohe, weil sie am linken Rand eines Textes oft Buchstaben und Wörter übersehe. Diese Nachwirkungen eines Neglect legen eine enge Verwandtschaft zwischen dem Neglect und einer Aufmerksamkeitsstörung nahe.

Sogar bestimmte Aspekte der Unaufmerksamkeit gesunder Personen können einem Neglect ähnlich sein. Stellen Sie sich vor, auf Ihrem Schreibtisch herrscht Unordnung und zwischen Büchern, Papieren, Zetteln, Schreibgeräten und allerlei anderen Objekten suchen Sie einen Radiergummi. Sie suchen wiederholt, finden den Radiergummi aber während mehrerer Suchdurchgänge nicht, obwohl Sie davon überzeugt sind, den ganzen Schreibtisch abgesucht zu haben. Schließlich stellen Sie fest, dass er deutlich sichtbar zwischen anderen Utensilien vor Ihnen liegt. Sie werden zu dem gleichen Schluss kommen wie manche Neglectpatienten, die ein Objekt auf der linken Hälfte eines Blattes erst entdecken, wenn man das Blatt umdreht und die linke Seite rechts zu liegen kommt. Dann wundern die Patienten sich bisweilen, dass sie, bevor man das Blatt drehte, wohl nicht richtig hingeschaut haben. Wenn sie trotz eingehender Suche etwas übersehen, merkt das Gehirn nicht, dass es nicht den gesamten Schreibtisch abgesucht hat. Der von Ihnen abgesuchte Raum hat «Löcher», die bei der Suche ausgespart wurden. Natürlich wissen Sie, dass beide Raumhälften existieren, und nach Aufforderung können Sie auch zu dem Ort blicken, an dem Sie etwas übersehen haben. Aber bei der Suche spart das Gehirn bestimmte Raumteile aus. Die Nähe zum Neglect ergibt sich daraus, dass Sie diese Aussparung von Raumbereichen nicht bemerken.

4.2 Aufmerksamkeit als Veränderung des neuronalen Erregungsniveaus

Um Aufgaben erfolgreich auszuführen, muss das Gehirn ein bestimmtes Aktivierungsniveau erreichen. Das Aktivierungsniveau kann bis zu einem gewissen Grad willentlich (für eine wissenschaftliche Präzisierung dieses Begriffs vgl. Kap. 9) gesteuert werden. Da das aktivierte neuronale System dabei mehr Energie als ein ruhendes neuronales System verbraucht, ist diese Aktivierung anstrengend, das Kind ermüdet und die Leistung fällt ab. Zudem löst der Versuch, das zunehmend ermüdende neuronale System auf einem günstigen Aktivierungsniveau zu halten, in solchen Hirnstrukturen, die Emotionen generieren, Empfindungen aus. Welche Empfindungen bei dieser Aktivierung entstehen, hängt sowohl davon ab, wie anstrengend diese Aktivierung für eine Person ist, als auch davon, ob diese Person positive oder negative Erfahrungen mit der Lösung der Aufgabe selbst oder der Konsequenz der Lösung einer Aufgabe macht. Diese Vorerfahrungen haben einen wesentlichen Einfluss auf das neuronale Aktivierungsniveau, das später bei der Bearbeitung derartiger

Aufgaben hergestellt werden muss. Das Aktivierungsniveau mag zu Beginn der Bearbeitung einer Aufgabe noch hinreichend hoch sein. Aber das neuronale System mancher Kinder ist so beschaffen, dass dieses Aktivierungsniveau nicht aufrechterhalten werden kann. Das dadurch sinkende Leistungsniveau führt zu einer größeren Fehlerhäufigkeit, wodurch die folgenden Arbeitsschritte nicht mehr belohnt (im operanten Sinne verstärkt) werden. Dies führt zu einer negativen emotionalen Färbung, was den Willen zur Aufrechterhaltung der Aktivierung beeinträchtigt. Solch unerfreuliche Erfahrungen werden im Gedächtnis gespeichert und vermindern beim nächsten Versuch, eine Aufgabe zu bearbeiten, den Willen, das Aktivierungsniveau in den günstigen Bereich zu heben. Diese Kaskade neuronaler Abläufe können das Anfertigen von Schularbeiten schließlich zu einem kindlichen Martyrium werden lassen und zu einem Leistungseinbruch führen, der die oben genannten Kriterien b, d, e, f, g und i des Diagnosemanuals DSM IV erfüllt.

4.3 Aktive und passive Fixation

Untersucht man die Augenbewegungen eines Schülers, der seine Hausaufgaben zügig macht und sich ganz auf seine Arbeit konzentriert, so stellt man fest, dass dieser seine Augen so lange auf die gerade bearbeitete Aufgabe gerichtet hält, bis die an diesem Ort zu lösende Aufgabe abgeschlossen ist. Erst dann bewegen die Augen sich zu einem neuen Blickziel. Beim Lesen, Schreiben oder schriftlichen Rechnen bewegen die Augen sich mit einer ruckartigen Bewegung von einer zu bearbeitenden Textstelle zur nächsten. Die Fixation eines bestimmten Reizes, z. B. einer Zahlen- oder Buchstabenfolge oder eines beliebigen anderen visuellen Reizes, hat den Sinn, dass diese Reize im Zentrum des Gesichtsfeldes abgebildet werden. In diesem Zentrum des Gesichtsfeldes befindet sich die Stelle schärfsten Sehens, und nur hier reicht die Sehschärfe aus, um z. B. die Buchstaben eines Buch- oder Zeitungstextes erkennen zu können. Springen die Augen zu früh weiter, so ist der zu bearbeitende Text aus dem Blick und kann nicht weiter unter visueller Kontrolle bearbeitet werden.

Haben die Augen das neue Blickziel erreicht, ist das Gehirn anschließend mit der Analyse der Reize an dem neuen Blickziel beschäftigt. Wurde die an dem vorhergehenden Blickziel durchzuführende Aufgabe noch nicht abgeschlossen, so muss sie jetzt gleichzeitig mit der Analyse der Reize an dem neuen Blickziel durchgeführt werden, was die Bearbeitung erschwert oder gar verhindert. Deshalb erfordert die Bearbeitung einer fixierten Textstelle eine gewisse Fixationszeit, die nicht unterschritten werden darf. Eine solche Fixation, bei der das Gehirn Reize in dem fixierten Areal verarbeitet, nennen wir aktive Fixation. Die Aufmerksamkeitsstörung kann darin bestehen, dass die zu verarbeitenden Reize nicht lange genug fixiert werden, und unsystematische Augenbewegungen verhindern, dass die geeigneten neuen Fixationsziele gefunden werden. Manchmal fällt die kurze Fixationszeit schon durch Beobachtung des Kindes auf, und man hat den Eindruck, dass das Kind gar nicht richtig hinsieht, was es lesen, rechnen oder welche anderen Aufgaben es unter visueller Beteiligung lösen soll. Ein Kind mit einer solchen Aufmerksamkeitsproblematik wird häufig mit den Augen vom Text abschweifen und die zu bearbeitenden Textstellen nicht anhaltend fixieren. Es können auch längere Fixationsphasen auftreten, während derer die zur Bearbeitung der Aufgabe benötigten Hirnstrukturen auf ein niedriges Erregungsniveau abgesenkt werden und keine Verarbeitung stattfindet. Wir sagen dann, das Kind träume bei den Hausaufgaben. Eine solche Fixation, bei der das Gehirn sich jedoch «in Ruhe» befindet, nennen wir passive Fixation.

4.4 Das Aufmerksamkeitsfeld

Auch in einem normalen Gesichtsfeld ist die Aufmerksamkeit nicht gleichmäßig verteilt, sondern kann selektiv in bestimmte Gesichtsfeldbereiche gerichtet werden. Der Bereich des Gesichtsfeldes, in den eine Person ihre Aufmerksamkeit richtet, wird als *Aufmerksamkeitsfeld* bezeichnet. Ob jemand seine Aufmerksamkeit in einen bestimmten Gesichtsfeldbereich richtet, ist daran zu erkennen, dass sich die visuellen Leistungen in diesem Bereich verbessern. Blickt eine Person etwa auf einen Punkt in der Mitte eines Monitors und erwartet Lichtreize rechts von dem Punkt, auf den sie ihre Augen richtet, so müssen die Lichtreize eine bestimmte Leuchtdichte (Helligkeit) haben, um entdeckt zu werden. Erwartet die betreffende Person jedoch die Lichtreize links von dem Punkt, auf den sie ihre Augen richtet, während die Lichtreize rechts davon erscheinen, so bedarf es einer höheren Leuchtdichte (Helligkeit) der Lichtreize, um diese zu entdecken. Die Fähigkeit, Reize zu entdecken, ist also abhängig davon, in welchem Bereich unseres Gesichtsfeldes wir

Reize erwarten. Die Leistung an der Stelle des Gesichtsfeldes, an der wir Reize erwarten, verbessert sich, obwohl wir keine Augenbewegung zu diesem Ort ausführen und die Augen zu einem anderen Ort gerichtet halten. Wir können die Sensitivität in einem Gesichtsfeldbereich dadurch erhöhen, dass wir die Aufmerksamkeit *willentlich* in diesen Gesichtsfeldbereich verlagern.

Meist verschieben wir jedoch die Aufmerksamkeit unwillkürlich von einem Gesichtsfeldbereich zum nächsten. Wenn wir mit dem Auto im dichten Verkehr fahren, führen wir zwar laufend Blickbewegungen aus, um für uns wichtige Ausschnitte des Raumes zu der Stelle der Netzhaut zu verschieben, die die höchste Sehschärfe hat. Gleichzeitig weiten wir jedoch auch unser Aufmerksamkeitsfeld in verschiedene Richtungen aus. Dies tun wir etwa dann, wenn wir den Blick zur Seite richten, aber dennoch die Fahrzeuge vor uns nicht aus dem Blick verlieren dürfen, um unverhoffte Bremsmanöver des Vorausfahrenden nicht zu übersehen. Auch wenn wir geradeaus blicken und gleichzeitig registrieren wollen, was sich links und rechts von dem Fahrzeug vor uns tut, auf das wir den Blick gerade gerichtet haben, müssen wir unser Aufmerksamkeitsfeld nach links und nach rechts ausweiten, um die dort ablaufenden Geschehnisse möglichst gut zu erfassen. Dazu nehmen wir uns natürlich nicht jedes Mal aufs Neue vor, *jetzt auf das achten, was links, und jetzt darauf achten, was rechts geschieht.* Wenn wir lernen, uns sicher im Straßenverkehr zu bewegen, lernen wir nicht nur, die richtigen Augenbewegungen auszuführen, sondern auch unser Aufmerksamkeitsfeld in die richtige Richtung auszuweiten. Dieses Ausweiten des Aufmerksamkeitsfeldes geschieht meist, ohne dass wir wissen, in welche Richtung das Aufmerksamkeitsfeld sich gerade erweitert.

Sportarten wie Tischtennis oder Boxen erfordern ganz besondere Fähigkeiten der schnellen Erweiterung des Aufmerksamkeitsfeldes. Wie rasch ein Reiz wie der Tischtennisball oder der Haken des Gegners registriert wird, hängt entscheidend davon ab, ob dieser Reiz sich innerhalb eines in seine Richtung ausgedehnten Aufmerksamkeitsfeldes befindet. Die Fähigkeit, das Aufmerksamkeitsfeld zu diesem Zweck in besonderem Maße zu erweitern, hat vermutlich auch genetische Wurzeln, muss aber dennoch systematisch trainiert werden.

Oft können wir gar nicht verhindern, dass unser Aufmerksamkeitsfeld sich verengt. Dies ist z. B. dann der Fall, wenn wir uns völlig auf einen bestimmten Bereich unseres Gesichtsfeldes konzentrieren. Erscheinen z. B. in der Mitte eines Monitors kurzzeitig verschiedene Reize und eine Person soll in kurzer Zeit feststellen, ob die Reize identisch oder verschieden sind, oder soll die Person nur in der Mitte des Monitors auftauchende Reize zählen, so muss sie ihre Aufmerksamkeit auf diese Reize fokussieren.[14, 15] Erscheinen gleichzeitig Lichtpunkte in einem gewissen Abstand von den im Zentrum des Monitors gezeigten Reizen, so müssen diese peripheren Reize eine höhere Leuchtdichte haben, als wenn die Aufmerksamkeit nicht auf im Zentrum gebotene Reize konzentriert werden muss und die Person stattdessen die Augen nur auf einen einzigen Punkt im Zentrum des Monitors zu richten braucht.

Ein Aufmerksamkeitsverlust kann sogar im Zentrum des Gesichtsfeldes für Bruchteile einer Sekunde zur (allerdings im Bereich des Normalen liegenden) kurzzeitigen Erblindung führen, die die betroffene Person selbst nicht bemerkt. Dies lässt sich besonders gut beim Präzisionsschießen nachweisen. Wie bei kaum einer anderen Tätigkeit wird hier die Fokussierung der Aufmerksamkeit in ein im Gesichtsfeldzentrum liegendes Aufmerksamkeitsfeld verlangt. Nicht umsonst ist gerade eine Schießdisziplin, nämlich das Bogenschießen, eine geistige Übung des Zen. Um ein 25 Meter entferntes Ziel mit einer Größe eines Tennisballs zu treffen, bedarf es einer genauen Übereinstimmung von Kimme, Korn und Ziel. Nun tritt eine weitere Aufgabe hinzu, nämlich den Abzug zu betätigen. In diesem Augenblick denken ungeübte Schützen an den Vorgang des Abziehens. Allein diese Verschiebung der Aufmerksamkeit reicht schon aus, um den Lauf minimal aus dem Ziel zu bewegen und dieses folglich zu verfehlen. Das Interessante dabei ist aber, dass diese Abweichung sofort bemerkt würde, wenn man sich nur auf den Zielvorgang konzentrierte. Allein der Gedanke an die Betätigung des Abzugs macht die Schützen jedoch kurzzeitig blind. Dass die Abweichung vom Ziel nicht gesehen wird, ist nicht die einzige Konsequenz der Verlagerung der Aufmerksamkeit. Die Schützen bemerken zumeist nicht einmal, dass sie kurzzeitig nichts gesehen haben, und glauben, sie hätten weiterhin Kimme, Korn und Ziel in einer Linie gehalten. Allein durch die Verlagerung der Aufmerksamkeit auf die Betätigung des Abzugs wird also ein Teil der visuellen Welt für einen Sekundenbruchteil nicht registriert.

Zwischen der Ausführung von raschen Augenbewegungen zu einem Blickziel und der Verschiebung des Aufmerksamkeitsfeldes besteht ein enger Zusammenhang. Bevor ein Blicksprung auftritt und während das Ziel dieser Augenbewegung noch vom Gehirn ausgearbeitet wird, verschiebt sich gleichzeitig das Aufmerksamkeitsfeld zu diesem Blickziel hin. Kowler et al.[16] markierten zu einem Kreis aufgereihte Orte. Ein Pfeil in der Mitte dieses Kreises zeigte an, zu welchem dieser markierten Orte ein Blicksprung ausgeführt werden sollte. Noch bevor eine Augenbewegung auftrat, wurde an diesem angezeigten Ort oder an einem Ort, zu dem der Pfeil nicht zeigte, kurzzeitig ein Buchstabe geboten. Das Ergebnis dieses Experiments war, dass Buchstaben an den Orten, zu denen eine Augenbewegung ausgeführt werden sollte, besser erkannt wurden als an Orten, zu denen die Augen nicht bewegt werden sollten. Das bedeutet, dass das Aufmerksamkeitsfeld in besonderem Maße zu dem Ziel einer Augenbewegung verschoben wird. Werden mehrere Blickziele ausgewählt, zu denen nacheinander eine Augenbewegung ausgeführt werden soll, so wird das Aufmerksamkeitsfeld nicht nur zu dem ersten dieser vorgesehenen Blickziele verschoben.[17] Noch bevor die Augenbewegung auftritt, kann das Aufmerksamkeitsfeld zu mehreren Blickzielen gleichzeitig verschoben werden, so dass sich um die Blickziele ein Aufmerksamkeitsfeld bildet.[18, 19] Dabei scheint auf das Blickziel, das als Erstes angesteuert werden soll, die meiste Aufmerksamkeit gerichtet zu werden, wohingegen den folgenden Blickzielen in Abhängigkeit von der Reihenfolge, mit der der Blick auf sie gerichtet werden soll, zunehmend weniger Aufmerksamkeit geschenkt wird.[19]

Besondere Kunstfertigkeit in der Technik, die Aufmerksamkeit aus einem Gesichtsfeldbereich oder von einer berührten Körperstelle wegzulenken, kann man in Zirkusvorführungen bewundern, in denen es gelingt, einer Person Armbanduhr, Brieftasche und alle möglichen anderen Utensilien zu entwenden, obwohl die «beraubte» Person vorher darauf hingewiesen wurde, dass ihre Taschen entleert werden. Auch Taschendiebe machen sich die Tatsache zunutze, dass Berührungen und visuelle Reize nicht bemerkt werden, wenn die Aufmerksamkeit abgelenkt wird. Dies mag ein Fall verdeutlichen, den ein glaubwürdiger Bekannter dem Autor erzählte. Der Bekannte wurde an einer Tankstelle von einem Mann gebeten, ihn mit seinem Auto nach München mitzunehmen. Dieser willigte ein. Auf der Fahrt erzählte der Fahrgast ihm, er sei gerade aus dem Gefängnis entlassen worden, wo er wegen Taschendiebstahls «im wiederholten Falle» einsaß, was ein verständliches Gefühl des Unwohlseins beim Fahrer auslöste. Schließlich wurde das Fahrzeug von einer Polizeistreife wegen Übertretung der Geschwindigkeitsbegrenzung angehalten. Der Polizist notierte sich Fahrzeug- und Fahrerdaten und sie setzten ihre Fahrt fort. In München angekommen, bedankte sich der Fahrgast höflich, und da er so freundlich mitgenommen worden sei, wolle er dem Fahrer auch ein kleines Geschenk machen. Daraufhin überreichte er dem Fahrer den Notizblock des Polizisten, den er diesem unbemerkt aus der Tasche gezogen hatte. Wenn Sie als ungeübter Taschendieb oder -diebin versuchen, dies nachzumachen, werden Sie feststellen, dass der Polizist die Berührung bemerkt und die Aufmerksamkeit des Polizisten sofort auf Ihre diebische Hand gelenkt wird. Es bedarf schon besonderer Ablenkungstechniken, um die bei einem solchen Diebstahl unvermeidbaren Berührungsreize, die auf die bestohlene Person einwirken, auszulöschen. Fehlende Aufmerksamkeit ist jedoch nicht die einzig mögliche Erklärung dafür, dass ein Reiz nicht wahrgenommen wird.

4.5 Aufmerksamkeitsabhängige und aufmerksamkeitsunabhängige Störung des Simultanerkennens

Nach einer Hirnschädigung kann die Fähigkeit, das Aufmerksamkeitsfeld in eine bestimmte Richtung auszudehnen, derart vermindert sein, dass die Patienten sogar unfähig sind, an unterschiedlichen Orten des Gesichtsfeldes auftauchende Objekte oder räumlich verteilte Eigenschaften eines Objekts gleichzeitig (simultan) zu erkennen. Dennoch kann das Gesichtsfeld der Patienten eine normale Ausdehnung haben. Unter dem Gesichtsfeld ist der sehende Bereich eines oder beider Augen zu verstehen. Das bedeutet, dass es geeignete Bedingungen gibt, unter denen in diesem Bereich ein einzelner Lichtpunkt gesehen werden kann.[20, 21] Schon während des Ersten Weltkriegs untersuchte der deutsche Arzt W. Poppelreuter[20] an hirnverletzten Soldaten solche Phänomene, die er als Störung des Überschauens bezeichnete.

Eine ausgeprägte Symptomatik lässt sich gut am Beispiel eines Patienten mit Schädigungen beider Hirnhemisphären verdeutlichen, den der Autor untersuchte. Der Patient hatte keinen Gesichtsfeldausfall und konnte einzelne Lichtpunkte in einem Gesichtsfeldbereich, der dem einer gesunden Person entsprach, entdecken. Zeigte man ihm jedoch ein Objekt, so vermochte er räumlich verteilte Einzelheiten dieses Objekts nur nacheinander zu registrieren und war unfähig, diese gleichzeitig zu erkennen. An einer Kaffeetasse erkannte er von den darauf abgebildeten Figuren nur eine nach der anderen, dann den Henkel allein, danach den Tassenrand und musste aus diesen Einzelbildern erschließen, um welches Objekt es sich handelte. Obwohl Formen und Farben im gesamten Gesichtsfeld erkannt wurden, registrierte der Patient beim Betrachten eines Objekts nur jeweils einen Ausschnitt dieses Objekts in einem eng umschriebenen Gesichtsfeldbereich. Dies könnte man durch die Annahme erklären, dass dann, wenn ein Patient auf das Detail eines Objekts blickt, er seine ganze Aufmerksamkeit dorthin richtet und alles «ausgeblendet» wird, was außerhalb dieses Details liegt. Das heißt, das Aufmerksamkeitsfeld (der Bereich, in den die Aufmerksamkeit gerichtet wird) ist auf ein kleines Areal eingeschränkt.

Coslett und Lie (2008)[22] berichteten über einen hirngeschädigten Patienten, der nicht in der Lage war, seine Aufmerksamkeit auf zwei verschiedene Eigenschaften, wie den mit einem Buchstaben verbundenen Laut und die Farbe des Buchstabens, zu richten. Der Patient konnte einen Buchstaben, der einen bestimmten Laut repräsentiert, fast immer richtig unter anderen Buchstaben finden. Sollte er jedoch einen Buchstaben, der außerdem eine bestimmte Farbe hatte, finden, so war der Patient dazu außerstande. Eine Interpretationsmöglichkeit besteht darin, dass die Aufmerksamkeit nur auf eine bestimmte Eigenschaft der Buchstaben, nicht jedoch gleichzeitig auf beide Eigenschaften gerichtet werden kann. Solche Einschränkungen der Aufmerksamkeit auf eine oder einige wenige Eigenschaften eines Reizes kennen wir auch aus alltäglichen Tätigkeiten. Versuchen Sie nur einmal beim raschen Durchsehen einer Liste von Namen alle diejenigen zu finden, die mit dem Buchstaben A, B, C, D, E, F oder G beginnen. Sie werden feststellen, dass Sie Ihre Aufmerksamkeit auf einige wenige Buchstaben konzentrieren können und nur die Namen entdecken, die mit diesen Buchstaben beginnen, während Sie Namen, die mit anderen Buchstaben beginnen, oft übersehen.

In fast jedem Lehrbuch der Psychologie wird das Beispiel angeführt, dass man in einem Stimmenwirrwahr auf einer Party seine Aufmerksamkeit auf eine bestimmte Stimme richten kann. Was diese Stimme sagt, kann man dann verstehen, während man alle anderen Stimmen «herausfiltert» und nur als Hintergrundgeräusch vernimmt. Die Wahrnehmung einer Stimme wird durch das Fokussieren der Aufmerksamkeit verbessert, während alle anderen Stimmen kaum noch wahrgenommen werden. Wir können auch unsere gesamte Aufmerksamkeit so sehr auf die Ausführung einer Tätigkeit richten, dass wir alles andere um uns herum nicht registrieren. Diese Form der Aufmerksamkeitsfokussierung lässt sich leicht selbst überprüfen. Versuchen Sie nur einmal, einen Artikel zu lesen und gleichzeitig Nachrichten zu hören oder während Sie Nachrichten hören zu telefonieren. Sie werden feststellen, dass Sie entweder den Nachrichtensprecher oder den zu lesenden Artikel bzw. den Gesprächspartner verstehen. Dadurch, dass Sie die Aufmerksamkeit auf ein Ereignis richten, kann das zweite Ereignis sogar völlig gelöscht werden, so dass Sie nicht einmal hören, dass eine zweite Stimme anwesend ist.

Posner et al.[23] zeigten einem Patienten mit einem Tumor im rechten Parietallappen einen Lichtreiz im linken oder rechten visuellen Halbfeld. Wurde anschließend ein zweiter Lichtreiz im gleichen visuellen Halbfeld geboten, so konnte der Patient beide Lichtreize erkennen. Erschien der erste Reiz hingegen im rechten visuellen Halbfeld und der darauffolgende zusätzliche Reiz im linken visuellen Halbfeld, so wurde der zweite Lichtreiz nicht entdeckt. Wurde jedoch nur ein einziger Reiz in dem visuellen Halbfeld gezeigt, in dem der Patient diesen erwartete, so wurde er vom Patienten erkannt. Erwartete der Patient den Reiz indessen im rechten visuellen Halbfeld, erschien dieser aber im linken visuellen Halbfeld, so wurde er nicht entdeckt. Posner et al. leiteten daraus ab, dass dann, wenn in jedem visuellen Halbfeld ein Reiz erschien, der Reiz im linken Halbfeld aber nicht gesehen wurde, dieses Auslöschen (Extinktion) eines Reizes nicht durch die Gegenwart des anderen Reizes zu erklären sei. Der Grund für die Extinktion eines Reizes bestehe vielmehr darin, dass die Aufmerksamkeit nicht auf diesen Reiz, sondern in das andere visuelle Halbfeld gerichtet wurde.

Diese Interpretation ist jedoch nicht allgemeingültig, denn es gibt durchaus eine von der Aufmerksamkeit unabhängige Extinktion. Das Phänomen der Extinktion wurde schon lange in neurologischen Publikationen beschrieben, und man nahm an, dass es sich um eine von der Aufmerksamkeit unabhängige Löschung der Wahrnehmung eines Reizes handelt.[24–26] Zeigt man einen Lichtpunkt in der linken oder rechten Gesichtsfeldhälfte, so wird jeder dieser Lichtpunkte sofort entdeckt. Zeigt man aber gleichzeitig einen Lichtpunkt in der linken und einen in der rechten Gesichtsfeldhälfte, so wird der Lichtpunkt in einem der visuellen Halbfelder nicht entdeckt. Man kann entsprechende Phänomene auch in anderen Sinnesmodalitäten nachweisen. Berührt man z. B. jede Hand eines Patienten, der die Augen geschlossen hat, einzeln, so kann dieser sofort angeben, welche Hand berührt wurde. Berührt man jedoch beide Hände gleichzeitig, so wird nur die Berührung einer Hand bemerkt.

Dass diese Extinktion unabhängig von der Aufmerksamkeit sein kann, zeigt folgender Befund:

Drei Patienten mit einer rechtsseitigen Hirnschädigung, die der Autor untersuchte,[8] konnten bei geschlossenen Augen eine einzelne Berührung nur der linken oder der rechten Wange sicher entdecken. Wurden beide Wangen gleichzeitig berührt, so wurde nur die Berührung der rechten Wange wahrgenommen. Wurden die Patienten instruiert, nur auf die Berührung der rechten Wange zu achten, und wurden daraufhin die rechte Wange vierzigmal und die linke Wange zehnmal in zufälliger Reihenfolge einzeln berührt, so wurde nicht allein die Berührung der rechten, sondern auch die Berührung der linken Wange wahrgenommen. Bei diesen Patienten hatte es somit keinen Einfluss auf die Wahrnehmung, auf welche Wange die Aufmerksamkeit gerichtet wurde. Eine Störung des Simultanerkennens kann also auch darauf beruhen, dass allein durch die Gegenwart eines zweiten Reizes, unabhängig davon, wohin die Aufmerksamkeit gerichtet wird, die Wahrnehmung eines gleichzeitig gebotenen Reizes «blockiert» wird.

Diese Phänomene unterscheiden sich insofern von der beschriebenen Störung des aufmerksamkeitsabhängigen Simultanerkennens, als es auch dann zu einer Auslöschung der Wahrnehmung eines Reizes durch Darbietung eines zweiten Reizes kommt, wenn die Patienten die Aufmerksamkeit auf den Ort richten, an dem der Reiz ausgelöscht wird. Eine solche Störung wollen wir als aufmerksamkeitsunabhängige Störung des Simultanerkennens bezeichnen.

4.6 Ablenkbarkeit: Verminderte Fähigkeit, das Aufmerksamkeitsfeld einzuschränken

Eine weitere Art der Aufmerksamkeitsstörung kann darin bestehen, dass das Aufmerksamkeitsfeld nicht eingeengt werden kann und Reize im gesamten Aufmerksamkeitsfeld in gleicher Weise verarbeitet werden.

Wir sagen dann, dass Kinder oder Erwachsene sich nicht richtig konzentrieren können. Man kann dieses Defizit in allen möglichen Alltagssituationen beobachten. Unterhalten Sie sich etwa mit jemandem, der ein derartiges Aufmerksamkeitsproblem hat, so können Sie feststellen, dass diese Person oft ihren Blick vom Gesprächspartner ablenkt und zu anderen Personen oder Ereignissen blickt. Bei einem Restaurantbesuch hören diese Personen oft nicht nur Ihnen zu, sondern sind geradezu gezwungen, gleichzeitig die Gespräche an Nachbartischen zu verfolgen. Was den visuellen Bereich angeht, so haben diese Menschen oft das Problem, das Aufmerksamkeitsfeld nicht entsprechend einengen zu können. Alles, was in ihr Gesichtsfeld tritt, wird verarbeitet, nichts kann genügend ausgeblendet werden. Dies lässt sich gut zeigen, wenn man überprüft, wie hell ein Reiz sein muss (korrekter, welche Leuchtdichte ein Reiz haben muss), damit er in der Peripherie des Gesichtsfeldes noch registriert wird. Vom Autor untersuchte Kinder, die als extrem ablenkbar galten, benötigten in der Peripherie des Gesichtsfeldes meistens weniger Licht (eine geringere Leuchtdichte der Reize), um diese Reize zu entdecken, als normale Kinder, was bedeutet, dass die Leuchtdichteunterschiedsschwelle in der Peripherie des Gesichtsfeldes herabgesetzt war.

Dies zeigt, dass das Aufmerksamkeitsfeld zumindest bei einem Teil dieser Kinder offenbar weiter war als bei Kindern mit einer normalen Aufmerksamkeitsleistung. Ein Nachteil des ständig weit gestellten Aufmerksamkeitsfeldes ist, dass die Fähigkeit, im Zentrum des Gesichtsfeldes auftauchende Reize zu verarbeiten, sich verringert. Diese Schwäche bemerkt man nicht unbedingt, wenn die getestete Person nur Lichtpunkte erkennen muss. Wenn aber die Analyse komplexer Reize verlangt wird, kann das Defizit deutlich werden. Befinden diese Menschen sich in einer Situation ohne ablenkende Reize und mobilisieren sie alle Energie, um sich auf eine Aufgabe im Zentrum des Gesichtsfeldes zu konzentrieren, so können sie ganz normale Fähigkeiten an den Tag legen. Sobald aber die Umwelt ablenkende Reize enthält, nimmt die Leistung ab, da diese Personen sich dann nicht mehr auf die Aufgabe im Zentrum des Gesichtsfeldes zu konzentrieren vermögen. In solchen Fällen hört man oft die Klage der Eltern, zu Hause kann er die Aufgabe lösen, aber in der Schule kann er es nicht. In der Schule stehen die Kinder oft unter Zeitdruck und haben Angst, ihre Leistungsschwäche zu zeigen. Zudem ist die Umwelt reich an ablenkenden Reizen, die die Aufmerksamkeitsfokussierung stören. Dann können die Kinder sich nur noch sehr schwer auf solche Aufgaben wie Rechnen, Lesen oder den Abruf erlernter Information aus dem Gedächtnis konzentrieren. Der Grund liegt nicht in allgemeiner intellektueller Unfähigkeit, sondern in einer Unfähigkeit, das Aufmerksamkeitsfeld zu verengen und sich nur auf eine Aufgabe zu konzentrieren.

Es muss aber nicht sein, dass das Aufmerksamkeitsfeld aktiv ausgedehnt wird, das Kind also auf alles achtet, was in seiner Umgebung geschieht. Dann wäre das Kind einem Tischtennisspieler oder einem Boxer zu vergleichen, der ununterbrochen darauf achtet, ob ein Tischtennisball oder eine Faust irgendwo im Gesichtsfeld auftaucht. Da er nicht weiß, wo im Gesichtsfeld das Objekt auftritt, konzentriert er sich auf sein gesamtes Gesichtsfeld. Das ist allerdings recht anstrengend und kann von einem normalen Menschen nur eine beschränkte Zeit durchgehalten werden. Wenn man feststellt, dass gegen Ende eines Spiels oder eines Boxkampfes die Aufmerksamkeit nachlässt, so besteht dieses Nachlassen der Aufmerksamkeit somit auch darin, dass die Aufmerksamkeit nicht mehr in das gesamte Gesichtsfeld gerichtet werden kann.

Eine Aufmerksamkeitsstörung kann darin bestehen, dass das rasche Richten der Aufmerksamkeit auf Reize so übersteigert ist, dass auch irrelevante Reize die Aufmerksamkeit auf sich ziehen und andauernd ein Aufmerksamkeitsfeld um irrelevante Reize ausgebildet wird. In diesem Fall kann jemand zunächst keinem Bereich des Gesichtsfeldes besondere Aufmerksamkeit schenken, aber sobald ein Reiz auftaucht, auch wenn dieser völlig irrelevant ist, wird dieser wie ein relevanter Reiz behandelt und an dem Ort des Reizes wird ein Aufmerksamkeitsfeld ausgebildet.

Untersucht man die Augenbewegungen ablenkbarer Kinder, indem man sie bittet, die Augen konstant auf einen Lichtpunkt gerichtet zu halten, der sich langsam auf einem Monitor von links nach rechts bewegt, und bittet man die Kinder, sich mit aller Kraft auf diese Aufgabe zu konzentrieren, so gelingt es ihnen kurzzeitig, dem Punkt mit den Augen zu folgen. Doch bald ermüdet das Augenfolgesystem und die Kinder weichen immer wieder von dem bewegten Lichtpunkt ab, folgen ihm wieder kurzzeitig und verlieren ihn wieder. Kinder ohne Aufmerksamkeitsprobleme hingegen folgen dem Punkt mühelos über eine oder gar zwei Minuten und weichen nur wenige Male von ihm ab.

Eine deutlich verminderte Fähigkeit, die Aufmerksamkeit zu fokussieren, kann dazu führen, dass die auf Seite 27 angegebenen Diagnosekriterien a–i, mit Ausnahme von e und g, zutreffen.

4.7 Aufmerksamkeitsstörungen als Ursache für Lesestörungen

In zwei unabhängigen Untersuchungen von insgesamt 188 Kindern mit Lesestörungen zeigte sich, dass eine Verminderung der Fähigkeit zum Simultanerkennen eine der häufigsten Ursachen für die als Legasthenie bezeichnete Lesestörung ist.[27–29] Die Fähigkeit zum Simultanerkennen von Buchstaben wurde untersucht, indem Folgen von Buchstaben, die keine bekannten Wörter, sondern nur aussprechbare Pseudowörter ergaben, sehr kurzzeitig auf einem Monitor geboten wurden. In solchen Untersuchungen werden Pseudowörter verwendet, damit sicher ist, dass jeder Buchstabe erkannt werden muss und nicht erraten werden kann. Aussprechbare Pseudowörter unterschiedlicher Länge wurden für Zeitintervalle zwischen 250 und 450 Millisekunden geboten, während die Probanden einen Punkt in der Wortmitte fixierten. Es zeigte sich, dass die Kinder Buchstaben an allen Positionen des gebotenen Wortes übersahen, Buchstaben sahen, die nicht im Wort vorkamen, und die Position von Buchstaben im Wort vertauschten. Die Fähigkeit, alle Buchstaben der Pseudowörter richtig zu erkennen, verbesserte sich, wenn man die Zeit, die das jeweils gezeigte Wort geboten wurde, verlängerte. Doch das galt nicht für alle Kinder. Auch bei einer Darbietungszeit von 450 Millisekunden konnten viele Kinder 6 Buchstaben nicht auf einmal erkennen. Reduzierte man aber die Anzahl der Buchstaben, aus denen sich das jeweils gezeigte Pseudowort zusammensetzte, so verbesserte sich die Fähigkeit, alle Buchstaben des Pseudowortes zu erkennen, so weit, dass schließlich alle Kinder mindestens 90% der Wörter richtig erkennen konnten. Um flüssig und fehlerfrei lesen zu können, sollten aber wenigstens 5 Buchstaben innerhalb von 250 Millisekunden erkannt werden.

Die an Kindern und Jugendlichen im Alter zwischen 7 und 16 Jahren erhobenen Daten unterscheiden sich nicht wesentlich von den Ergebnissen der Untersuchung von Studenten. Bietet man Erwachsenen Pseudowörter, die aus einer bestimmten Anzahl von Buchstaben bestehen, für 50 Millisekunden, so werden nicht nur die Buchstaben am Anfang und Ende des Wortes falsch gelesen. An allen Positionen im Wort werden

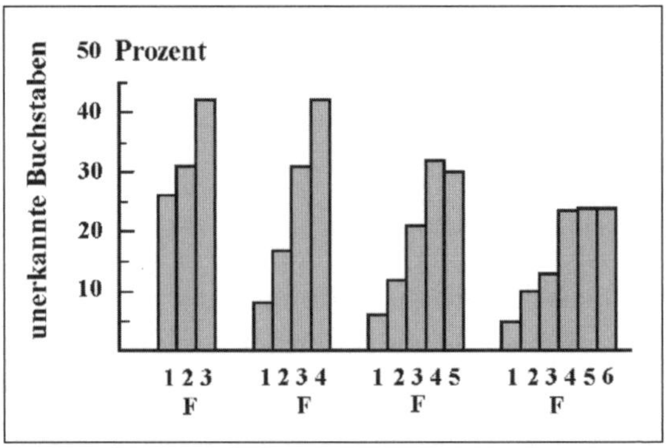

Abbildung 7: Prozent unerkannter Buchstaben an verschiedenen Positionen innerhalb aussprechbarer Pseudowörter, die zwischen 250 und 500 Millisekunden auf einem Monitor gezeigt wurden. Es wurden Wörter einer Länge zwischen 3 und 6 Buchstaben präsentiert. Es wurden jeweils 20 Wörter einer bestimmten Länge geboten. Getestet wurden 100 Kinder zwischen 7 und 13 Jahren. Zahlen geben die Position des unerkannten Buchstabens innerhalb eines Wortes an (1 = erster Buchstabe, 2 = zweiter Buchstabe usw. von links nach rechts). Sind nur 3 Ziffern angegeben, so bestanden die Wörter aus drei Buchstaben, sind 4 Ziffern angegeben, so bestanden die Wörter aus 4 Buchstaben usw. F bezeichnet den Buchstaben, auf den der Blick gerichtet war (fixierter Buchstabe). Die Fixation wurde durch ein Infrarotaugenbewegungsmesssystem kontrolliert.

Buchstaben übersehen, es werden Buchstaben gesehen, die nicht an dieser Stelle stehen oder in dem Wort gar nicht vorkommen (Abb. 7). So kann z. B. der 5. und 6. Buchstabe eines Wortes richtig erkannt werden, wenn der Proband zum 3. Buchstaben blickt, wohingegen der 2. oder 3. Buchstabe nicht erkannt oder durch einen falschen ersetzt werden. Dies bedeutet, dass trotz eines normalen Gesichtsfeldes und eines normal arbeitenden visuellen Cortex die Wahrnehmung im gesamten Bereich des Gesichtsfeldes, den das zu lesende Wort einnimmt, defizitär ist. Reduziert man aber die Anzahl der zu lesenden Buchstaben z. B. von 6 auf 4, so werden alle gleichzeitig erscheinenden Buchstaben richtig gelesen.

Um diesen Befund zu interpretieren, können wir drei Störungen des Aufmerksamkeitsfeldes unterscheiden:

1) Wenn in einem Gesichtsfeldareal Reize wie z. B. Pseudowörter erwartet werden, so muss die Aufmerksamkeit in dieses Areal gerichtet werden. Es kann sein, dass ein Kind generell Schwierigkeiten hat,

seine Aufmerksamkeit in ein bestimmtes Areal zu richten, d. h., sein Aufmerksamkeitsfeld in ein bestimmtes Areal zu verschieben. Die verminderte Aufmerksamkeit in diesem Areal führt dazu, dass Buchstaben im gesamten Areal nicht sicher erkannt werden können.

2) Wenn ein Kind ein Wort, das z. B. aus 6 Buchstaben besteht, lesen möchte, so versucht es, diese 6 Buchstaben gleichzeitig (simultan) zu erkennen. Dazu richtet es den Blick etwa in die Mitte des zu lesenden Wortes. Dies ist eine ganz normale Lesestrategie. Wenn das Kind aber sein Aufmerksamkeitsfeld nur so weit ausdehnen kann, dass gerade 4 Buchstaben hineinpassen, so werden der erste und der letzte Buchstabe des Wortes nicht oder nicht richtig erkannt, während alle anderen Buchstaben gut erkannt werden können. Am Wortanfang und am Wortende entstehen dann unweigerlich Lesefehler.
3) Da in dem Areal, in dem ein zu lesendes Pseudowort erscheint, alle Buchstaben, aus denen das Pseudowort besteht, gleichzeitig erkannt werden müssen, muss auch die Aufmerksamkeit gleichzeitig auf alle Buchstaben gerichtet werden. Je mehr Reize gleichzeitig in diesem Areal erkannt werden müssen, desto schwieriger ist es, die Aufmerksamkeit auf alle Buchstaben zu richten. Wir haben bereits besprochen, dass die Leistung abnimmt, wenn die Aufmerksamkeit auf mehrere Objekte gleichzeitig gerichtet werden muss. Es hat sich gezeigt, dass Aufmerksamkeit sich oft wie ein begrenztes Gut verhält. Man kann sie einem Reiz vollständig widmen oder man kann sie auf mehrere Reize verteilen. Dann steht entweder für jeden Reiz weniger Aufmerksamkeit zur Verfügung oder manchen Reizen wird viel, anderen dagegen weniger Aufmerksamkeit geschenkt. Die Verteilung der Aufmerksamkeit auf alle Reize ist aber gefordert, wenn wir alle Buchstaben eines Wortes gleichzeitig erkennen wollen. Es kann sein, dass ein Kind seine Aufmerksamkeit in das Areal richten kann, in dem das zu lesende Wort erscheint, das Aufmerksamkeitsfeld auch weit genug ausdehnen kann, aber Schwierigkeiten hat, die Aufmerksamkeit gleichzeitig auf alle Buchstaben zu verteilen. Ein Leser kann dann
   a) auf manche Buchstaben an beliebiger Position im Wort genügend Aufmerksamkeit richten, auf andere Buchstaben an beliebiger Position im Wort dagegen zu wenig Aufmerksamkeit richten,
   b) auf alle Buchstaben zu wenig Aufmerksamkeit richten.

Der erste und der letzte Buchstabe des jeweils zu lesenden Wortes werden dabei oft besser erkannt als Buchstaben, die weiter in der Mitte des Wortes stehen. Es sind also nicht der erste und der letzte Buchstabe der zu lesenden Wörter in besonderem Maße betroffen. Das Aufmerksamkeitsfeld kann also genügend weit ausgedehnt werden. Reduziert man die Anzahl der Buchstaben, so zeigt sich außerdem, dass jetzt auf alle Buchstaben ausreichend Aufmerksamkeit gerichtet werden kann. Es hängt also allein von der Anzahl der Buchstaben ab, ob allen Buchstaben genügend Aufmerksamkeit entgegengebracht werden kann. Deshalb interpretieren wir das oben beschriebene Nichterkennen von Buchstaben von Pseudowörtern einer bestimmten Länge als aufmerksamkeitsbedingte Störung des Simultanerkennens.

Dann erhalten wir das bereits beschriebene Resultat, dass Buchstaben verwechselt, ausgelassen oder in ihrer Position vertauscht werden. Was für Buchstaben gilt, kann natürlich auch für Zahlenreihen zutreffen. Hier werden Zahlen, die aus mehreren Ziffern bestehen, oft falsch gelesen, indem Ziffern vertauscht, ausgelassen oder hinzuerfunden werden.

Studien haben jedoch gezeigt, dass diese Verminderung des Simultanerkennens, die offenbar eine der häufigsten (jedoch in aller Regel unerkannte) Ursache für Lesestörungen bei Kindern und Jugendlichen ist, sich durch eine Veränderung der Lesestrategie mit vom Autor entwickelten Computerprogrammen in kurzer Zeit erfolgreich therapieren lässt.[28–30]

4.8 Offenes und verdecktes, willentliches und automatisches Richten der Aufmerksamkeit

Wie wir gesehen haben, gibt es nicht nur eine einzige Art der Aufmerksamkeit. Folgende Arten der Aufmerksamkeit haben wir bisher unterschieden:

1) die Daueraufmerksamkeit, bei der Neuronen für eine bestimmte Zeit auf ein erhöhtes Erregungsniveau gebracht werden;
2) die aktive Fixation;
3) die Exploration, d. h. die systematische Suche von Blickzielen, die für das Lösen einer gestellten Aufgabe geeignet sind;
4) die Fokussierung der Aufmerksamkeit durch Verengung des Aufmerksamkeitsfeldes oder die Erweiterung des Aufmerksamkeitsfeldes;
5) das aufmerksamkeitsabhängige Simultanerkennen.

Die Aufmerksamkeit einer Person lässt sich in einen bestimmten Raumausschnitt oder auf die Ausführung einer bestimmten Aufgabe lenken, indem

(a) entsprechende Instruktionen gegeben werden;
(b) ein Hinweisreiz geboten wird, der anzeigt, wo ein Testreiz zu erwarten ist oder eine Aufgabe ausgeführt werden soll;
(c) ein Reiz mit einer bestimmten Häufigkeit an einem Ort erscheint und infolgedessen dort erwartet wird;
(d) sich ein Reiz durch bestimmte Merkmale, wie Größe, Helligkeit, Farbigkeit, rasches Auftreten und Verschwinden, von seiner Umgebung abhebt;
(e) ein Reiz für den Betrachter eine besondere Bedeutung hat;
(f) keine ablenkenden Reize existieren.

Das Kriterium dafür, dass die Aufmerksamkeit tatsächlich in einen Raumausschnitt oder auf die Bearbeitung einer Aufgabe gerichtet wurde, ist der Erfolg, mit dem an dem betreffenden Ort gebotene Reize verarbeitet oder eine Aufgabe bearbeitet wurde.

Eine Person lenkt ihre visuelle Aufmerksamkeit in einen bestimmten Raumausschnitt, wenn

1) sie den betreffenden Raumausschnitt durch Augen-, Kopf- und Rumpfbewegungen an der Stelle schärfsten Sehens im Zentrum der Netzhaut (i. e. in der Fovea) abbildet;
2) sie einen Raumausschnitt nicht fixiert, sondern nur ihr Aufmerksamkeitsfeld in den Bereich der Netzhaut verschiebt, in dem der betreffende Raumausschnitt abgebildet wird (wobei dieser Netzhautbereich außerhalb des Gesichtsfeldzentrums liegen kann);
3) nachgewiesen wurde, dass
    a) in diesem Bereich die Fähigkeit, visuelle Reize zu entdecken, Eigenschaften visueller Reize zu unterscheiden und visuelle Reize zu erkennen, höher ist als in anderen Netzhautarealen;
    b) diese erhöhte visuelle Leistung allein durch Untersuchungsbedingungen modulierbar ist oder sich spontan verändert und/oder
    c) wenn eine Verbesserung der Leistung in einem Netzhautbereich zu einer Verringerung einer gleichzeitig erbrachten Leistung in einem anderen Netzhautbereich führt.

Die unter (1) genannte Art der Verschiebung der Aufmerksamkeit, die darin besteht, dass der Raumausschnitt, der von Interesse ist, durch Bewegungen von Augen, Kopf und Rumpf an die Stelle schärfsten Sehens auf der Netzhaut verschoben wird, bezeichnet man als *offenes Richten der Aufmerksamkeit.* Die unter (2) genannte Art, die in einer für den Außenstehenden nicht wahrnehmbaren Verschiebung des Aufmerksamkeitsfeldes besteht, wird als *verdecktes Richten der Aufmerksamkeit* bezeichnet.

Zudem wurde in der Aufmerksamkeitsforschung zwischen *willentlich* und *automatisch* gerichteter Aufmerksamkeit unterschieden.[31–33] Man weiß schon aus der Alltagserfahrung, dass wir unsere Aufmerksamkeit meist auf einen Ausschnitt unserer Umwelt, auf einen Reiz oder auf eine Tätigkeit richten können, ohne uns in einem *bewussten Willensakt* (vgl. Kap. 9) dafür entschieden zu haben. Die Aufmerksamkeit wandert vielmehr automatisch zu verschiedenen Umweltausschnitten und zu verschiedenen Tätigkeiten. Die Einteilung der Aufmerksamkeit in eine *willentlich (bewusst)* und eine *automatisch (unbewusst)* gerichtete Aufmerksamkeit ist in der Psychologie nicht neu.[34, 35] Auch hier ist das Problem, dass die Begriffe der *willentlich* und der *automatisch* gerichteten Aufmerksamkeit in ihrem vagen intuitiven Verständnis belassen wurden und keine befriedigende Präzisierung erfuhren.

Sind wir überzeugt, dass jemand seine Aufmerksamkeit willentlich in einen bestimmten Raumausschnitt richtet, so nehmen wir an, dass das Richten der Aufmerksamkeit die Folge einer *bewussten Willensentscheidung* ist. Dass die Aufmerksamkeit automatisch in einen bestimmten Bereich der Netzhaut gerichtet wird, ist hingegen mit der Annahme verbunden, dass der Verschiebung der Aufmerksamkeit keine bewusste Willensentscheidung vorausgegangen ist. Dann finden wir uns vor das Problem gestellt, dass wir keinen wissenschaftlichen Begriff davon haben, was eine *bewusste Willensentscheidung* sein soll. Somit lässt sich eine wissenschaftlich präzise Unterscheidung zwischen *willentlich* und *automatisch gerichteter Aufmerksamkeit* ohne eine Präzisierung des Begriffs der *bewussten Willensentscheidung* nicht durchführen.

Als ein Kriterium dafür, dass jemand seine Aufmerksamkeit *willentlich* in einen bestimmten Raumausschnitt oder auf eine bestimmte Tätigkeit richtet, kann man ansehen, dass jemand voraussagt, Reize in einem Raumausschnitt besonders gut zu entdecken, zu unterscheiden und zu erkennen. Es zeigt sich dann, dass diese Voraussagen in aller Regel zutreffen. Das heißt, dass Aufgaben, die jemand nach eigener Ankündigung versucht mit bestem Erfolg auszuführen, auch ein besseres Resultat erzielen als Aufgaben, für die eine Person voraussagt, sie werde sich nicht um ein gutes Resultat bemühen. Aber dies reicht nicht aus, um davon sprechen zu können, jemand habe seine Aufmerksamkeit *willentlich* oder *nicht willentlich (automatisch)* auf die Lösung einer bestimmten Aufgabe gerichtet. Dazu muss geklärt werden, was der *Wille* einer Person ist. Posner und Warren[34] schrieben bereits 1972: «Selbst die Definition von ‹automatisch› ist eine schwierige Angelegenheit und ohne eine solche Unterscheidung scheint es doch unmöglich zu sein, eine sinnvolle Strukturanalyse zu entwickeln. ... Wir glauben, dass eine ... operationale Definition sich als zu eng erweisen könnte, wenn nicht gezeigt werden kann, dass Operationen, die in diesem Sinn automatisch sind, auch mit unseren intuitiven Vorstellungen von ‹automatisch› übereinstimmen, wie z. B. ‹ausgeführt werden ohne Absicht, ohne sich dessen gewahr zu sein›.» Eine Präzisierung dieser Begriffe erfordert umfangreichere Analysen und wird Gegenstand von Kapitel 9 sein. Den Leserinnen und Lesern dürfte dort deutlich werden, dass ein gewisser analytischer Aufwand nötig ist, um die grundlegenden psychologischen Begriffe wissenschaftlich präzise zu fassen, und mit welcher Nachlässigkeit diese Begriffe dagegen in Psychologie und Medizin verwendet werden.

4.9 Die Verschiebung visuell-räumlicher Koordinaten

Ob visuell-räumliche Koordinaten richtig beurteilt werden, ist bereits davon abhängig, in welche Richtung die Probanden ihre Aufmerksamkeit lenken. So wird z. B. die Mitte horizontaler Linien in eine bestimmte Richtung verschoben, wenn die Aufgabenstellung die Aufmerksamkeit auf eine bestimmte Seite der zu unterteilenden Linie lenkt. Dies ergab ein computerisierter Test, in dem jeweils eine horizontale Linie auf einem Monitor gezeigt wurde. Die gebotenen Linien hatten eine Länge von 2, 4, 8, 12, 16 und 20 cm. Ein Cursor begann von zufällig verteilten Positionen auf der rechten oder der linken Hälfte der Linie aus in Richtung Linienmitte zu laufen. Um zu vermeiden, dass der Gebrauch der linken oder der rechten Hand (die von unterschiedlichen Hirnhemisphären gesteuert sind) einen unterschiedlichen Einfluss auf die Unterteilung der Linie ausübt, bliesen die Probanden in ein Mundstück, worauf der Cursor anhielt. Anschließend hatten die Probanden Gelegenheit, die Position des Cursors durch eine verbale Instruktion zu korrigieren.

Die Position des Cursors wurde automatisch vom PC gemessen. Abbildung 8 A zeigt die Leistung vierzig zehn- und elfjähriger Kinder in diesem Test. Die Mitte der 8 bis 20 cm langen Linien wurde im Durchschnitt in die Richtung verschoben, aus der der Cursor sich der Linienmitte näherte und auf die die Probanden ihre Aufmerksamkeit richteten. Dies ergab sich aus der Messung der Augenbewegungen und der Blickrichtung der Probanden während des Tests. Die kürzeren Linien wurden dagegen etwas nach links verschoben.

Das Ausmaß einer solchen Verschiebung visuell-räumlicher Relationen lässt sich in der klinischen Routine auch einfacher testen, indem man den Patienten horizontale Linien einer Länge zwischen 2 und 20 cm nacheinander auf einem Blatt zeigt und sie bittet, die Mitte jeder Linie einzuzeichnen. 55 männliche Studenten im Alter zwischen 21 und 23 Jahren wurden gebeten, in horizontale Linien einer Länge von 2, 4, 8, 12, 16 und 20 cm die Mitte einzuzeichnen.[36] Alle Studenten waren Rechtshänder. Jeder zeichnete die Mitte fünfmal in jede Linie ein, die in zufälliger Reihenfolge jeweils einzeln auf einem Blatt Papier geboten wurde. Der Augenabstand von der Linie betrug dabei etwa 30 cm. Ein Zeitlimit war nicht vorgegeben. Nachdem ein Proband die geschätzte Mitte eingezeichnet hatte, bestand noch einmal Gelegenheit, die Entscheidung zu korrigieren. Die Versuchspersonen zeigten eine leichte Tendenz, die Mitte der horizontalen Linien nach links zu verschieben. Diese Ergebnisse decken sich mit den Resultaten anderer Untersuchungen.[37, 38] Im Gegensatz dazu zeigten die Versuchspersonen einer neueren Untersuchung in diesem Test nur dann eine Verschiebung der Mitte nach links, wenn die gesamte Linie in die linke Raumhälfte verschoben war.[39]

Dass Menschen die Fähigkeit, die Mitte einer Linie anzugeben, auch ohne Übung besitzen, zeigt das Ergebnis des gleichen einfachen Tests, wenn er von Tuareg-Nomaden der algerischen Sahara ausgeführt wurde. Der Autor testete Tuareg, die noch abgesondert fernab der Pisten lebten und – was typisch für diese Volksgruppe ist – keine handwerkliche Tätigkeit ausführten, bei der sie die Fähigkeit, Mittelpunkte zu bestimmen, hätten einüben können. Doch es zeigte sich kein grundlegender Unterschied zwischen den Tuareg-Nomaden und deutschen Studenten. Auch die Tuareg hatten eine Tendenz, die Mitte der Linien etwas nach links zu verschieben. Ganz offenbar verfügt das menschliche Gehirn verschiedener Kulturen über etwa die gleichen visuell-räumlichen Grundfähigkeiten.

Wie aber verändert sich der Raum, wenn wir uns an den Raum erinnern und uns den Raum vorstellen? Um dies zu untersuchen, ließen Werth und Pöppel[40] Versuchspersonen jeweils eine Linie von entweder 4 cm, 10 cm oder 20 cm Länge betrachten. Anschließend erhielten sie ein leeres Blatt, das eine Markierung in der rechten oder linken Blatthälfte hatte. Die Versuchspersonen sollten sich vorstellen, wie weit die zuvor gesehene Linie von dieser Markierung aus nach rechts oder nach links reicht, und die Mitte in die vorgestellte Linie einzeichnen. Stellten die Versuchspersonen sich die Linie von einer Markierung aus nach rechts vor, so wurde die Mitte der kürzesten Linie nach rechts und die der längsten Linie nach links verschoben. Sollten die Versuchspersonen sich vorstellen, wie weit die Linien von einer Markierung aus nach links reichten, so wurde die Mitte der kürzesten Linie nach links und die der längsten Linie nach rechts verschoben. Wir müssen also annehmen, dass räumliche Abstände, an die wir uns erinnern, verschoben sein können, und zwar in Abhängigkeit von der Größe der vorgestellten Abstände.

Besonders ausgeprägt ist diese Verschiebung räumlicher Koordinaten bei Patienten mit einem Neglect. Die Mitte eines Objekts oder die Mitte zwischen Objekten verschieben diese Patienten in der Regel von der vernachlässigten Raumhälfte weg. Leiden Patienten an einem linksseitigen Neglect, so ist die Mitte aller Linien in der Regel signifikant von der vernachlässigten Raumhälfte weg, d. h. nach rechts, verschoben.[41–44] Bei Patienten mit einem linksseitigen Neglect sind jedoch auch vereinzelt Verschiebungen der Mitte horizontaler Linien nach links berichtet worden.[42, 45] Es mag einleuchten, dass die Mitte einer Linie, von der ein Teil in der vernachlässigten Raumhälfte liegt und somit für die Patienten nicht existiert, von der vernachlässigten Raumhälfte weg verschoben wird. Als die Mitte der gesamten Linie wird dann nur die Mitte der registrierten Linie betrachtet. Doch dieser Effekt zeigt sich auch bei nur 2 cm und 4 cm langen Linien, die vollständig im rechten visuellen Halbfeld abgebildet werden können.

Patienten, bei denen an beiden Augen die gleiche (z. B. rechte) Hälfte des Gesichtsfeldes erblindet ist und die daher an einer Halbseitenblindheit (homonyme Hemianopsie) ohne Neglect leiden, verschieben die Mitte eines horizontal positionierten Objekts, etwa einer horizontalen Linie, in Richtung auf den Gesichtsfeldausfall.[46] Eigentlich sollte man das Gegenteil erwarten, nämlich dass der noch gesehene Raum in zwei gleich große Hälften unterteilt wird. Da im Fall einer rechtsseitigen Halbseitenblindheit beim Blick geradeaus die linke Raumhälfte noch gesehen wird, wäre zu vermuten, dass die Mitte dieser verbliebenen Raumhälfte als die Mitte des gesamten Raumes betrachtet wird, der den Patienten umgibt. Folglich sollte die Mitte einer Linie, die in der linken Hälfte des Gesichtsfeldes gesehen wird und deren rechter Teil in die blinde Gesichtsfeldhälfte hineinragt, unter der Voraussetzung, dass der Patient seinen Blick in die Mitte der Linie richtet, nach links, in die sehende Gesichtsfeldhälfte, verschoben sein. Eigenartigerweise wird die Mitte horizontaler Linien von Patienten mit einem rechtsseitigen Gesichtsfeldausfall vor allem nach rechts, in den blinden Bereich hinein, verschoben. Gelegentlich verschieben die Patienten die Mitte zu weit vom Gesichtsfeldausfall weg. Doch das Ausmaß der Verschiebung ist bei Weitem geringer als die Verschiebung zum Gesichtsfeldausfall. Was für Patienten mit einem rechtsseitigen Gesichtsfeldausfall gilt, gilt entsprechend für Patienten mit einem linksseitigen Gesichtsfeldausfall. Hier werden die Raumkoordinaten ebenfalls in Richtung auf den blinden Bereich – d. h. in diesem Fall nach links – verschoben. Eine solche Verschiebung visuell-räumlicher Koordinaten führt dazu, dass Patienten, bei denen an jedem Auge die gleiche Gesichtsfeldhälfte ausgefallen ist, häufig auf der erblindeten Seite mit Objekten kollidieren, z. B. am Türrahmen anstoßen. Man ist rasch geneigt zu denken, dies rühre daher, dass die Patienten aufgrund der rechts- bzw. linksseitigen Halbseitenblindheit den rechten bzw. linken Türrahmen nicht sehen, die Raumkoordinaten jedoch unverändert sind. Doch bei genauerer Untersuchung zeigt sich eine Verschiebung der Raumkoordinaten im gesamten Gesichtsfeld.

Wenn diese Verschiebung visuell-räumlicher Koordinaten eine Folge des Gesichtsfeldausfalls ist, so sollte das Ausmaß der Verschiebung abhängig sein vom Ausmaß des Gesichtsfeldausfalls. Ein halbseitiger Gesichtsfeldausfall muss sich nämlich nicht über eine gesamte Gesichtsfeldhälfte erstrecken, sondern kann im Zentrum des teilweise erblindeten Halbfeldes noch sehende Bereiche übrig lassen. Zihl et al.[47] fanden jedoch keinen Zusammenhang zwischen der Größe des halbseitigen Gesichtsfeldausfalls und dem Ausmaß, zu dem in einem Linienhalbierungstest die Mitte der Linie, die die Patienten einzeichnen sollten, nach links bzw. rechts verschoben war. Es fand sich auch kein Zusammenhang zwischen der Leistung dieser Patienten in einem Test, in dem zufällig auf einem Blatt verteilte Figuren einer bestimmten geometrischen Form unter anderen Figuren gesucht werden mussten. Die Autoren nahmen deshalb an, dass die Verschiebung der visuell-räumlichen Koordinaten nicht auf einem veränderten visuellen Suchverhalten beruht. Es zeigte sich, dass die Patienten, die die Mitte der zu unterteilenden Linie nach einer Seite verschoben, eine Schädigung im okzipito-temporalen Cortex und der weißen Substanz des Hinterhauptslappens aufwiesen. Allein diese Schädigung könnte zu der Verschiebung visuell-räumlicher Koordinaten führen, unabhängig davon, ob ein Gesichtsfeldausfall vorliegt. Diese Annahme wird auch durch die Beobachtung der Autoren gestützt, dass ein Patient mit einer Schädigung in diesem Bereich, der jedoch keinen Gesichtsfeldausfall hatte, die Mitte der Linien in gleicher Weise verschob wie die Patienten mit einer Halbseitenblindheit. Dann wäre die Halbseitenblindheit, die als Ursache für die Verschiebung visuell-räumlicher Koordinaten vermutet wurde, nur eine Begleiterscheinung der Hirnschädigung. Nur diese Hirnschädigung wäre also ursächlich für die Verschiebung visuell-räumlicher Koordinaten.

Dass eine Halbseitenblindheit allein nicht zu einer Verschiebung visuell-räumlicher Koordinaten führt, zeigen folgende drei Patienten des Autors, die an dem oben beschriebenen computerisierten Linienhalbierungstest teilnahmen. Bei dem ersten Patienten war aufgrund einer traumatischen Verletzung die gesamte linke Hirnhemisphäre zerstört. Die rechte Hälfte der Gesichtsfelder beider Augen war daraufhin vollständig erblindet. Beim zweiten Patienten war die rechte Hemisphäre durch einen chirurgischen Eingriff entfernt worden, was zu einer vollständigen Erblindung der linken Gesichtsfeldhälfte beider Augen führte. Die dritte Patientin war aufgrund eines Tumors im rechten Thalamus im linken Halbfeld beider Augen erblindet. Die Großhirnrinde und die darunterliegende weiße Substanz war nicht betroffen. In dem computerisierten Linienhalbierungstest verschob sie die Mitte der Linien in gleicher Weise wie Normalpersonen, ohne dass stärker zur Seite der Halbseitenblindheit verschoben worden wäre. Nur die Mitte der 8 und 12 cm langen Linien war stärker als bei den Normalpersonen nach links verschoben. Der erste Patient verschob nur die Mitte der 8 bis 12 cm langen Linien deutlich nach rechts, zur Seite des Gesichtsfeldausfalls (Abb. 8 B). Der zweite Patient verschob die Mitte aller Linien nach links in Richtung auf den Gesichtsfeldausfall (Abb. 8 C).

Abb. 8 A

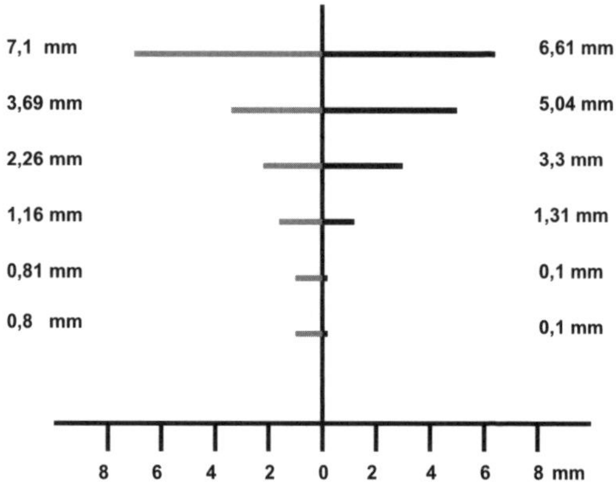

Abb. 8 B

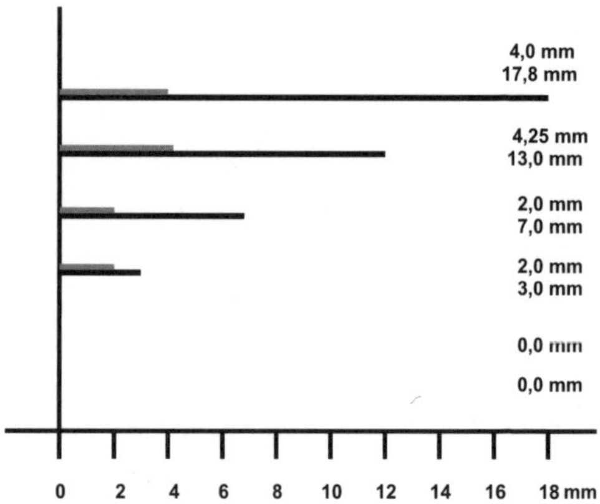

Abb. 8 C

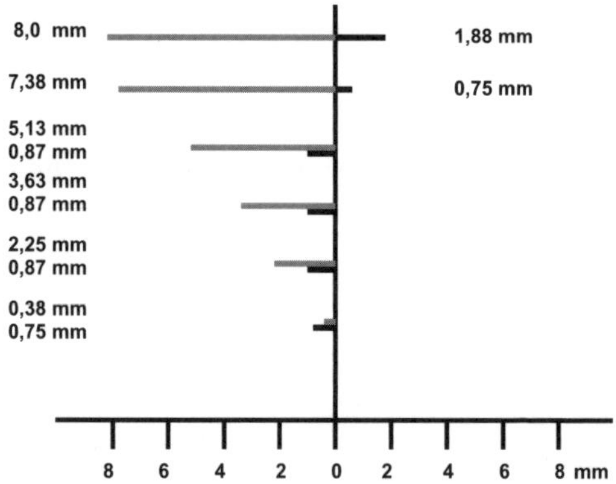

Die genannte Hirnschädigung kann zwar eine hinreichende Bedingung für die Verschiebung visuell-räumlicher Koordinaten sein. Sie ist jedoch keine notwendige Bedingung, denn eine Verschiebung der Mittellinie kann auch auf andere Weise zustande kommen. Der zu Beginn dieses Kapitels beschriebene computerisierte Linienhalbierungstest zeigte nämlich, dass allein dadurch, dass Blick und Aufmerksamkeit in eine Hälfte der zu halbierenden Linie gelenkt wurden, die Mittellinie zu der Seite verschoben wurde, zu der Blick und Aufmerksamkeit dominant gelenkt wurden. Die Folge des Fehlens einer Großhirnhemisphäre war nicht, dass die Mitte der zu halbierenden Linien nach einer Seite verschoben waren, sondern dass die Patienten die Mitte in anderer Weise

Abbildung 8: Computerisierter Linienhalbierungstest.
A: 40 Kinder im Alter zwischen zehn und elf Jahren sollten beurteilen, wann ein Cursor, der sich einmal von links nach rechts und einmal von rechts nach links über eine horizontale Linie bewegte, die Mitte der Linie erreicht hatte. Die Linien hatten eine Länge von 2, 4, 8, 12, 16 oder 20 cm. Jede Linie wurde zweimal geboten, wobei der Cursor sich einmal von links nach rechts und einmal von rechts nach links bewegte. Die Startposition des Cursors auf der Linie änderte sich zufällig. In der Abbildung repräsentiert die Senkrechte in Position 0 die geometrische Mitte der zu unterteilenden Linien, die horizontalen Linien links der Senkrechten geben das Ausmaß der Verschiebung der Mitte nach links wieder, die horizontalen Linien rechts der Senkrechten geben das Ausmaß der Verschiebung der Mitte nach rechts wieder. Graue Linien bezeichnen die Verschiebung der Mitte, wenn der Cursor sich von links nach rechts bewegte, schwarze Linien bezeichnen die Verschiebung der Mitte, wenn der Cursor sich von rechts nach links bewegte. Verschiebungen nach links traten nur auf, wenn der Cursor sich von links nach rechts bewegte (graue Linien). Bewegte der Cursor sich von rechts nach links, so wurde die Mitte nur nach rechts verschoben (schwarze Linien). Die Zahlen neben den horizontalen Linien geben den Mittelwert der Verschiebung an. Die unterste Linie zeigt die Verschiebung beim Unterteilen der 2 cm langen Linie, die Linie darüber die Verschiebung der Mitte beim Unterteilen der 4 cm langen Linie usw., die oberste Linie zeigt die Verschiebung beim Unterteilen der 20 cm langen Linie.
B: Der gleiche Test mit einem 15-jährigen Patienten, dessen linke Hirnhemisphäre durch einen Unfall vollständig zerstört war. Graue Linien, der Cursor bewegte sich von links nach rechts, schwarze Linien, der Cursor bewegte sich von rechts nach links.
C: Der gleiche Test mit einem 14-jährigen Jungen, dessen rechte Hirnhemisphäre im Alter von 11 Jahren chirurgisch entfernt wurde und der fortan an einer linksseitigen Halbseitenblindheit litt. Jedem der beiden Patienten wurde eine Linie einer bestimmten Länge viermal geboten.

verschoben als die Normalpersonen. Eine Verschiebung visuell-räumlicher Koordinaten erfolgt demnach nicht erst nach einer Hirnschädigung, sondern ist auch bei Normalpersonen nachweisbar

4.10 Die neurobiologischen Grundlagen des Raumbewusstseins und der Aufmerksamkeit

Um der Frage, welche neuronalen Strukturen die Raumkoordinaten vermitteln, nachzugehen, wertete der Autor bereits früher alle zwischen 1913 bis 1986 publizierten deutschen, englischen und französischen Untersuchungen an Patienten mit einem Neglect aus, sofern die Symptomatik und die ihr zugrunde liegende Hirnschädigung detailliert dargestellt wurden.[8,48] Von 127 Patienten, die hinreichend genau beschrieben wurden, richteten 104 Augen und Kopf nicht in eine Raumhälfte, um dort Gegenstände zu suchen, entdeckten Gegenstände in einer Raumhälfte nicht und konnten auch Markierungen auf einer Hälfte eines Blattes nicht entdecken. Von diesen Patienten litt die überwiegende Mehrheit an Schädigungen im Bereich des Parietallappens und im parieto-temporo-okzipitalen Übergangsbereich (Abb. 9). Zwanzig Patienten hatten einzig eine Schädigung im Bereich des Frontallappens erlitten, neun im Thalamus und acht in den Basalganglien. Diese Ergebnisse stimmen gut mit den Ergebnissen neuerer Untersuchungen überein. Diese fanden, dass die Schädigungen bei Patienten mit Neglect im Cortex und Marklager des temporo-parietalen Übergangsbereichs, im Gyrus supramarginalis

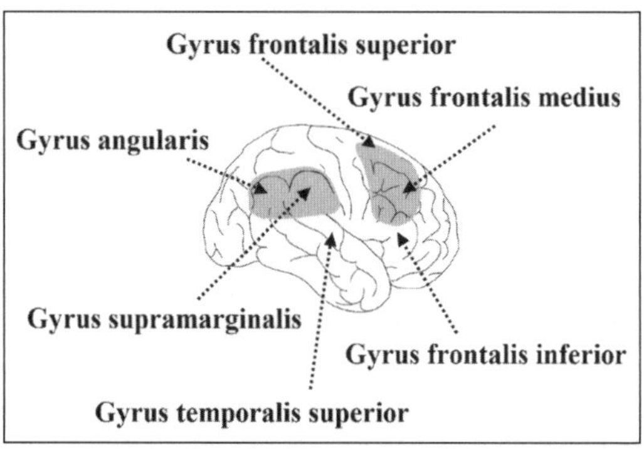

Abbildung 9: Areale des menschlichen Großhirns, deren Schädigung einen Neglect auslösen kann (grau eingezeichnet).

im hinteren Teil des Gyrus temporalis superior, mit dem Schwerpunkt der Schädigungen im unteren Parietallappen lagen.[49–52]

Wenn man seine Aufmerksamkeit in einen bestimmten Raumausschnitt richten möchte, so deshalb, weil man vorher die Erfahrung gemacht hat, dass in diesem Raumausschnitt etwas von Interesse auftauchen könnte. Nähern wir uns z. B. mit dem Auto einer Kreuzung, so sollte es uns interessieren, ob ein Fahrzeug, das die Vorfahrt hat, sich von rechts nähert. Also richten wir die Aufmerksamkeit in den Bereich der Netzhaut, auf dem diese Straßeneinmündung in unserem Auge abgebildet wird. Wie bereits beschrieben, müssen wir dazu nicht unbedingt unseren Blick nach rechts richten. Es reicht oft aus, den Blick geradeaus gerichtet zu halten und nur das Aufmerksamkeitsfeld nach rechts zu verschieben. Diesen Weg, auf dem die Aufmerksamkeit in einen bestimmten Raumausschnitt gelenkt wird, bezeichnet man als top down. Wenn wir dabei aus dem Gedächtnis abrufen, wohin wir die Aufmerksamkeit jetzt richten sollten, so sind der dorsolaterale präfrontale Cortex und der Cortex im Bereich des Sulcus intraparietalis wichtige Schaltstationen in diesem Prozess.[53] Der präfrontale Cortex, hier vor allem das in diesem Areal liegende frontale Augenfeld, sowie mittlere und untere Anteile des präfrontalen Cortex scheinen eine wesentliche Rolle zu spielen bei der Steuerung der aufmerksamkeitsabhängigen Erregbarkeit von Neuronen (Abb. 10).[54] Den genannten Arealen des Frontallappens scheint eine besondere Rolle zuzukommen für den Wechsel des Aufmerksamkeitsfokus, wenn die Aufgaben sich ändern, die das Gehirn zu lösen hat. Auch bei

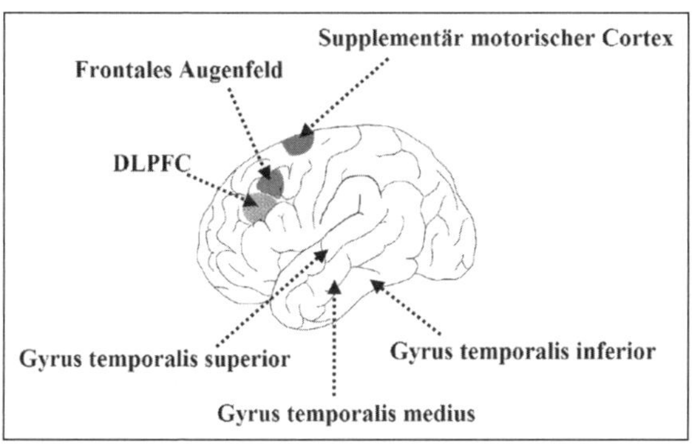

Abbildung 10: Blick auf die Oberfläche der linken Hemisphäre eines menschlichen Gehirns. DLPFC: dorsolateraler präfrontaler Cortex.

der visuellen Suche eines Objekts unter anderen Objekten kommen dem auf der Seite des Frontallappens gelegenen frontalen Augenfeld und dem Sulcus intraparietalis beim Menschen offenbar eine Aufgabe bei der Steuerung der verdeckten visuellen Aufmerksamkeit zu. Der visuelle Reiz selbst scheint jedoch keinen Einfluss auf die Neuronen im Bereich des frontalen Augenfeldes zu haben, beeinflusst aber die Entladungsrate von Neuronen im Bereich des Sulcus intraparietalis.

Aufgrund der bisher gefundenen Daten wurde vermutet, dass beim Menschen das frontale Augenfeld die Aufmerksamkeitssteuerung über Neuronen des Sulcus intraparietalis kontrolliert, und zwar in jenem Bereich des präfrontalen Cortex (Abb. 10), in dem der Sulcus frontalis superior und der Sulcus praecentralis zusammentreffen. Erst Neuronen im Bereich des Sulcus intraparietalis steuern dann die aufmerksamkeitsabhängige Voreinstellung des visuellen Cortex (Abb. 16, Areale V1 und V2).[55] Der Bereich um den Sulcus intraparietalis war in beiden Hemisphären des menschlichen Gehirns maximal aktiviert, wenn ein Pfeil anzeigte, an welcher Stelle des Gesichtsfeldes ein Reiz zu erwarten war, der Reiz selbst aber noch nicht anwesend war, d. h., wenn nur das Aufmerksamkeitsfeld an diese Stelle verschoben wurde.[56] Neuronen im temporoparietalen Übergangsbereich des Menschen, der den Gyrus supramarginalis, den Gyrus temporalis superior und den Sulcus temporalis superior einschließt (Abb. 9), werden erst dann aktiviert, wenn ein gesuchter visueller Reiz entdeckt wurde, während allein die Suche nach dem Reiz keinen Einfluss auf diese Neuronen hat.[57] Dieser Bereich wird auch dann aktiviert, wenn ein unerwarteter Reiz, der nicht gesucht wurde, aber für die Lösung einer Aufgabe relevant ist, plötzlich auftaucht und die Aufmerksamkeit auf sich zieht.[56,58] Dies wird als Bottom-up-Aktivierung bezeichnet, da die Aktivierung nicht willentlich von der Person gesteuert ist, indem sie die Aufmerksamkeit zu einem bestimmten Ort lenkt, sondern die Aufmerksamkeit durch den Reiz erregt wird. Der untere Parietallappen ist vermutlich an der Erhaltung der visuellen Aufmerksamkeit und der Entdeckung von Objekten beteiligt, die für eine Fokussierung der Aufmerksamkeit in Frage kommen.[59,60] Diese Strukturen im Bereich des Parietallappens beeinflussen die Neuronen des visuellen Cortex, die die visuellen Reize analysieren (Abb. 16).

Wird die Aufmerksamkeit in ein bestimmtes Areal des Gesichtsfeldes gerichtet, so ändern Neuronen der visuellen Areale V1, V2 und V4 ihre

Entladungsrate.[61–63] In Areal V1 von Affen (Makaken) erhöhte sich die Anzahl an Neuronen, deren Entladungsrate sich änderte, mit dem Grad, zu dem die Affen sich auf einen Ort im Gesichtsfeld konzentrieren mussten.[64] Erwarteten die Affen eine leichte Aufgabe, so änderte sich die Entladungsrate von 8% der Neuronen des visuellen Cortex, erwarteten die Tiere hingegen eine schwierige Aufgabe, so änderte sich die Entladungsrate von 42% der Neurone in V1. In den Experimenten hielten die Affen den Blick geradeaus gerichtet, nachdem ihnen angezeigt worden war, an welchem Ort des Gesichtsfeldes ein visueller Reiz erscheinen wird. Die Affen hatten bereits erlernt, dass der zu erwartende Reiz seine Farbe ändern wird, dass sie diese Änderung entdecken und diese Entdeckung durch Loslassen eines Hebels anzeigen mussten. Den Affen wurde angekündigt, ob die folgende Entdeckungsaufgabe leicht oder schwierig sein wird. Je schwieriger die anschließend zu erwartende Aufgabe war, desto mehr Neuronen in Areal V1 änderten ihre Entladungsrate, noch bevor ein Reiz erschien. Neuronen, die ihre rezeptiven Felder (vgl. Kap. 1 und Abb. 2) an dem Ort hatten, an dem die Affen den Reiz erwarteten und auf den sie also ihre Aufmerksamkeit richteten, bevor noch ein Reiz anwesend war, erhöhten ihre Entladungsrate; Neuronen hingegen, die ihre rezeptiven Felder außerhalb dieses Ortes hatten, also an einem Ort, zu dem die Affen ihre Aufmerksamkeit nicht richteten, verminderten ihre Entladungsrate. Beide Effekte waren von dem zu erwartenden Schwierigkeitsgrad der Aufgabe abhängig. Neuronen in den Arealen V2 und V4 (Abb. 11, 14), die ihre rezeptiven Felder in dem Bereich der Netzhaut hatten, in den die Aufmerksamkeit gerichtet wurde, erhöhten ihre Spontanentladungsrate bereits um 30 bis 40 %, bevor überhaupt ein Reiz präsentiert wurde. Neuronen, die ihre rezeptiven Felder in Netzhautarealen hatten, in die die Aufmerksamkeit nicht gerichtet wurde, zeigten dagegen keine Erhöhung ihrer Entladungsrate.[62]

In radiologischen Untersuchungen, in denen die Aktivität in kortikalen Arealen gemessen wurde, zeigte sich auch beim Menschen eine Erhöhung der Aktivität im visuellen Cortex (außerhalb des striären Cortex V1), wenn die Probanden die Aufmerksamkeit in einen bestimmten Netzhautbereich richteten, jedoch noch kein Reiz gezeigt wurde.[65] Auf diese Weise werden Neuronen in bestimmten Arealen des visuellen Cortex allein dadurch, dass die Aufmerksamkeit in einen bestimmten Netzhautbereich gerichtet und infolgedessen das Aufmerksamkeitsfeld in

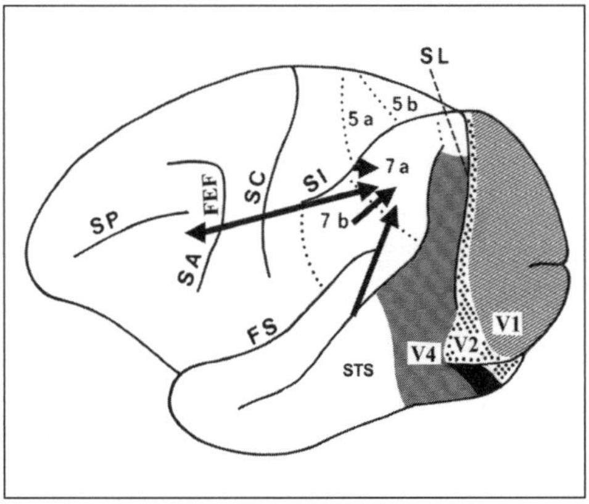

Abbildung 11: Blick auf die linke Großhirnhemisphäre eines Affen (Makake). Pfeile bezeichnen Verbindungen im Gehirn des Tieres, die der Steuerung der visuellen Aufmerksamkeit dienen. SP: Sulcus principalis, SA: Sulcus arcuatus, FEF: Frontales Augenfeld, SC: Sulcus centralis, FS: Sylvische Furche, SI: Sulcus intraparietalis, SL: Sulcus lunatus. Zahlen bezeichnen verschiedene Hirnareale, V1, V2, V4 visuelle Areale.

diesen Bereich verschoben wird, für eine verbesserte Analyse von Reizen voreingestellt, die in diesem Bereich erwartet werden.

Die Beschreibung der neurobiologischen Grundlagen der Raumerfahrung und der Steuerung der visuellen Aufmerksamkeit zeigt, dass nicht ein einziger Hirnbereich die visuellen Koordinaten des Raumes herstellt und die Aufmerksamkeit in bestimmte Raumausschnitte lenkt, sondern dass Strukturen voneinander entfernter Hirnbereiche an dieser Hirnleistung beteiligt sind. Dies ist aufgrund der Verbindungen zwischen den dafür relevanten Hirnarealen auch nicht verwunderlich. Anatomische Studien, die diese Verbindungen erkennen lassen, sind jedoch nur im Tierexperiment durchführbar. Um sich ein Bild von solchen Verbindungen im menschlichen Gehirn machen zu können, muss man sich auf anatomische Untersuchungen bei unseren nächsten Verwandten, den Affen, stützen. Bei diesen Tieren erhält der Parietallappen (Area 7a) Faserverbindungen aus dem Frontallappen (Area 8, die dem frontalen Augenfeld entspricht, Areae 45 und 46) und sendet Fasern zu diesen Arealen des Frontallappens. Diese Strukturen des Parietal- und Frontallappens erhalten Information aus dem Sehsystem, dem Hörsystem und den für Tastsinn und Position von Körperteilen zuständigen neuronalen

Strukturen. Doch sie erhalten diese Information erst, nachdem sie bereits auf mehreren Stufen von anderen Hirnstrukturen z. B. im Bereich des Sulcus temporalis superior und des Sulcus intraparietalis vorverarbeitet wurde. Manche dieser vorverarbeitenden Areale integrieren Information aus verschiedenen Sinneskanälen.[10, 66]

Darüber hinaus bestehen auch Verbindungen der genannten frontalen und parietalen Areale zu Hirnstrukturen unterhalb des Großhirns. So ziehen z. B. Fasern aus thalamischen Kernen zu den genannten Arealen des Frontallappens und es ziehen Fasern aus diesen Bereichen des Frontallappens zu verschiedenen Kerngebieten des Thalamus (Nucleus medialis dorsalis, Nucleus medialis anterior, Nucleus ventralis anterior und interlaminären Kernen des medialen Pulvinar).[67, 68] Area 7a des Parietallappens sendet Fasern zu thalamischen Kernen (Nucleus lateralis dorsalis, interlaminäre Kerne[69]) und empfängt Fasern aus Kernen des Thalamus (Nucleus anterior, interlaminäre Kerne).[70, 71]

5

Erkennen und Erinnern

Ob Ereignisse in unserer Umwelt überhaupt von unserem Gehirn registriert werden und so weit von neuronalen Netzwerken verarbeitet werden, dass sie in unser Bewusstsein gelangen, hängt also entscheidend davon ab, ob und wie lange wir unsere Aufmerksamkeit auf sie richten.

Doch es reicht nicht aus, die Aufmerksamkeit auf Ereignisse und Objekte zu richten und diese visuell zu analysieren. Sie müssen auch erkannt werden. Ohne Ereignisse und Objekte zu erkennen, können wir diese nicht angemessen in unser Verhalten integrieren. Etwas erkennen heißt, erkennen als etwas. Damit Objekte überhaupt als etwas erkannt werden können, muss man Information darüber erhalten haben, als was diese Objekte erkannt werden sollen. Dies beinhaltet z. B. Information über die Verwendungsweise, die Funktion, den Aufbau oder die Geschichte des Objekts. Dazu muss das, was wir über ein Objekt gelernt haben, in den Gedächtnisspeicher gelangen, muss im Gedächtnis abgespeichert werden und muss bei Bedarf wieder aus dem Gedächtnis abgerufen werden können. Ein Buchstabe wird z. B. als ein grafisches Zeichen erkannt, das für einen bestimmten Laut steht. So gelingt es uns beim Blick auf ein grafisches Zeichen, aus dem Gedächtnis die Information abzurufen, dass es sich um einen bestimmten Buchstaben des Alphabets handelt und er einen bestimmten Laut bezeichnet.

Das Erkennen von Objekten wäre ohne diesen Gedächtnisspeicher nicht möglich. Die Erkenntnis, dass es sich bei einem Objekt um einen Löffel handelt, setzt schon die Information voraus, dass man das Objekt am schmaleren Ende halten, die Vertiefung am anderen Ende in eine Flüssigkeit tauchen und diese Flüssigkeit nach oben befördern kann, sofern man den Löffel in einer bestimmten Position hält. Dass dieses vor uns stehende Gebilde ein Auto ist, beinhaltet z. B., dass die Autotüren sich öffnen, wenn man an einem Griff zieht, dass man sich auf den Sitzen niederlassen kann, ohne bis zum Boden durchzubrechen, auf welche Weise man das Gefährt in Bewegung setzen kann usw. Erkennen und Gedächtnis sind nicht zu trennen, denn wir können nicht erkennen, ohne Information über das zu Erkennende aus dem Gedächtnis abzurufen. Erkennen setzt also voraus, dass wir bereits vieles über die zu erkennenden Objekte gelernt haben. Dies bedeutet, dass wir die zu erkennenden Objekte nicht passiv auf uns haben einwirken lassen, sondern Erfahrungen im Umgang mit ihnen gesammelt haben. Ein gerade geborenes Tier wird ein Stück Holz beriechen, wird darauf beißen, es ablecken, ein junger Elefant wird es mit dem Rüssel zu greifen versuchen und dabei sowohl etwas über die Eigenschaften des Objekts als auch über die Verwendungsweise des Rüssels lernen. Auf diese Weise macht das Tier Erfahrungen mit dem Objekt und lernt, was man mit ihm tun kann und was man nicht tun kann, wie das Objekt sich verhält, wie es riecht usw. Nach und nach lernt das Tier so die Objekte seiner Umwelt kennen und mit ihnen umzugehen.

Zweifellos ist jedoch nicht alles, was das Erkennen eines Objektes ausmacht, erlernt. Man braucht dazu nur das Verhalten neugeborener Tiere zu beobachten. Ein neugeborener Elefant, den der Autor beobachtete, folgte seiner Mutter bald nach der Geburt durch ein locker mit Büschen und Bäumen bewachsenes Buschland. Hätte er erst alles über Objekte lernen müssen, so wäre er mit Bäumen und Büschen kollidiert, da er nicht gewusst hätte, dass diese von fester Struktur und undurchdringlich sind. Dennoch passte er seine Bewegungen dem unebenen Untergrund an und wich Bäumen und Ästen aus. Genauso wenig wie er in einen Baum gelaufen wäre, in der Annahme, man könne durch dieses Objekt hindurchlaufen, genauso wäre er einem Auto ausgewichen, obwohl er seit seiner Geburt keinem Auto begegnet war. Wir können nicht annehmen, dass das Grundkonzept eines Baumes, eines Astes oder eines Autos genetisch angelegt ist. Es scheint, dass bestimmte Eigenschaften, die Objekte in der Umwelt des Tieres gemeinsam haben, genetisch festgelegt sind. Etwa derart, dass eine Fläche oder mehrere zusammenhängende Flächen unterschiedlicher Farbe, Struktur und Leuchtdichte (Helligkeit), die aneinandergrenzen und von einer gemeinsamen Grenzlinie umschlossen sind, die sich, wenn man sich selbst bewegt, in bestimmter Weise gegen den Hintergrund verschieben und durch die der Hintergrund verdeckt wird, eine bestimmte Bedeutung für den Organismus haben. Diese Bedeutung kann darin bestehen, dass man nicht durch sie hindurchlaufen kann. Hat ein Objekt diese Eigenschaften, so löst es «automatisch» ein bestimmtes Verhalten aus, nämlich, dass das Tier diesem Objekt ausweicht. So genügt es, wenn die Kenntnis einer beschränkten Anzahl von Eigenschaften von Objekten und die mit diesen Eigenschaften verbundenen Verhaltenskonsequenzen genetisch fixiert sind und auf eine Vielzahl von Objekten angewendet werden können. Von diesen für die ersten Stunden und Tage des Lebens ausreichenden Kenntnissen ausgehend erlernt das Tier dann weitere Eigenschaften kennen, es lernt, wie die Eigenschaften von Objekten sich verändern, wenn der Körper des Tieres seine Position zu den Objekten ändert. So ist z. B. der Anblick eines Objekts ein anderer, wenn der Blickwinkel sich ändert. Es werden also die dynamischen Eigenschaften von Objekten in Abhängigkeit von der Veränderung der Position des eigenen Körpers zu den Objekten erlernt. Objekterkennung nimmt ihren Ausgang nicht von passivem Aufnehmen von Sinnesreizen, sondern von einem aktiven und dynamischen In-Beziehung-Treten des eigenen Körpers mit der Umwelt.

Nicht anders erlernen Menschen die Eigenschaften von Objekten und lernen die Bedeutung dieser Eigenschaften für den Umgang mit Objekten kennen. So werden wir in die Lage versetzt, Objekte anhand dieser erlernten Eigenschaften und ihrer Verwendungsmöglichkeiten zu erkennen. Menschen müssen aber nicht für jedes Objekt, das sie antreffen, erst erlernen, welche Eigenschaften es hat und wie man es verwenden kann. Menschen sind in die Lage, was sie über bestimmte Objekte gelernt haben, auf andere Objekte zu übertragen.

Betrachten wir dazu ein einfaches Beispiel: Wie lernen wir, was ein Trinkgefäß ist? Wir haben in früher Kindheit bereits Bekanntschaft mit kreisrunden, ringartigen Objekten gemacht. Dabei haben wir festgestellt, dass man durch das Innere eines Ringes hindurchsehen kann, so dass der Hintergrund, auf dem der Ring gesehen wird, sich im Inneren des Rings fortsetzt. Wir haben die Erfahrung gemacht, dass man dann in den Ring hineingreifen kann, er also in seinem Inneren für alle Gegenstände, die eine bestimmte Größe nicht überschreiten, durchlässig ist. Dreht man den Ring langsam in die Horizontale, so dass man zunehmend von der Seite auf diesen Ring blickt, so scheint er zu einer Ellipse zu werden. Wir lernen, dass man jetzt immer noch in die Mitte der Ellipse greifen kann und dass alle Gegenstände, die durch den Kreis passten, nun auch durch die scheinbare Ellipse passen.

Und so wie wir es im Fall des Rings, der bei Drehung in unserer Wahrnehmung zur Ellipse wurde, gelernt haben, so verhält es sich auch mit dem Rand eines Bechers, wenn wir ihm zum ersten Mal begegnen. Betrachten wir diesen Gegenstand von oben, so sehen wir den Gefäßrand kreisrund. Stellen wir ihn aufrecht vor uns, so sehen wir den Rand als Ellipse. Nun ist die Situation aber anders. Der ringförmige Rand ist das Ende einer Röhre. Durch das Innere des Randes sieht man keinen Hintergrund mehr. Bewegt man den Becher, so dass er aufrecht zu stehen kommt, so wird der kreisrunde Rand zwar auch zur Ellipse. Indem wir den Becher in die aufrechte Position drehen, wird die von der oberen Hälfte des Randes ausgehende Innenwand der Röhre zunehmend von der Außenwand der Röhre, die von der uns zugewandten Hälfte des Becherrandes ausgeht, verdeckt. Da die Ellipse, als die der Becherrand erscheint, immer noch durchlässig ist, kann man etwas durch sie hindurchwerfen und hindurchblicken. Entdeckt man dabei einen Gefäßboden, so lernt man, dass Objekte nicht durch diesen Boden hindurchfallen und dass Objekte, die sich im Becher befinden, darin liegen bleiben, wenn man den Becher hochhebt.

Die Eigenschaften, die unser Becher hat und die dynamischen Veränderungen des Erscheinungsbildes des Bechers, wenn wir ihn drehen oder unseren Blickwinkel verändern, können wir nun auf andere, ähnliche Gegenstände übertragen. So kann auch ein Angehöriger eines weit entfernt von der westlichen Zivilisation lebenden Naturvolkes, der nie ein Wasserglas oder eine Tasse gesehen hat, dieses Objekt sofort als Trinkgefäß erkennen und bestimmungsgemäß verwenden, auch wenn er bisher nur Kalebassen als Trinkgefäße kannte. Ein Angehöriger der Himba an der Grenze zu Angola hatte offenbar irgendwo einmal einen Sonnenkollektor auf einem Dach gesehen. Er erkannte das Objekt sofort als viereckiges spiegelndes Objekt. Doch dessen Funktion blieb ihm verborgen. Daraufhin trieb er in blankes, viereckiges Stück Blech auf, das er über dem Eingang einer der Lehmhütten seines Dorfes anbrachte. Er konnte diesen Gegenstand nur als spiegelndes Objekt, nicht jedoch als Sonnenkollektor erkennen. Das Nichterkennen der Verwendungsweise eines Objekts ist es auch, worin die Störungen des Erkennens von ehemals in ihrer Funktion bekannten Objekten bei hirngeschädigten Patienten bestehen können. Oft waren es sehr elementare Verwendungsweisen, die die Patienten sich nicht mehr vergegenwärtigen konnten, wie die Funktion einer Stehlampe, einer Leiter oder einer Schere.

5.1 Störungen des Erkennens von Objekten und Gesichtern

Die bei Menschen mit erworbener Hirnschädigung beschriebenen Störungen des visuellen Objekterkennens, die auch als Objektagnosie bezeichnet wurde,[72–76] traten besonders dann auf, wenn Objekte aus einer ganz ungewöhnlichen Perspektive gesehen oder unter ganz ungewöhnlichen Licht-Schatten-Verteilungen beobachtet wurden. Durch den ungewohnten visuellen Eindruck ließ sich dann keine Information über Verwendungsweise, Funktion, Aufbau oder Geschichte der Objekte aus dem Gedächtnis abrufen. Erst wenn die Perspektive oder die Verteilung von Licht und Schatten sich so änderten, dass ein gewohnter Anblick entstand, konnte die über das Objekt gespeicherte Information abgerufen werden. Bestand eine ausgeprägtere Störung, so waren hirngeschädigte Patienten auch bei gewohntem Blick auf Objekte nicht fähig, deren Funktion zu erinnern, d. h., diese Objekte zu erkennen. Es ist jedoch problematisch, die Diagnose einer Objektagnosie zu stellen, da zuvor sicher ausgeschlossen werden muss, dass diese Form der Agnosie nicht durch eine Unfähigkeit, Objekte richtig zu benennen, durch eine Sehstörung, welcher Art auch immer, eine Störung der visuellen Aufmerksamkeit, des Simultanerkennens oder eine Störung der visuellen Exploration hervorgerufen wird. In der Literatur findet sich keine so vollständige Beschreibung der Patienten, bei denen eine Objektagnosie diagnostiziert wurde, dass man sicher sagen kann, diese Ursachen für die Störung des Erkennens seien ausgeschlossen.[72, 73] Auch die in der Literatur getroffene Unterscheidung zwischen einer apperzeptiven und einer assoziativen Agnosie[74, 75] ist unklar.[73, 76]

Wenn bereits erworbene Information über ein Objekt (z. B. seine Verwendungsweise, sein Aufbau, Situationen, in denen es bisher gesehen wurde) entweder vergessen wurde oder nicht abgerufen werden kann, obwohl diese Information im Gedächtnisspeicher vorhanden ist, wollen wir von einer amnestischen Agnosie sprechen. Der Begriff amnestisch besagt, dass das Nichterkennen auf einer mangelnden Leistung des Gedächtnisspeichers oder des Abrufs aus dem Gedächtnisspeicher beruht. Man kann die amnestische Agnosie dann weiter unterteilen in eine Speicheragnosie und eine Abrufagnosie. Dass es sich um eine Speicheragnosie handelt, soll bedeuten, dass das bereits über das zu erkennende Objekt Erlernte vergessen wurde. Die Erfahrung einer solchen Speicheragnosie macht auch der Gesunde, wenn er z. B. einmal erlernt hat, um welches technische Bauteil es sich bei einem Objekt handelt, dies aber wieder vergessen hat und nun nicht mehr weiß, was dies für ein Bauteil ist, bzw. dieses Objekt nicht einmal als Bauteil erkennt. Anders verhält es sich bei der Abrufagnosie. Bei ihr hat man zwar die Information über ein Objekt im Gedächtnis behalten, kann diese Information aber nicht abrufen.

Ein beeindruckendes Beispiel für eine solche durch eine Hirnschädigung bedingte Form der Abrufagnosie ist die Unfähigkeit, ehemals bekannte Gesichter zu erkennen. Diese Störung wurde bereits 1892 von Wilbrand[77] beschrieben, doch erst Bodamer prägte 1947 den Begriff der Prosopagnosie. Bodamer[78] schrieb: «Sie ist die Agnosie für das Erkennen von Gesichtern und Ausdrucksformen überhaupt. Bei ungestörter Perzeption der Formteile von Physiognomien bleibt der Erkenntnisvorgang aus oder kommt … nur unvollständig zustande. Wie es zum Wesen der Agnosie gehört, sich auf eine optische Kategorie zu beschränken, so ist die Prosopagnosie elektiv auf Gesichter» (Bodamer 1947, S. 51). Eine Prosopagnosie kann plötzlich durch den Verschluss einer Hirnarterie eintreten. In einem von Lhermitte et al. (1972)[79] berichteten Fall erlitt ein Patient während einer Therapiestunde einen Schlaganfall. Der Patient wandte sich an die Therapeutin mit den Worten: «Aber was ist mit mir los, ich erkenne Sie nicht mehr» (Lhermitte et al. 1972, S. 330).[79] Einige Patienten sind unfähig, ihre Ehefrau von ihrer Tochter zu unterscheiden, und wenn sie in den Spiegel schauen, ist sogar ihr eigenes Gesicht das eines Fremden. Ein Patient, der einen Schlaganfall erlitten hatte, beschrieb seine Prosopagnosie so: «Ich konnte den Unterschied zwischen einem Mann und einer Frau auf der gegenüberliegenden Straßenseite angeben, aber ich war nicht in der Lage, das Gesicht eines alten Freundes zu erkennen, und ich hielt meine Mutter irrtümlich für meine Frau» (Hécaen und Angelergues 1962, S. 93).[80]

Dass die Prosopagnosie nicht auf einer Unfähigkeit beruht, Gesichter richtig wahrzunehmen, geht daraus hervor, dass prosopagnostische Patienten durchaus in der Lage sein können, Fotos von Gesichtern identischen Fotos dieser Gesichter zuzuordnen. Gesichtszüge können folglich gesehen und die gleichen Gesichter auf Fotos als identisch erkannt werden.[81–83] Es ist auch nur ein bestimmter Teil der Information über ein Gesicht, der durch den Anblick des Gesichts nicht abgerufen werden kann. Dass es sich um ein menschliches Gesicht handelt, wird in ganz normaler Weise erkannt. Die Information, wann und wo die Patienten dieses Gesicht bereits gesehen haben, welche Erfahrungen sie mit diesem Gesicht schon gemacht haben, dass es sich um das eigene Gesicht des Patienten, um das Gesicht der Ehefrau, des Sohnes oder der Tochter handelt, ist hingegen nicht mehr über das Bild des Gesichts aus dem Gedächtnis abrufbar. Die im Gedächtnis über eine Person gespeicherte Information steht aber sofort zur Verfügung, und die Person wird sofort erkannt, wenn der Patient die Stimme der zu erkennenden Person hört. Über die Hörwahrnehmung wird der Gedächtnisspeicher dann problemlos erreicht und alle Information über die Person wird abgerufen. Doch es handelt sich bei der Prosopagnosie auch nicht um eine generelle Unfähigkeit, durch den visuellen Eindruck gespeicherte Information über Personen abzurufen. Oft sind prosopagnostische Patienten in der Lage, Personen an einem Kleidungsstück, an dem von ihnen getragenen Schmuck, an ihrem typischen Schnurrbart, Frisur oder der Art, wie die Person ihre Krawatte gebunden hat, zu erkennen.[80] Nur der visuelle Eindruck des Gesichts lässt keinen Zugriff auf die im Gedächtnis gespeicherte Erfahrung zu, die der Patient mit diesem Gesicht gemacht hat. Ein Patient von Hécaen und Angelergues[80] war z. B. unfähig, sich selbst, seine Frau oder seinen Bruder auf Fotos zu erkennen. Dennoch bemerkte er, dass ein Mann, den er jedoch nicht als seinen Bruder erkannte, die gleiche Brille trug wie sein Bruder.

Eine Unfähigkeit, Gesichter zu erkennen, oder eine Schwäche des Gesichtererkennens kann durch eine Hirnschädigung hervorgerufen werden; sie kann jedoch auch von Geburt an bestehen, ohne dass es einen Anhaltspunkt für eine Hirnschädigung gibt. Oft wird die Information über die unerkannte Person über die Nennung des Namens oder der Position der Person prompt aus dem Gedächtnis abgerufen. Hingegen vermag der Anblick des Gesichts das über sie im Gedächtnis Gespeicherte nicht zu aktivieren. Die eingeschränkte Fähigkeit, Gesichter zu erkennen, ist zumeist selektiv und besteht bei sonst völlig normalen Gedächtnisleistungen. Andererseits können auch alle möglichen Gedächtnisleistungen eingeschränkt sein und Gesichter werden trotzdem noch normal erkannt.

5.2 Gedächtnisspeicherung und Abruf

Wie selektiv Speicherprozesse auch bei nicht hirngeschädigten, normal intelligenten Kindern sind, lässt sich gut am Erlernen von Buchstaben illustrieren. Kinder sind normalerweise in der Lage, zu allen Buchstaben des Alphabets den zugehörigen Laut zu erlernen. Bei manchen Kindern schlägt dieser Lernprozess nur für bestimmte Buchstaben fehl, wohingegen alle anderen Buchstaben mühelos erlernt werden. Ständig verwechseln diese Kinder die Buchstaben p und q, m und n oder b und d. Manchmal können die Kinder den Unterschied nicht einmal für einige wenige Minuten im Gedächtnis behalten. Hier scheint bereits die Speicherung im Kurzzeitgedächtnis nicht zu funktionieren. Andere Kinder können den Unterschied zwar kurzfristig behalten, vergessen aber bald, was sie erlernt haben. Wieder andere können den Unterschied erlernen, sind aber nicht in der Lage, das im Gedächtnis Gespeicherte so rasch aus dem Gedächtnis abzurufen, wie es zum flüssigen Lesen erforderlich ist.

Dass der Prozess des Abrufens aus dem Gedächtnis Zeit erfordert, lässt sich auf einfache Weise demonstrieren. Zeigt man einem Kind Pseudowörter einer bestimmten Länge und bittet es, jedes Pseudowort so bald wie möglich laut auszusprechen, so machen manche Kinder zahlreiche Fehler. Verzögert man das Aussprechen jedoch, indem man eine bestimmte Zeit nach Erscheinen des Wortes ein Tonsignal bietet, und soll das Kind erst nach dem Tonsignal mit dem Aussprechen beginnen, so nimmt die Fehlerzahl oft rapide ab. In zwei Untersuchungen haben wir diese Zeit, die zum Abruf einer Lautfolge aus dem Gedächtnis benötigt wird, gemessen.[27, 29] Abbildung 12 zeigt, in welcher Weise die Fehlerrate abnimmt, wenn man das Aussprechen der gesehenen Wörter verzögert. Es sei hier bemerkt, dass bei vielen Kindern Lesestörungen, die pauschal als Legasthenie diagnostiziert werden, eine Ursache darin haben, dass beim Versuch, flüssig zu lesen, das jeweils zu lesende Wort zu früh ausgesprochen und die zum Abruf aus dem Gedächtnisspeicher benötigte Zeit nicht eingehalten wird.

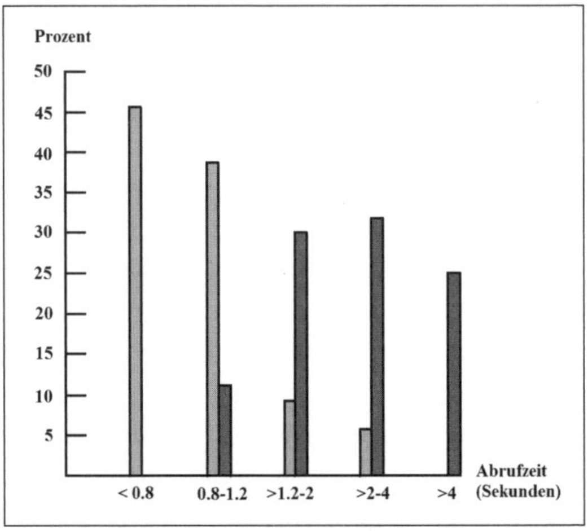

Abbildung 12: Prozentsatz der 80 Kinder zwischen 7 und 16 Jahren, die eine bestimmte minimale Abrufzeit (hellgraue Säulen) und maximale Abrufzeit (dunkelgraue Säulen) benötigten, um mindestens 90 % einer Folge von 20 aussprechbaren Pseudowörtern richtig zu erkennen.[27] So brauchten z. B. 38,7 % der Kinder mindestens 0,8 Sekunden und maximal 1,2 Sekunden, um 90 % von 20 Pseudowörtern richtig zu erkennen. Als Abrufzeit wird hier etwas großzügig die Zeit vom Beginn der Darbietung eines Wortes bis zum Beginn des richtigen Aussprechens bezeichnet. Diese Zeit schließt allerdings die Zeit zur visuellen Reizverarbeitung und Steuerung der Sprechmotorik mit ein, so dass es sich streng genommen nicht nur um die Zeit handelt, die zum Abruf aus dem Gedächtnis benötigt wird.

Nach Hirnschädigungen ist meistens nur die Fähigkeit, etwas für Stunden, Tage, Monate oder Jahre im sogenannten Langzeitgedächtnis festzuhalten, gestört. Die Fähigkeit, Information für Sekunden oder eine Minute im sogenannten Kurzzeitgedächtnis zu speichern, bleibt jedoch oft gut erhalten. Es liegen beeindruckende Berichte über Patienten vor, die nach einer Hirnschädigung nicht mehr in der Lage waren, Neues in das Langzeitgedächtnis zu übertragen. Vor der Hirnschädigung Erlerntes war hingegen nach wie vor präsent. Bekannt wurde vor allem der Fall des Herrn H. M., dem aufgrund einer medikamentös nicht beherrschbaren Epilepsie im Alter von 27 Jahren ein Teil des Temporallappens einschließlich des Hippocampus (vgl. Abb. 13) beider Hirnhemisphären chirurgisch entfernt wurde.[84,85] Nach der Operation hatte der Patient einen völlig normalen Intelligenzquotienten, keinerlei Einschränkung sprachlicher Fähigkeiten und erinnerte sich lebhaft an lange zurückliegende Ereignisse. Doch neue Information konnte H. M. nur für etwa eine Minute im Gedächtnis behalten. Er las mehrfach die gleiche Zeitschrift, ohne dass ihm der Inhalt schon bekannt vorkam. In der Klinik erkundigte er sich immer wieder, wo er war und wie er hierhergekommen sei. Besuchte der Patient seine Mutter im Krankenhaus, so vergaß er schon auf dem Weg den Zweck der Reise. Selbst eine einfache Tätigkeit, der H. M täglich in einer Behindertenwerkstatt nachging, konnte der Patient nicht aus der Erinnerung beschreiben.

Ein Patient des Autors hatte, wenn er am Ende einer Buchseite angekommen war, den Inhalt des Seitenanfangs bereits vergessen. Sollte er kurze Zeit im Auto warten, während seine Frau einen Einkauf machte, so hatte er den Zweck des Wartens nach wenigen Minuten vergessen und fuhr ohne seine Frau nach Hause. Solche Patienten mit Störungen des Neugedächtnisses haben die Fähigkeit verloren, sich neues Wissen anzueignen. Geplante Handlungen werden rasch vergessen, so dass die Patienten nicht daran denken, ihre Medikamente einzunehmen, und sich nicht an vereinbarte Termine halten.

Die Fähigkeit, sich Neues zu merken, kann aber auch erhalten sein, während das Gedächtnis für lange zurückliegende Ereignisse deutlich eingeschränkt ist. Dabei hängt der Grad, zu dem zurückliegende Ereignisse nicht mehr erinnert werden, oft davon ab, wie weit diese Ereignisse in der Vergangenheit liegen. Auch wenn die Erinnerung an vergangene

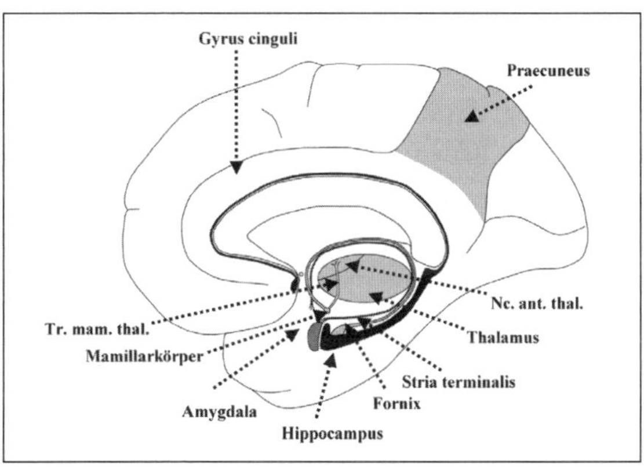

Abbildung 13: Senkrecht (sagittal) ausgeführter Schnitt durch das menschliche Gehirn. Nc. ant. thal.: Nucleus anterior thalami, Tr. mam. thal.: Tractus mamillothalamicus.

Ereignisse deutlich eingeschränkt ist, können früher erlernte Fertigkeiten, wie z. B. Klavierspielen, dennoch gut erhalten sein. Schon die Alltagserfahrung lehrt, dass auch bei Normalpersonen verschiedene Gedächtnisleistungen unterschiedlich ausgeprägt sein können. Manche Personen haben für Zahlen ein ausgezeichnetes Gedächtnis, andere für Gesichter, während sie in allen anderen Gedächtnisleistungen bestenfalls die Norm erreichen. Besonders ausgeprägt sind bestimmte Gedächtnisleistungen bei sogenannten Savants, die nur hinsichtlich ganz bestimmter Gedächtnisleistungen über außerordentliche Fähigkeiten verfügen. Sie können z. B. auf Anhieb zu jedem Datum des Kalenders den Wochentag angeben, sind jedoch in anderen Gedächtnisleistungen normalen Kontrollpersonen nicht überlegen oder erreichen nicht einmal die Altersnorm.[86–88] Solche Befunde verdeutlichen, dass das Gedächtnis sich aus verschiedenen Gedächtnisleistungen zusammensetzt, von denen einige selektiv eingeschränkt sein können, andere dagegen ein normales oder die Norm weit übersteigendes Leistungsniveau erreichen. Die Schwäche einer Gedächtnisleistung in einem Bereich ist also kein Zeichen eines Gedächtnisverlusts in allen Bereichen oder generell verminderter intellektueller Fähigkeiten.

5.3 Die Neurobiologie des Wiedererkennens und Erinnerns

Auf welche Weise das Gehirn Gedächtnisleistungen herstellt, ist bis heute nicht endgültig geklärt. Gedächtnisinhalte scheinen in einem verzweigten Netz verschiedener Hirnstrukturen gespeichert und abgerufen zu werden.[89] Gebiete des Frontallappens (der posteriore mediale frontale Cortex) scheinen eine Bedeutung für die Fähigkeit zu haben, aus Fehlern zu lernen.[90] Zu den Hirnstrukturen, die eine Schlüsselrolle für das Langzeitgedächtnis selbst erlebter Ereignisse spielen könnten, gehören präfrontale Areale[91] (Abb. 10), der Hippocampus (Abb. 13) und benachbarte Strukturen des limbischen Systems,[92, 93] die mittleren Temporallappen[94] (dieser umfasst Strukturen in der Nachbarschaft des Hippocampus an der dem Hirnstamm zugewandten Seite des Temporallappens) in Verbindung mit lateralen temporalen Regionen des Gehirns[95] (Abb. 10) sowie der magnozelluläre mediodorsale Thalamus (das ist eine Zellgruppe im Nucleus medialis des Thalamus, vgl. Abb. 13) in Verbindung mit dem Fornix (Abb. 13).[96] Der Hippocampus scheint eine besondere Bedeutung zu spielen für den Abruf des Kontextes, in dem ein Ereignis auftrat.[97] Kerngebiete des Thalamus (Nucleus medialis dorsalis, Nucleus anterior thalami, Tractus mamillothalamicus, vgl. Abb. 13) scheinen sowohl für das Gedächtnis verbalen als auch nichtverbalen Materials von Bedeutung zu sein.[98]

Zahlreiche Studien, in denen die Aktivität (genauer, die Aktivität anzeigende Durchblutung von Hirnregionen) mittels funktioneller Magnetresonanztomographie gemessen wurde, wiesen zwar auf die Bedeutung des lateralen hinteren Parietallappens (Abb. 5) für das Wiedererkennen hin. Doch kommen Vilberg und Rugg[99] in ihrer Bewertung bisheriger Forschungsergebnisse zu dem Schluss, dass der obere Parietallappen (oberer lateraler parietaler Cortex in der Nähe des Sulcus intraparietalis, Abb. 10) nicht unmittelbar in Gedächtnisfunktionen involviert zu sein scheint, sondern eher die Auffälligkeit, Relevanz oder Bedeutsamkeit eines Reizes für die Lösung einer Aufgabe vermittelt. Die Bedeutung des mittleren und unteren Parietallappens für Gedächtnisfunktionen muss als ungeklärt betrachtet werden.

Die bisher vermutete Bedeutung des Parietallappens für das Gedächtnis wird vor allem durch die Untersuchung hirngeschädigter Patienten erschüttert. Es zeigte sich, dass Schädigungen im Bereich des Parietallappens beim Menschen keine Einschränkungen des Gedächtnisses für das Wiedererkennen bewirken.[100, 101] Haramati et al.[101] testeten elf Patienten mit Schädigungen im Bereich der rechten und 6 Patienten mit Schädigung im Bereich der linken Hirnhemisphäre. Die Schädigungen umfassten den oberen und den unteren Parietallappen einschließlich des Gyrus supramarginalis und des Gyrus angularis (Abb. 9). Mittlere parietale Regionen waren jedoch nicht bei allen Patienten betroffen, so dass über deren Funktion keine Aussage gemacht werden konnte. Die Patienten mussten Wörter, Bilder von Objekten und Töne wiedererkennen. Bei Patienten mit einer Schädigung der rechten Hemisphäre wurden die Hirnschädigungen mit einer speziellen Technik (Voxel-based lesion symptom mapping) den Leistungseinschränkungen zugeordnet. Die Patienten waren im Wiedererkennen von Wörtern nicht beeinträchtigt, sondern zeigten nur Leistungseinbußen im Wiedererkennen von Objektbildern und Tönen. Diese waren jedoch nicht mit Schädigungen im Bereich des Parietallappens assoziiert. Areale des medialen Parietallappens, die in der Studie von Haramati et al. (2008)[101] ausgenommen waren, scheinen dennoch eine gewisse Funktion für das menschliche Gedächtnis zu haben. Davidson et al.[102] fanden bei ihren Patienten mit Schädigungen im Bereich des temporo-parietalen Übergangsbereichs einschließlich des Gyrus angularis oder des unteren Parietallappens und/oder des oberen Parietallappens keine Amnesie. Dennoch zeigten sich Einbußen beim Erinnern von wahrgenommenen Details sowie bei Erinnerungen an Empfindungen, die das erinnerte Ereignis begleiteten; die Erinnerung an Gegebenheiten des Kontexts, in denen ein erinnertes Ereignis auftrat, war verarmt. Die Autoren vermuten, dass der Parietallappen darüber hinaus den Aspekt der bewussten Erinnerung vermittelt («Parietal cortex may support aspects of consciousness and awareness during retrieval», Davidson et al. 2008, S. 1751).[102] Doch diese Annahme ist wissenschaftlich nicht interpretierbar, da der Begriff des Bewusstseins und der «awareness» hier ungeklärt blieb.

Da nicht alle Gedächtnisinhalte in den gleichen Hirnstrukturen gespeichert werden, können nach Hirnschädigungen bestimmte Gedächtnisleistungen selektiv ausfallen, während andere erhalten bleiben. So spricht z. B. nach dem gegenwärtigen Forschungsstand alles dafür, dass es im Gehirn auf das Erkennen von Gesichtern spezialisierte Strukturen gibt. Das Erkennen von Gesichtern wird offenbar nicht von den gleichen Gehirnstrukturen vermittelt wie das Objekterkennen. Ein Fall, den Moscovitch et al.[103] beschrieben, zeigt, dass eine Störung des Objekterkennens bestehen kann, ohne dass die Fähigkeit, Gesichter zu erkennen, eingeschränkt ist.

Es ist anzunehmen, dass einer Region im occipitotemporalen Cortex, und zwar dem lateralen Anteil des rechten mittleren Gyrus fusiformis (Abb. 16), eine besondere Bedeutung für das Erkennen von Gesichtern zukommt.[104–106] Patienten mit einer Schädigung in diesem Bereich oder in etwas weiter anterior (i. e. weiter vorn) gelegenen Anteilen des Temporallappens entwickelten eine Prosopagnosie.[107–109] Die Annahme, dass es im Gehirn ein für das Gesichtererkennen spezifisches Areal gibt, wird auch durch die Ergebnisse der Untersuchung einzelner Zellen im Gehirn von Affen gestützt. Etwa 10 % der Neuronen, die Perret, Rolls und Caan (1982)[110] in der Tiefe des Sulcus temporalis superior von Rhesusaffen fanden, reagierten selektiv auf die Darbietung von Gesichtern (Abb. 12). In etwa der gleichen Region des Temporallappens von Affen registrierten Tsao et al. (2003, 2006)[111, 112] die Reaktion von 500 Einzelzellen und fan-

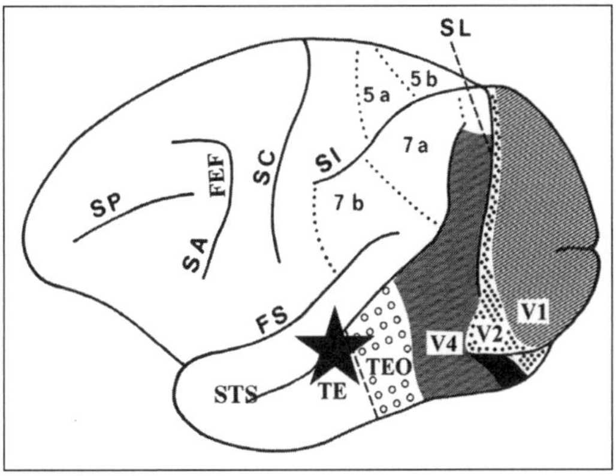

Abbildung 14: Blick auf die linke Großhirnhemisphäre eines Affen (Makake). SP: Sulcus principalis, SA: Sulcus arcuatus, FEF: Frontales Augenfeld, SC: Sulcus centralis, FS: Sylvische Furche, SI: Sulcus intraparietalis, SL: Sulcus lunatus, STS: Sulcus temporalis superior. Zahlen bezeichnen verschiedene Hirnareale, V1, V2, V4, TEO, TE visuelle Areale. Die visuellen Areale V3 und V3A liegen in der Tiefe des Sulcus lunatus. Die Area MT liegt in der Tiefe des hinteren (posterioren) Bereichs des Sulcus temporalis superior. Der schwarze Stern bezeichnet das Gebiet, in dem beim Affen Zellen gefunden wurden, die fast alle selektiv auf Gesichter reagierten.[112, 113]

den, dass 97 % dieser Zellen zwanzigmal stärker auf Gesichter reagieren als auf Reize, die keine Gesichter waren. Die Region, in der diese Zellen gefunden wurden, beschränkte sich auf den hinteren Teil der Region TE und den vorderen Teil der Region TEO in der Nähe des Sulcus temporalis superior (Abb. 14). Die Selektivität dieser Neuronen für Gesichter glich der Selektivität von Neuronen im Gyrus fusiformis.[105] Eine neuere Untersuchung[113] zeigt, dass sich auch im präfrontalen Cortex von Affen (Makaken) Neuronenverbände befinden, die selektiv auf Gesichter reagieren. Die Autoren konnten drei verschiedene Areale anterior vom (d. h. vor dem) Sulcus arcuatus und unterhalb des Sulcus principalis nachweisen, die in radiologischen Untersuchungen (funktionelle Magnetresonanztomographie) selektiv durch Gesichter aktiviert wurden. Es ist anzunehmen, dass diese Strukturen beim Affen in die Verarbeitung visuell wahrgenommener Gesichter involviert sind.

6

Bewusste und unbewusste Wahrnehmung

Wahrnehmungen, die im Gedächtnis gespeichert werden und wieder aus dem Gedächtnisspeicher abgerufen werden können, bezeichnet man alltagssprachlich als bewusste Sinneserfahrungen. Doch Wahrnehmungen können auch ohne unser Wissen vor sich gehen und lassen sich in diesem Sinn als unbewusst betrachten. Das Problem ist allerdings, dass es völlig unklar ist, was bei der Untersuchung von Wahrnehmungsprozessen bewusst und unbewusst bedeuten soll. Schlimmer noch, wir geben zwar vor, Wahrnehmungsprozesse und ihre Störungen zu erforschen, und meinen dabei das, was wir alltagssprachlich als bewusste Sinneserfahrung bezeichnen; doch wir können diesen Gegenstand der Forschung nicht einmal wissenschaftlich adäquat beschreiben.

Allgemein geht man davon aus, dass das Ziel der Erforschung des Sehsystems in der Aufklärung der neuronalen Grundlagen des Sehens besteht. Dazu müsste aber bekannt sein, worüber wir überhaupt sprechen, wenn wir den Begriff *Sehen* verwenden. Meinen wir nur das Entdecken, das Unterscheiden von Objekten und Ereignissen unserer Umwelt und die Fähigkeit, diese mit früher registrierten Objekten und Ereignissen zu vergleichen, sie in Kategorien einzuteilen, sie in einem Gedächtnis zu speichern und aus ihnen Handlungsanweisungen abzuleiten? Auch technische Systeme erbringen solche Leistungen, und zu einigen komplexen Analysen visueller Reize ist selbst ein so winziges Gehirn wie das einer Stubenfliege oder einer Ameise fähig. Doch wenn wir über das Sehen von Säugetieren, wie das von Katzen oder Affen, an denen die meisten Untersuchungen des Sehsystems durchgeführt wurden, oder über das Sehen des Menschen sprechen, meinen wir mit «Sehen» eine bewusste, subjektive visuelle Erfahrung. Ein solches Alltagsverständnis ist jedoch nicht zu vereinbaren mit methodischen Einwänden, die gegen den Gebrauch von Begriffen, die subjektives Erleben bezeichnen, vorgebracht wurden. Da die Argumente gegen die Einbeziehung des subjektiven Erlebens in die naturwissenschaftliche Forschung bis heute nicht entkräftet sind (vgl. Kap. 1), müssen wir eingestehen, gar nicht über Sehen als subjektive bewusste Erfahrung sprechen zu können. Es mag verwundern, ist aber nicht übertrieben zu sagen, dass die gesamte Hirnforschung, die sich mit den neurobiologischen Grundlagen der Wahrnehmung befasst (und dies ist ein großer Teil der Hirnforschung), eine Fragestellung zum Gegenstand hat, die nicht einmal wissenschaftlich adäquat formuliert ist. Dennoch gibt es unzählige experimentelle Befunde, die uns zwingen, auf den Bereich der subjektiven Erlebnisse Bezug zu nehmen. Wie wir im Folgenden darlegen werden, ist die immer wieder gemachte Aussage, was bewusste subjektive Erlebnisse seien, lasse sich naturwissenschaftlich nicht erfassen, unhaltbar. Wie eine wissenschaftlich exakte Beschreibung bewusster und unbewusster Wahrnehmung vorgenommen werden kann, soll am Beispiel des Sehens dargestellt werden.

6.1 Sehen trotz cerebraler Blindheit

Als Erste haben Pöppel, Held und Frost (1973)[114] gezeigt, dass Patienten, die nach Schädigung des Okzipitallappens in einem Bereich ihres Gesichtsfeldes offenbar erblindet waren und auch glaubhaft versicherten, nicht das Geringste zu sehen, dennoch Reize richtig lokalisieren konnten, wenn man sie bat, zu raten und zu dem Ort zu zeigen, an dem sie die Reize vermuteten.

In späteren Untersuchungen[115–123] ließ sich nicht nur bestätigen, dass Patienten in der Lage sind, in einem aufgrund einer Hirnschädigung blinden Bereich Reize zu lokalisieren, sondern dass sie in diesem Bereich auch Formen und Farben unterscheiden können. Diese Untersuchungen zeigen, dass jemand durchaus glaubhaft versichern kann, nichts zu sehen, d. h., blind zu sein, und dennoch eine Verarbeitung visueller Reize durch das Sehsystem stattfindet. Man würde in der Alltagssprache sagen, der Patient habe keinen subjektiven Seheindruck, keine bewusste visuelle Erfahrung gehabt und habe die visuellen Reize deshalb nur unbewusst verarbeitet.

Ein Patient, den Zihl und Werth (1984 a, b)[124, 125] untersuchten, blickte zu dem Ort, an dem ein Lichtreiz erschien, obwohl er beteuerte, den

Lichtreiz nicht gesehen zu haben. Der Patient litt aufgrund eines Schlaganfalls an einer Halbseitenblindheit. Die rechte Hälfte des Gesichtsfeldes beider Augen war erblindet. Dieser Patient wurde an einem sogenannten *Perimeter* untersucht. Dabei blickte der Patient bei stabilisiertem Kopf in eine Halbkugel (Durchmesser 66 cm) und richtete seine Augen auf einen Punkt in deren Mitte. Im erblindeten Gesichtsfeld wurden abwechselnd an fünf verschiedenen Orten in der Halbkugel Lichtpunkte für 100 Millisekunden gezeigt. Ein akustisches Signal gab an, wann ein Lichtpunkt anwesend war. Da der Patient beteuerte, im rechten visuellen Halbfeld nichts zu sehen, sollte er erraten, wo der Lichtpunkt sich befand, und jeweils zu dem Ort blicken, an dem er den Lichtpunkt erriet. Die Darbietungszeit der Lichtpunkte war so kurz, dass diese längst verschwunden waren, wenn die Augen ihre Bewegung zu dem erratenen Ort begannen. Erstaunlicherweise bestand ein eindeutiger Zusammenhang zwischen dem Ort, zu dem der Patient blickte, und jenem, an dem die Lichtpunkte erschienen. War diese *unbewusste* Lokalisationsfähigkeit nicht spontan vorhanden, so ließ sie sich in kurzer Zeit trainieren.[124]

Andere Patienten waren nicht nur in der Lage, Lichtpunkte, die sie nicht zu sehen behaupteten, durch Raten zu lokalisieren und zu unterscheiden. Sie konnten auch mit nahezu absoluter Sicherheit richtig erraten, ob ein Lichtpunkt anwesend oder abwesend war. Bei einem vom Autor untersuchten Patienten mit solchen Fähigkeiten[126] war nach einem Verkehrsunfall ein Teil des Gesichtsfeldes beider Augen erblindet. Während der Untersuchung blickte der Patient in die Halbkugel eines Perimeters.

Bei dem Perimeter handelt es sich um eine Halbkugel, die mit weißem Licht einer genau definierten Leuchtdichte (meist 5 oder 10 cd/m^2) homogen ausgeleuchtet ist. In der Mitte dieser Halbkugel ist ein Fixationspunkt zu sehen, der dazu dient, den Blick des Patienten zu stabilisieren. Der Patient wird gebeten, genau zu diesem Punkt zu blicken und die Augen nicht von diesem wegzubewegen, wenn er einen anderen Lichtpunkt in der Halbkugel sieht. Die Fixation wird dabei kontrolliert, indem der Untersucher die Augen des Patienten kontinuierlich durch eine teleskopartige Vorrichtung betrachtet oder indem die Augen des Patienten von einer Infrarotkamera aufgenommen und auf einem Monitor dargestellt werden. Während der Patient die Augen konstant auf den Fixationspunkt richtet, wird ein Lichtpunkt, der unterschiedliche, genau festgelegte Größen und Leuchtdichten haben kann, mit konstanter Geschwindigkeit von der Peripherie des Gesichtsfeldes in Richtung auf das Gesichtsfeldzentrum bewegt. Sobald der Patient Licht sieht, soll er einen Knopf drücken. Dem Untersucher wird auf einer Schablone angezeigt, an welcher Position im Gesichtsfeld der Lichtpunkt sich befand, als er erstmalig vom Patienten gesehen wurde. Eine andere Untersuchungsmethode besteht darin, dass ein unbewegter Lichtpunkt für eine bestimmte Zeit (z. B. 100 Millisekunden) an unterschiedlichen Orten in der Perimeterhalbkugel gezeigt wird und der Patient angewiesen ist, einen Knopf zu drücken, sobald er ein Licht – nicht notwendigerweise die Form des Lichtpunktes – sieht. Um ein gesichertes Untersuchungsergebnis zu erhalten, ist es wesentlich, Störquellen wie Streulicht durch Kontrollexperimente auszuschließen.[125, 127]

Der Patient richtete seinen Blick auf einen Lichtpunkt in der Mitte der Halbkugel. An einem Punkt innerhalb des blinden Bereichs seines Gesichtsfeldes wurden für 500 Millisekunden Lichtreize geboten. Ein akustisches Signal kündigte an, dass innerhalb des folgenden Zeitintervalls entweder ein Lichtreiz präsentiert wurde oder dass innerhalb des folgenden Zeitintervalls kein Lichtreiz anwesend war. Lichtreize und Intervalle, in denen kein Lichtreiz anwesend war, wechselten in zufälliger Reihenfolge. In 50 % der akustisch markierten Intervalle war ein Lichtreiz anwesend. In den übrigen akustisch markierten Intervallen wurde kein Lichtreiz präsentiert. So konnte der Patient nie voraussehen, ob ein Lichtreiz anwesend war oder nicht. Da der Patient beteuerte, in dem blinden Bereich nichts zu sehen, wurde er gebeten zu raten, ob ein Lichtreiz erschien oder nicht. Obwohl der Patient versicherte, nie einen Lichtreiz gesehen zu haben, erriet er in 99 % der 290 Versuchsdurchgänge richtig, ob ein Lichtreiz gezeigt wurde oder ob kein Lichtreiz präsent war. Er wunderte sich selbst außerordentlich über eine solche visuelle Leistung, da er doch überzeugt war, keinen Seheindruck gehabt zu haben.

6.2 Wie Bewusstsein naturwissenschaftlich fassbar wird

Was soll es heißen, dass kein subjektiver, bewusster Seheindruck entstanden ist und die Reize unbewusst verarbeitet wurden? In vielen Untersuchungen zu den besagten visuellen Fähigkeiten in einem offensichtlich blinden Gesichtsfeld wurden die Patienten erst nach der Untersuchung gefragt, ob sie etwas gesehen hätten. Auch wenn Patienten beteuern, nichts gesehen zu haben, kann man nicht sicher sein, dass sie während des Experiments nicht doch eine subjektive Erfahrung gehabt haben. Untersucht man Patienten, die nach einer solchen Untersuchung behaupten, nichts gesehen zu haben, und fragt man nach jeder Reizdarbietung, ob sie irgendetwas wahrgenommen haben, selbst wenn es nur ein schwacher Lichtschein war, so berichten die Patienten gelegentlich durchaus über subjektive Erfahrungen. Die mit der visuellen Reizung einhergehende Empfindung ist aber manchmal so schwach, dass sie nicht beachtet wird. Die Patienten richten ihre Aufmerksamkeit meist nicht auf eine wie auch immer geartete schwache Empfindung und erinnern sich am Ende des Experiments folglich auch nicht an eine solche. Es ist deshalb sinnvoll, die Patienten in jedem Versuchsdurchgang zu fragen, ob sie nur geraten haben, ob sie etwas sehen konnten oder irgendeine Empfindung auftrat. Hier steht man vor dem Problem, dass sich nach einer Hirnschädigung ungewöhnliche visuelle Erfahrungen einstellen können, für die die Alltagssprache keine Begriffe hat. Die Patienten sind sich oft unsicher, ob derartige Erfahrungen als *Sehen* zu bezeichnen sind, und verneinen deshalb die Frage, ob sie etwas gesehen haben.

Um die Frage zu beantworten, ob es sich im Fall des oben beschriebenen Patienten, der 99 % der Lichtreize entdecken konnte, obwohl er behauptete, nichts zu sehen, um unbewusste Reizverarbeitung handelte, sollte der Patient in jedem Versuchsdurchgang nicht nur erraten, ob ein Lichtreiz anwesend war oder nicht. Er sollte darüber hinaus in jedem Versuchsdurchgang angeben, ob er geraten hatte oder ob seine Entscheidung für eine bestimmte Reaktion nicht allein auf Raten beruhte und er sich der Richtigkeit seiner Reaktion sicherer war, als wenn er nur geraten hätte. Diese Selbsteinschätzung, die der Patient in jedem Versuchsdurchgang durchführte, bezeichnen wir als Experiment 2. Ordnung, die zuvor getroffene Unterscheidung, ob ein Lichtreiz anwesend ist oder nicht, hingegen als Experiment 1. Ordnung. Damit kein Missverständnis entsteht: Das Experiment 2. Ordnung kann, muss aber kein eigenes Experiment sein. Ein Experiment 2. Ordnung kann sich, streng genommen, auf eine zweite Reaktion, die in Anschluss an die Reaktion im Experiment 1. Ordnung erfolgt, beschränken. Die Bedeutung des Begriffs *Raten* wurde mit dem Patienten so abgesprochen, dass damit Reaktionen gemeint sind, bei denen der Patient überzeugt ist, dass kein Zusammenhang mit dem zu erratenden Ereignis besteht, die Reaktionen also nicht anders sind, als wenn keinerlei Reizverarbeitung stattgefunden hätte. So wurde gar nicht mehr auf die mehrdeutigen alltagssprachlichen Begriffe *Raten* oder *Sehen* zurückgegriffen. In 61% der Versuchsdurchgänge, in denen der Patient richtig angab, ob ein Reiz anwesend war oder nicht, äußerte er, nicht geraten zu haben, sondern den schwachen Eindruck gehabt zu haben, da sei etwas gewesen, obwohl er nichts gesehen habe. In den übrigen 39 % der Durchgänge, in denen er richtig angegeben hatte, ob ein Reiz anwesend war oder nicht, glaubte der Patient, nur geraten zu haben, ohne dass sich eine Empfindung einstellte. Es bestand also ein gravierender Unterschied zwischen den Ergebnissen des Experiments 1. und den Ergebnissen des Experiments 2. Ordnung. Die Fähigkeit zu unterscheiden, ob ein Reiz anwesend war oder nicht (Experiment 1. Ordnung), war erheblich höher als die Fähigkeit, die Richtigkeit dieser Unterscheidung nach jedem Versuchsdurchgang korrekt einzuschätzen (Experiment 2. Ordnung). Dieses Auseinanderklaffen der Ergebnisse war die Besonderheit der visuellen Leistung in diesem Gesichtsfeldbereich. In einer Kontrolluntersuchung, die mit der soeben beschriebenen Untersuchung bis auf die Tatsache identisch war, dass nie ein Lichtreiz gezeigt wurde, gab der Patient fast immer an, geraten zu haben.

Auf diese Weise lassen sich im Gesichtsfeld eines Patienten verschiedene Zonen feststellen, an denen er im Experiment 1. Ordnung gleich gut unterscheiden kann, ob ein Reiz anwesend ist oder nicht. Er kann im Experiment 2. Ordnung hingegen diese Unterscheidungsfähigkeit an verschiedenen Orten des Gesichtsfeldes unterschiedlich gut einschätzen. Sodann kann man den Lichtreiz abwechselnd an diesen verschiedenen Orten zeigen und prüfen, ob damit unterschiedliche Empfindungsqualitäten verbunden sind. Ein solches Experiment nennen wir *Experiment 3. Ordnung*.

Der folgende Fall eines hirngeschädigten Patienten zeigt, dass die subjektiven Empfindungen völlig verschieden sein können, wenn der gleiche Lichtpunkt an unterschiedlichen Orten im Gesichtsfeld erscheint.[128] Trotz der voneinander abweichenden subjektiven Empfindungen kann der Lichtpunkt an den unterschiedlichen Stellen im Gesichtsfeld gleich gut entdeckt werden. Das heißt, dass das Experiment 1. Ordnung den gleichen Ausgang haben kann, wenn ein Lichtreiz an unterschiedlichen Stellen im Gesichtsfeld gezeigt wird, obwohl er immer anders empfunden wird. Der betreffende Patient konnte immer richtig angeben, wann ein Lichtpunkt da war und wann kein Lichtpunkt anwesend war. Er konnte dies auch dann, wenn die Reize sich in einem Bereich des Gesichtsfeldes befanden, in dem der Patient sich selbst als blind bezeichnete. Sobald ein Lichtpunkt sich in diesen Bereich bewegte, berichtete der Patient, das Gefühl zu haben, es befinde sich etwas in seinem Gesichtsfeld. Er betonte aber, nichts zu sehen. In einem angrenzenden Bereich des Gesichtsfeldes nahm er einen Lichtschimmer wahr, sobald ein Lichtpunkt in diesem Areal erschien. Der Patient konnte diesen Schimmer schwer beschreiben und meinte, dass dies noch kein normales Sehen sei. In einem an diesen Bereich angrenzenden Bereich des Gesichtsfeldes sah der Patient schließlich den Lichtpunkt in normaler Weise.

Zu einer genaueren Untersuchung saß der Patient vor der Perimeterhalbkugel und richtete seine Augen auf einen Punkt in deren Mitte. Der Kopf war stabilisiert und die Blickrichtung wurde über eine optische Vorrichtung kontrolliert. In dem Gesichtsfeldbereich, in dem der Patient angab, das Gefühl der Anwesenheit eines Reizes zu haben, wurde in einem akustisch markierten Zeitintervall entweder ein Lichtpunkt für 500 Millisekunden geboten oder es war nach Ertönen des akustischen Signals kein Lichtpunkt anwesend. Der Patient sollte *ja* sagen, wenn er der Meinung war, ein Lichtpunkt sei da gewesen, und er sollte *nein* sagen, wenn er der Meinung war, es sei kein Lichtpunkt anwesend gewesen. Das entspricht dem, was hier als *Experiment 1. Ordnung* bezeichnet wurde. Anschließend sollte der Patient angeben, ob er nur geraten hatte oder ob er glaubte, dass seine zuvor gegebene Antwort (*ja, nein*) überzufällig mit der An- und Abwesenheit des Lichtreizes übereinstimmte. Dies entspricht dem *Experiment 2. Ordnung*. Der Patient konnte nicht nur die An- und Abwesenheit eines Reizes in 100 % der Versuchsdurchgänge richtig unterscheiden (Experiment 1. Ordnung), sondern auch in 100 % der Versuchsdurchgänge richtig angeben, ob seine Antwort im Experiment 1. Ordnung richtig war (Experiment 2. Ordnung).

Dieses Experiment zeigt, dass jemand die Fähigkeit haben kann, die Reizbedingungen *Licht anwesend* und *Licht abwesend* richtig zu unterscheiden, und zudem die Richtigkeit seiner Reaktion richtig einschätzen kann, dass dies aber noch nicht bedeutet, dass er die Reize überhaupt sieht oder dass er die Reize immer in der gleichen Weise sieht. Ob man Reize gleich oder verschieden erlebt, lässt sich mit einem *Experiment 3. Ordnung* untersuchen. In diesem Experiment 3. Ordnung wurde dem Patienten der gleiche Lichtreiz wie zuvor abwechselnd an verschiedenen Orten des Gesichtsfeldes für jeweils 500 Millisekunden in der Perimeterhalbkugel gezeigt. Sobald der Patient ein akustisches Signal hörte, sollte er entweder *Punkt, Schimmer* oder *Gefühl* sagen. Der Patient konnte diese Orte so perfekt unterscheiden, dass sich Areale, in denen der Patient *Punkt*, Areale, in denen er *Schimmer,* und Areale, in denen er *Gefühl* sagte, scharf gegeneinander abgrenzen ließen. Ein alltagssprachliches Verständnis dieser Begriffe musste dabei keineswegs vorausgesetzt werden. Anstatt *Punkt, Schimmer* und *Gefühl* hätte der Patient auch nur sagen können, *diese Darbietungen unterscheiden sich und ich kennzeichne diese Unterschiede, indem ich eins, zwei oder drei sage.*

Diese Ergebnisse zeigen, dass man sich nicht damit begnügen kann, die Patienten zu fragen, ob sie etwas sehen oder nicht, wie dies in wissenschaftlichen Experimenten zu einem als *unbewusst* (in der englischsprachigen Literatur wurde dies ausgedrückt als *without awareness, without conscious awareness, without seeing*) betrachteten Sehen üblich war. Es kann nämlich auch dann eine Reizverarbeitung geben, wenn die Patienten behaupten, nichts zu sehen. Diese Reizverarbeitung würde man übergehen, wenn man schon allein deshalb, weil Patienten selbst der Meinung sind, nichts zu sehen, keine weiteren Untersuchungen anstellte. Auch Bereiche, in denen Patienten überzeugt sind, nichts zu sehen, können sich grundlegend voneinander unterscheiden. Obwohl Patienten im Experiment 1. Ordnung die An- und Abwesenheit von Lichtpunkten unterscheiden können, können sie diese Fähigkeit im Experiment 2. Ordnung mehr oder weniger gut einschätzen. Auch diese Fähigkeit, seine Leistung richtig einzuschätzen, ist eine wichtige Kapazität unseres Gehirns, die selektiv gestört sein kann. Diese Hirnleistung gilt es zu erkennen, wenn man die Hirnfunktionen, die Sehleistungen vermitteln, verstehen will.

Von dieser einfachen Analyse ausgehend können wir nun die Begriffe *bewusst* und *unbewusst* präzisieren und mit ihnen den Unterschied zwischen bewusstem Sehen und einer unbewussten visuellen Reizverarbeitung beschreiben. Genau genommen können wir sogar zwischen verschiedenen Graden bewussten Sehens unterscheiden. Um den Unterschied zwischen *bewusstem Sehen* und *unbewusster visueller Reizverarbeitung* nochmals zu verdeutlichen, stellen wir uns folgendes Experiment vor: Wir platzieren eine Elektrode im Okzipitallappen eines Probanden. Wenn wir einen schwachen Strom applizieren, berichtet der Proband dann, Licht zu sehen, denn die Reizung des visuellen Cortex mit einem schwachen Strom führt üblicherweise zu Lichtempfindungen. Wir applizieren mehrmals für ein kurzes Zeitintervall einen Strom und informieren den Probanden, wann ein Strom appliziert wurde und wann kein Strom appliziert wurde. Umgangssprachlich würde man sagen, dass der Proband auf diese Weise lernt, dass es nur dann zu einer Sehempfindung kommt, wenn ein Strom appliziert wird. Nach einer bestimmten Zeit verändern wir unser Experiment dahingehend, dass wir den Probanden nicht mehr darüber informieren, wann ein Strom appliziert wurde. Der Proband soll jetzt angeben, wann er der Meinung ist, es sei ein Strom appliziert worden. Der Ausgang eines solchen Experiments ist evident. Der Proband wird immer richtig angeben, wann ein Strom appliziert wurde. Umgangssprachlich würden wir diesen Befund so interpretieren, dass der Proband ein Licht sieht und daraus schließt, dass zu dieser Zeit ein Strom appliziert wurde. Sieht er kein Licht, so weiß er, dass auch kein Strom geflossen ist. Eine solche alltagssprachliche Interpretation ist natürlich wissenschaftlich unbrauchbar, da sie den Begriff des Sehens in all seinen unreflektierten und bereits früher kritisierten Konnotationen verwendet. Vor allem können wir nicht ein Ergebnis, mit dessen Hilfe man einen Begriff einführen will, bereits mit dem einzuführenden Begriff interpretieren. Das ist auch überflüssig. Wir brauchen nur festzustellen, wie eine Person, die nicht der Proband selbst ist, herausfinden kann, ob ein Strom appliziert wurde. Sie kann dies nur, indem sie mit Hilfe eines Ampermeters misst, ob in der Elektrode, die im Okzipitallappen des Probanden platziert wurde, ein Strom fließt. Der Proband selbst kann jedoch richtig angeben, ob ein Strom appliziert wurde, ohne zu messen, wann in der Elektrode ein Strom fließt. Es ist eine empirische Feststellung, dass er angeben kann, ob ein Strom appliziert wurde, ohne Messungen anstellen zu müssen, die jede Person außer ihm selbst anstellen muss, um festzustellen, ob ein Strom appliziert wurde.

Wir können die Richtigkeit der Aussage des Probanden dann überprüfen, indem wir untersuchen, ob seine Aussage mit den Ergebnissen unserer Messungen des Stroms in der Elektrode übereinstimmt. Man kann nicht nur eine solche Übereinstimmung feststellen, sondern man kann auch untersuchen, wie gut diese Übereinstimmung ist. Dies bedeutet, dass man prüft, wie häufig die Aussagen des Probanden mit den Messergebnissen übereinstimmen. Daraus lassen sich dann numerische Werte ableiten. Gibt es eine überzufällige Übereinstimmung zwischen der Angabe des Probanden und den Messungen und hat der Patient seine richtigen Angaben unter Bedingungen gemacht, unter denen keine fremde Person solche richtigen Angaben darüber machen könnte, ob ein Strom appliziert wurde, so sagen wir, der Proband habe *mentalistisch* bestimmt, ob ein Strom in der Reizelektrode geflossen ist und Neuronenverbände in seinem Okzipitallappen aktiviert wurden. *Mentalistisch* bedeutet in diesem Beispiel also, dass man in der Lage ist festzustellen, ob in der Elektrode, die im Okzipitallappen des eigenen Gehirns platziert wurde, ein Strom floss, unter Bedingungen, unter denen man dies bei keiner anderen Person außer bei sich selbst feststellen kann, nämlich ohne den Strom in der Elektrode physikalisch zu messen.

Exakt lässt sich der Begriff der mentalistischen Bestimmung folgendermaßen festlegen:

Bestimmung I

Eine Person P bestimmt mentalistisch, ob sie eine Eigenschaft E hat, genau dann, wenn

(1) es eine endliche nicht leere Satzmenge S gibt, die die Ergebnisse aller möglichen Untersuchungen beschreibt, zu denen eine Person, die nicht die Person P ist, durch Untersuchungen des Körpers von P, des Verhaltens von P und der Umweltbedingungen von P kommen kann,

(2) es ein Element S aus der Klasse K aller Teilmengen aus S gibt, so dass aus S* folgt, dass P die Eigenschaft E hat, jedoch aus keinem anderen Element aus der Klasse K folgt, dass P die Eigenschaft E hat,*

(3) P die Eigenschaft E innerhalb eines Zeitintervalls überzufällig häufig feststellen kann, obwohl P innerhalb dieses Zeitintervalls über keine Information verfügt, die durch S beschrieben wird.*

Diese Begriffsbestimmung besagt, dass die Person in einer Weise, die wir als *mentalistisch* bezeichnen, feststellt, ob sie eine Eigenschaft E hat, wenn sie nicht so vorgeht, wie jede Person außer ihr selbst vorgehen müsste, wollte sie feststellen, ob P die Eigenschaft E hat. Denn eine andere Person als P selbst könnte dies nur feststellen, indem sie sich auf das Verhalten, physiologische, biochemische oder anatomische Eigenschaften des Körpers von P oder auf Umweltbedingungen von P stützt. Um beispielsweise festzustellen, ob P einen Lichtreiz sieht, müssen wir nicht alle Körperfunktionen, bisherigen Verhaltensweisen und Umweltbedingungen von P kennen. Die Menge S* enthält nur einen Teil dessen, was an P untersuchbar ist, nämlich den Teil, den wir benötigen, um festzustellen, ob P die Eigenschaft E hat.

Als *bewusst* bezeichnen wir dann alle diejenigen Eigenschaften einer Person, deren Vorliegen die betreffende Person mentalistisch bestimmen kann. Das sind z. B. Sinnesempfindungen, Gedanken, Emotionen etc. Um den alltäglichen, vertrauten Sprachgebrauch beizubehalten, sprechen wir im Folgenden oft von *bewussten Empfindungen, bewussten Erfahrungen, bewussten Wahrnehmungen* etc. Durch den Zusatz *bewusst* wird betont, dass die jeweilige Leistung mentalistisch bestimmbar ist, obwohl die Begriffe *Empfindung, Erfahrung, Wahrnehmung* eigentlich schon die mentalistische Bestimmbarkeit der jeweiligen Hirnleistung beinhalten.

Bestimmung II

Das Bewusstsein einer Person innerhalb eines bestimmten Zeitintervalls ist die Gesamtheit dessen, was dieser Person innerhalb dieses Zeitintervalls bewusst wird, d. h., was sie mentalistisch bestimmen kann.

Demnach macht es keinen Sinn, neben den Sinnesempfindungen, Gedanken und Emotionen ein davon unabhängiges Bewusstsein suchen zu wollen. Deren Gesamtheit macht das Bewusstsein aus. Untersuchungen an hirnverletzten Patienten zeigen, dass kein reines Bewusstsein übrig bleibt, wenn alle diese bewussten Einzelleistungen des Gehirns verloren gehen. Aus der Untersuchung solcher Patienten ergibt sich kein Hinweis darauf, dass Bewusstsein als eine eigenständige Entität für sich allein existierte.

Um ganz exakt anzugeben, was wir unter *bewusst* verstehen und auf welche Weise der in der Alltagssprache obskure Bereich des Subjektiven bezeichnet werden kann, verwenden wir die Sprache der formalen Logik. Um die Darstellung für Leser ohne Kenntnisse der formalen Logik nicht völlig unzugänglich zu machen, wird hier eine vereinfachte Darstellung gewählt. Wenn eine Person p die An- und Abwesenheit eines Lichtpunktes am Ort r richtig unterscheiden kann, drücken wir dies aus durch ein Prädikat folgender Gestalt: $D(p, l_{an}, l_{ab}, r)$. Der Buchstabe p steht für die Person, l_{an} bezeichnet die Anwesenheit und l_{ab} bezeichnet die Abwesenheit des Lichtpunktes, r bezeichnet den Ort, an dem der Lichtpunkt an- oder abwesend ist. $D(p, l_{an}, l_{ab}, r)$ bedeutet dann: p kann die An- und Abwesenheit des Lichtpunktes am Ort r richtig unterscheiden. Dies ist das Ergebnis eines Experiments erster Ordnung. Zusätzlich verwenden wir einen Abstraktionsoperator α:[129] Wenn L (a, b) bedeutet, a liebt b, so bezeichnet die Abstraktion $\alpha [L(a, b)]$ die Liebe des a zu b. Entsprechend bezeichnet $\alpha [D(p, l_{an}, l_{ab}, r)]$ die Fähigkeit, die An- und Abwesenheit des Lichtpunktes richtig festzustellen.
Im Experiment 2. Ordnung haben wir nun festgestellt, dass die Person p zusätzlich richtig einschätzen kann, ob sie im Experiment 1. Ordnung geraten hat (d. h. kein überzufälliger Zusammenhang zwischen ihren Reaktionen im Experiment 1. Ordnung und der An- oder Abwesenheit des Lichtpunktes besteht) oder ob sie in Experiment 1. Ordnung richtig angegeben hat, ob der Lichtpunkt an- oder abwesend war. Diese Einschätzung der eigenen Fähigkeit geschah auf mentalistische Weise. Wir sagen dann, $\alpha [D(p, l_{an}, r)]$ bezeichne den bewussten Zustand, der sich durch die Anwesenheit des Lichtpunktes am Ort r, und $\alpha [D(p, l_{ab}, r)]$ bezeichne den bewussten Zustand, der sich durch die Abwesenheit des Lichtpunktes am Ort r einstellt. Da eine Person nicht in allen Darbietungen des Lichtpunktes diesen entdecken muss, können wir auch die Wahrscheinlichkeit dafür angeben, dass die Person den Lichtpunkt entdeckt. Ferner muss die Person im Experiment 2. Ordnung nicht immer richtig einschätzen können, ob ihre Reaktion im Experiment 1. Ordnung korrekt war. So können wir auch die Wahrscheinlichkeit dafür ange-

ben, dass die Reaktionen im Experiment 1. Ordnung im Experiment 2. Ordnung richtig eingeschätzt wurden. Die Unfähigkeit, im Experiment 2. Ordnung richtig mentalistisch einschätzen zu können, dass die Reaktionen im Experiment 1. Ordnung korrekt waren, bedeutet, dass die richtige Reaktion unbewusst erfolgte und durch die An- oder Abwesenheit des Lichtpunktes keine unterschiedlichen bewussten Zustände hervorgebracht wurden. Mit zunehmender Fähigkeit, die Korrektheit der Reaktionen im Experiment 1. Ordnung zu bestimmen (diese Fähigkeit lässt sich im Experiment 2. Ordnung quantitativ bestimmen), nimmt der Grad der bewussten Zustände, die durch die An- und Abwesenheit des Lichtpunktes am Ort r hervorgerufen werden, zu. So wird die vage alltagssprachliche Unterscheidung zwischen bewusst und unbewusst durch quantitative Werte ersetzt. Diese geben den Grad der bewussten Zustände an, die durch α [D (p, l_{an}, l_{ab}, r)] bezeichnet werden.

6.3 Rückkehr von Sehfunktionen nach Schädigung des Sehsystems

Nach traditioneller Lehrmeinung entstehen Sehleistungen erst, nachdem die Information aus der Netzhaut über mehrere Stufen bis zur Großhirnrinde weitergeleitet und dort verarbeitet wurde. Es fragt sich jedoch, ob diese Hirnleistungen auch in Abwesenheit des visuellen Cortex möglich sind, ob der visuelle Cortex vielleicht gar nicht notwendig ist, damit visuelle Reize verarbeitet werden können und eine bewusste Sehempfindung entsteht. Um diese Frage zu beantworten, betrachten wir Untersuchungen an Affen und Menschen, bei denen bestimmte Hirnteile zerstört waren.

Besonders beeindruckend ist der Befund, dass Affen, denen der Hinterhauptslappen (Okzipitallappen), also ein Hirnteil, den man für unabdingbar hielt, um zu sehen, chirurgisch entfernt worden war, dennoch Sehleistungen entwickelten. Humphrey (1974)[130] berichtete über einen Affen, der unmittelbar nach der Entfernung beider Hinterhauptslappen erwartungsgemäß vollkommen erblindet war. Der Untersucher nahm das blinde Tier mit auf Spaziergänge in einen Park. Der Affe verhielt sich dabei so, wie man es von einem blinden Tier erwartete. Doch mit der Zeit begann er, Gegenständen auszuweichen, und seine Sehleistungen schienen sich langsam zu erholen. Die Sehleistungen verbesserten sich schließlich so weit, dass er Hindernisse sicher vermied und kleine Futterstücke gezielt ergreifen konnte. Dass Affen nach Abtragung des Okzipitallappens nach einer Erholungsphase wieder Sehfunktionen entwickeln, wurde in einer ganzen Reihe weiterer Experimente bestätigt. Leider kann man Affen ohne Okzipitallappen nicht fragen, welche Empfindungen sich einstellen, wenn sie auf ein Objekt blicken, nachdem Sehfunktionen sich erholt haben. Falls Affen mit fehlendem Okzipitallappen bewusste Sehfunktionen zurückgewinnen können, lässt sich daraus schließen, dass für diese Affen ein funktionsfähiger Okzipitallappen keine notwendige Bedingung für die Erzeugung bewusster Sehfunktionen ist.

Wie bereits beschrieben, erblinden Menschen, deren Okzipitallappen durch einen Unfall, einen Schlaganfall oder eine andere Verletzung zerstört ist, in der Regel in dem Teil des Gesichtsfeldes, dessen Sehleistung durch den betroffenen Okzipitallappen vermittelt wurde. Ist ein Okzipitallappen zerstört, so stellt sich in der Regel eine homonyme Halbseitenblindheit, auch als *homonyme Hemianopsie* bezeichnet, ein. Das bedeutet, dass an jedem Auge die gleiche (z. B. die rechte) Hälfte des Gesichtsfeldes erblindet ist. Der Grund für diese Art des Gesichtsfeldausfalls ist anatomischer Natur, wie Abbildung 3 entnommen werden kann.

Doch auch beim Menschen können nach einer Schädigung des Okzipitallappens Sehfunktionen zurückgewonnen werden. Sehfunktionen können sich innerhalb von Monaten nach einer Hirnschädigung spontan erholen. Bei zahlreichen Patienten, die nach einer Hirnschädigung teilweise erblindet waren und keine Anzeichen einer Spontanerholung zeigten, war ein systematisches Sehtraining erfolgreich. Der deutsche Arzt Poppelreuter[20] wies schon zur Zeit des Ersten Weltkriegs an hirnverletzten Soldaten nach, dass ein Sehtraining die Rückkehr von Sehleistungen förderte. J. Zihl[131–133] konnte das nach einer Hirnschädigung teilweise erblindete Gesichtsfeld erwachsener Patienten durch ein systematisches Gesichtsfeldtraining vergrößern. Die Befunde von Zihl wurden in mehreren späteren Untersuchungen bestätigt. Der Autor zeigte, dass Kinder, die aufgrund einer Hirnschädigung teilweise oder vollständig erblindet waren und deren Sehleistungen nicht innerhalb eines Jahres zurückkehrten, innerhalb von drei Monaten ein Gesichtsfeld normaler Größe ausbilden können, wenn man die blinden Bereiche täglich mit Lichtpunkten hoher Leuchtdichte reizt.[138, 139] Es kann heute als gesichert gelten, dass in einem Gesichtsfeld, das aufgrund einer Hirnschädigung erblindet ist, durch ein systematisches Gesichtsfeldtraining Sehfunktionen wiederhergestellt werden können. Eine vom Autor entwickelte Trainingssoftware zur Wiederherstellung von Sehfunktionen nach Schlaganfall oder anderen Verletzungen des Gehirns erlaubt sogar, ein solches Training selbständig zu Hause mit minimalen Kosten durchzuführen (www.celeco.de Sehtraining).

Eine Erholung von Sehleistungen ist in der Regel nur bei denjenigen Patienten zu erwarten, bei denen noch funktionsfähiges Hirngewebe im Sehsystem vorhanden ist, das visuelle Leistungen im Laufe des Sehtrainings übernehmen kann. Nach einem erfolgreichen Sehtraining waren Lichtreize in der Lage, den geschädigten Okzipitallappen solcher Patienten, die Sehfunktionen zurückgewonnen hatten, durch Lichtreize zu aktivieren. Waren die Patienten jedoch trotz des Sehtrainings blind geblieben, so war keine Aktivierung im geschädigten Okzipitallappen zu finden.[139]

6.4 Sehfunktionen nach Verlust einer Großhirnhälfte

Diese Ergebnisse lassen vermuten, dass die Funktion des Okzipitallappens beim Menschen notwendig für die Entstehung eines bewussten Seheindrucks ist, aber sie beweisen dies noch nicht. Es ist nicht ausgeschlossen, dass in den Fällen, in denen der Okzipitallappen keine Funktion mehr zurückgewinnt, andere Hirnstrukturen die Entwicklung von Sehfunktionen vermittelten. Insbesondere kann man fragen, ob die noch intakte Hirnhemisphäre in der Lage ist, die Sehfunktionen im gesamten Gesichtsfeld zu vermitteln, nachdem Patienten eine Hirnhälfte neurochirurgisch entfernt wurde. Eine solche Hypothese widerspricht zwar der heutigen Lehrmeinung, muss aber dennoch überprüft werden. Lund und Peters[140] stellten bereits 1964 fest, dass bei Patienten, denen eine Hirnhemisphäre fehlte, nicht, wie erwartet, eine gesamte Gesichtsfeldhälfte erblindet war. In der Gesichtsfeldhälfte, in der alle Reize durch die Hemisphäre verarbeitet werden, die nun fehlte, waren noch Restfunktionen nachweisbar. Diese Restfunktionen bestanden darin, dass sich innerhalb der Gesichtsfeldhälfte, die eigentlich blind sein sollte, entlang der vertikalen Grenze zwischen dem linken und rechten visuellen Halbfeld, in einem schmalen Streifen, noch Sehfunktionen erhalten hatten. Dieser Befund wurde etwa 30 Jahre später bestätigt.[141]

Man nahm an, dass die visuelle Information über Lichtreize in diesem Streifen von beiden Hirnhälften verarbeitet wird. Fehlt eine Hemisphäre, so werden die Sehfunktionen innerhalb des besagten Streifens im Gesichtsfeld nach wie vor durch die verbliebene Hemisphäre vermittelt. Es zeigte sich sogar, dass eine Hirnhälfte, entgegen aller Lehrmeinung, in Einzelfällen im gesamten Gesichtsfeld Sehfunktionen vermitteln kann. Der Autor untersuchte ein Kind, dessen linke Hirnhemisphäre im Alter von drei Monaten chirurgisch entfernt worden war.[142] Die Untersuchungen des Gesichtsfeldes fanden im Alter von fünf und elf Jahren statt und hatten beide Male genau das gleiche Ergebnis: Obwohl eine Hirnhemisphäre entfernt worden war, hatte das Kind ein völlig normal ausgedehntes Gesichtsfeld. In der Gesichtsfeldhälfte, die normalerweise durch die Hirnhemisphäre repräsentiert wird, die entfernt worden war, benötigte das Kind lediglich etwas lichtstärkere Reize, um diese zu entdecken. Das Kind konnte die Lichtreize nicht nur entdecken, sondern auch lokalisieren und verbal beschreiben.

Bei einem achtzehnjährigen Patienten, den der Autor untersuchte,[142] war die rechte Hemisphäre aufgrund nicht beherrschbarer Epilepsie im Alter von elf Jahren chirurgisch entfernt worden und die linke Hälfte der Gesichtsfelder beider Augen war daraufhin erblindet. Noch im Alter von dreizehn Jahren waren keinerlei Restfunktionen in diesem erblindeten Gesichtsfeldbereich nachweisbar. Der Patient berichtete, weder Lichtpunkte in diesem Gesichtsfeldbereich zu sehen, noch war er in der Lage, die Anwesenheit von Lichtpunkten in diesem Bereich zu erraten. Doch im Laufe der Zeit berichtete der Patient, in diesem zuvor blinden Gesichtsfeldbereich Licht zu sehen. Daraufhin wurde das Gesichtsfeld genau untersucht. Der Patient saß dazu vor einem Monitor und blickte zu einer Markierung in dessen Mitte. Der Kopf war stabilisiert. Die Fixation wurde über eine Infrarot-Videokamera kontrolliert. Auch hier wurde der mögliche Einfluss des Streulichts sicher ausgeschlossen. Der Patient sollte immer auf einen Knopf drücken, sobald er Licht in dem zuvor blinden Bereich sah. Es zeigte sich, dass der Patient mit der Zeit tatsächlich Sehfunktionen in dem zuvor blinden Bereich entwickelt hatte. Doch auch dieser Patient benötigte Lichtpunkte einer höheren Leuchtdichte als ein gesunder Patient, damit die Lichtpunkte im zuvor blinden Bereich gesehen wurden. Das Besondere im Fall dieses Patienten war, dass in seinem linken visuellen Halbfeld sich erst Jahre nachdem eine Hirnhemisphäre entfernt worden war, Sehleistungen im ehemals blinden Bereich entwickelten. Da dieses Halbfeld seine visuelle Information normalerweise ausschließlich in die rechte Hirnhälfte schickt, die bei dem Patienten jedoch entfernt worden war, hätte er eigentlich nichts sehen dürfen. Wir führten daraufhin eine funktionelle Kernspintomographie durch. Diese misst eine Erhöhung der Durchblutung eines Areals, wodurch Rückschlüsse auf dessen Aktivierung bei Darbietung bestimmter Reize möglich sind. Wir fanden, dass Lichtreize im zuvor blinden linken visuellen Halbfeld Neuronen im Okzipitallappen der linken Hemisphäre aktivierten, was nach offizieller Lehrmeinung ausgeschlossen war. Nach bisheriger Auffassung verarbeitet die linke Hemisphäre nur Reize im rechten visuellen Halbfeld. Offenbar hatten sich unübliche Faserverbindungen zum Okzipitallappen der linken Hemisphäre etabliert und dort den bewussten Seheindruck hergestellt. Diese Befunde des Autors, die zeigen, dass auch beim Menschen Sehfunktionen in einem visuellen Halbfeld möglich sind, obwohl die Hirnhälfte, in der normalerweise nur Reize aus diesem Halbfeld verarbeitet werden, fehlt, wurden wenige Jahre später von anderen Autoren bestätigt.[143]

6.5 Seh- und Hörfunktionen nach Verlust beider Großhirnhälften

Aus der Entwicklungsgeschichte wissen wir, dass unsere Gehirne aus primitiven Gehirnen von Vorfahren, die lange vor der Entstehung der Säugetiere lebten, hervorgegangen sind. Sehr frühe Vorfahren, die die Erde vor mehreren hundert Millionen Jahren, lange vor der Blütezeit der großen Saurier, bevölkerten, verfügten noch über kein Großhirn. Die für das Leben wichtigen Funktionen wurden allein vom Stammhirn gesteuert. Das Großhirn, wie es heute lebende Säugetiere und auch der Mensch besitzen, ist erst das Ergebnis einer späteren Entwicklung. Da aber der Hirnstamm bereits zur Steuerung aller für das Leben notwendigen Funktionen in der Lage war, wäre zu vermuten, dass bereits er rudimentäre Bewusstseinsfunktionen entstehen ließ. In der Tat enthält der menschliche Hirnstamm Strukturen, deren Funktion notwendig für die Aufrechterhaltung bewusster Leistungen ist. Aber reichen Strukturen des Hirnstamms bereits aus, um Sehleistungen zu generieren?

Um zu überprüfen, ob der Hirnstamm des Menschen Sehleistungen hervorbringt, müssen wir Patienten untersuchen, deren Großhirn völlig fehlt. Der Autor untersuchte in den letzten Jahren mehrere Kinder mit fehlendem Großhirn. Diese Kinder sind zwar wach, bewegen sich, kauen, schlucken, gähnen, schreien, sind jedoch nicht in der Lage zu gehen, können Sprache nicht verstehen und keine Sprache erwerben. Die meisten dieser Kinder reagieren weder auf Lichtreize noch auf Töne oder auf Berührungsreize. Doch zeigt der Fall von drei Kindern, dass der Hirnstamm allein sowohl visuelle Reize als auch Hörreize entdecken und lokalisieren kann und eine Zuwendebewegung des Kopfes zu der Reizquelle zu steuern vermag.[144]

Im ersten Fall handelte es sich um ein zweijähriges Mädchen, dessen Großhirn fehlte. Lediglich an der Hirnbasis waren noch geringe Reste beider Temporallappen und des Frontallappens vorhanden. Der gesamte Okzipitallappen und der Parietallappen waren nicht vorhanden (Abb. 5). Ebenso fehlten der größte Teil des Frontallappens und die oberen Anteile der Temporallappen beider Hirnhälften. Bot man im Gesichtsfeld des Kindes Lichtpunkte, so war keine Reaktion festzustellen. Doch verfolgte das Kind eine bewegte Streifentrommel, wenn diese sich nach links oder rechts bewegte, mit Augen- und Kopfbewegungen. Ebenso wurden Gesichter, die sich horizontal von links nach rechts oder von rechts nach links bewegten, mit Augen und Kopf verfolgt. Solche Folgebewegungen der Augen und des Kopfes ließen sich in allen 20 Versuchsdurchgängen nachweisen. In Kontrolluntersuchungen, in denen die Augen- und Kopfbewegungen des Kindes registriert wurden, während derer die Reize jedoch für das Kind unsichtbar hinter einer Leinwand bewegt wurden, bestand kein Zusammenhang zwischen der Bewegung der Reize und Augen- oder Kopfbewegungen des Kindes. Diese Ergebnisse zeigen, dass die visuelle Verarbeitung dieser bewegten Objekte möglicherweise allein durch den Hirnstamm erfolgte. Da noch ein Rest des Großhirns verblieben war, kann allerdings nicht völlig ausgeschlossen werden, dass dieses Resthirn an der Verarbeitung visueller Reize beteiligt war. Eine solche Beteiligung wäre allerdings sehr ungewöhnlich, da es sich bei dem Resthirn um Gehirnstrukturen handelt, die normalerweise keine Fasern aus dem (primären) Sehsystem erhalten. Es müssten sich deshalb unübliche funktionsfähige Faserverbindungen etabliert haben.

Als eine Leistung des Hirnstamms waren visuelle Restfunktionen eines ein Jahr alten Jungen zu interpretieren, bei dem das Großhirn nach einem schweren Sauerstoffmangel bis auf einige narbige Gewebsreste völlig abgebaut war. Der Junge zeigte sichere Zuwendebewegungen der Augen und des Kopfes zu Lichtreizen (einer Leuchtdichte über

6300 cd/m^2), die in der linken Gesichtsfeldhälfte gezeigt wurden. Reize in der rechten Gesichtsfeldhälfte konnten dagegen keine Reaktion auslösen, selbst wenn sie eine weit höhere Leuchtdichte besaßen. In diesem Fall kann angenommen werden, dass die visuellen Reize vom Hirnstamm verarbeitet wurden, da funktionsfähiges Großhirngewebe nicht zur Verfügung stand.

Das Beispiel eines siebenjährigen Jungen ohne Großhirn[144] verdeutlicht, dass der Hirnstamm allein auch in der Lage ist, Hörreize und Berührungsreize zu entdecken und zu lokalisieren. Ein Geräusch einer Lautstärke von 85 dB in einer Entfernung von 20 cm vom linken oder rechten Ohr löste eindeutige langsame Zuwendebewegungen des Kopfes zur Geräuschquelle aus. Eine Kontrolluntersuchung, in der die gleichen Bedingungen wie in der wirklichen Untersuchung bestanden, außer der, dass kein Geräusch appliziert wurde, ergab keine Zuwendebewegungen. Strich man über den Kopf des Kindes, so erfolgte unmittelbar und eindeutig ein Lächeln. Bei diesem Kind fehlte das Großhirn völlig, wohingegen der Hirnstamm und sowohl der zu ihm führende Hörnerv als auch der Sehnerv gut erhalten waren. Da das Großhirn fehlte, ist es unzweifelhaft, dass die beschriebenen Reaktionen durch den Hirnstamm vermittelt wurden. Doch können wir nicht sagen, ob es sich dabei um bewusste Leistungen handelte. Kinder ohne Großhirn sind nicht in der Lage, an Tests teilzunehmen, die uns erlauben nachzuprüfen, ob sie auf mentalistische Weise feststellen können, dass sie über diese beschriebenen Seh- oder Hörleistungen verfügen. Deshalb können wir darüber, ob diese Seh- und Hörleistungen nur unbewusst ablaufen oder ob sie das Niveau bewusster Empfindungen erreichen, keine Aussage machen. Damit müssen wir uns auch einer Aussage darüber, ob der Hirnstamm bewusste Empfindungen generiert, enthalten. So wissen wir nicht, ob Kinder ohne Großhirn zu einer bewussten Empfindung fähig sind, obwohl manche von ihnen Seh- und Hörleistungen zeigen. Auf visuelle Reize und Hörreize zu reagieren bedeutet schließlich nicht, dass auch bewusste Empfindungen durch diese Reize hervorgerufen werden.

Diese Ergebnisse der Untersuchung von Kindern ohne Großhirn widersprechen der immer wieder geäußerten Hypothese, die Fähigkeit, richtig zu erraten, ob visuelle Reize an- oder abwesend sind, an welchem Ort diese sich befinden und welche Form und Farbe sie haben, obwohl die Patienten berichten, nichts zu sehen, würde durch entwicklungsgeschichtlich alte Strukturen des Hirnstamms bestimmt. Nach den bisher vorliegenden Befunden[144] kann der Hirnstamm beim Menschen nur visuelle Leistungen in einem kleinen Bereich im Zentrum des Gesichtsfeldes (dem fovealen und parafovealen Bereich) vermitteln. Dies fügt sich auch in die entwicklungsneurologischen Ergebnisse ein, wonach das menschliche Gesichtsfeld bei der Geburt nur einen relativ kleinen Bereich im Gesichtsfeldzentrum umfasst. Im Laufe des ersten Lebensjahres, mit der Reifung des Großhirns, dehnt sich das Gesichtsfeld aus. Im Alter von einem Jahr ist die Ausdehnung des Gesichtsfeldes eines Erwachsenen schon fast erreicht.

Die bisherigen Erkenntnisse sprechen also dafür, dass die Funktion des Großhirns notwendig ist für alle visuellen Funktionen außerhalb des Gesichtsfeldzentrums (der Fovea). Das bedeutet, dass die beschriebenen, als *unbewusst* bezeichneten Sehfunktionen, bei denen die Patienten rieten, ob der Reiz anwesend war und welche Eigenschaften er hatte, durch das Großhirn vermittelt wurden. Visuelle Leistungen, die in Gesichtsfeldbereichen außerhalb des Gesichtsfeldzentrums nachweisbar sind, in denen die Patienten über keine Sehempfindungen berichten, müssen deshalb durch Restfunktionen des geschädigten Großhirns zustande kommen. Diese Großhirnstrukturen sind dann durch die Hirnschädigung in ihrer Funktion so eingeschränkt, dass die Patienten den zugeordneten Gesichtsfeldbereich als blind empfinden. Dennoch lassen sich einfache Sehfunktionen nachweisen, wenn die Patienten raten. Dies bedeutet, dass neuronale Aktivität im Großhirn allein noch nicht ausreicht, um das herzustellen, was von den Probanden als visuelle Erfahrung und als Sehen bezeichnet wird. Zu bewusstem Sehen bedarf es offenbar einer bestimmten Art neuronaler Aktivität.

Um Hinweise dafür zu finden, ob neuronale Netzwerke des Hirnstamms einschließlich der Colliculi superiores bewusste Empfindungen hervorbringen können, muss man Patienten untersuchen, bei denen eine Hirnhemisphäre vollständig fehlt und die noch vorhandene Hemisphäre die Sehfunktionen der fehlenden Hemisphäre nicht übernimmt. An Kindern ohne Großhirn haben wir bereits nachgewiesen,[144] dass in diesen Fällen das Gesichtsfeldzentrum nur noch rudimentäre Sehleistungen vermitteln kann. Jetzt ist zu untersuchen, ob Patienten, deren zentraler Gesichtsfeldbereich aufgrund des Fehlens eines funktionsfähigen Okzipitallappens oder einer Hirnhemisphäre erblindet ist, im zentralen Gesichtsfeldbereich (dessen Leistungen durch den Hirnstamm vermittelt werden können) über bewusste Wahrnehmung verfügen. Nach dem Verlust eines Okzipitallappens oder einer Hemisphäre ist der zentrale Bereich des Gesichtsfeldes (die Makula) nicht genau bis zur Mitte erblindet. In der Regel sind noch in einem kleinen Teil der Makula auf der Seite des sonst erblindeten visuellen Halbfeldes (also kontralateral zur fehlenden Hirnhemisphäre) Sehfunktionen erhalten (sogenanntes *macula sparing*; in Untersuchungen des Autors reichte dieser ausgesparte, sehende Bereich bis etwa 31/2 Bogengrad Exzentrizität). Diese Aussparung kann dadurch zustande kommen, dass ein Teil des makulären Bereichs in beiden Hirnhälften repräsentiert ist. Ist aber nach Verlust eines Okzipitallappens ein Teil der Makula erblindet, so bedeutet dies, dass in diesem Bereich die Sehfunktionen nicht von der noch intakten Hemisphäre übernommen wurden. Schließlich sind die Sehfunktionen in diesem Bereich ja durch den Verlust einer Hirnhemisphäre verloren gegangen.

Lösen visuelle Reize, die in diesem Bereich auftauchen, irgendwelche bewussten Empfindungen aus, so könnten diese vom Hirnstamm generiert worden sein. Es ist aber auch denkbar, dass die verbliebene Hemisphäre kein bewusstes Sehen, sondern andersartige Empfindungen in dem erblindeten Bereich vermittelt. Treten also nach Reizung in diesem Bereich Empfindungen auf, so kann man nicht sagen, ob sie durch die verbliebene Hemisphäre oder den Hirnstamm vermittelt wurden. Treten aber keine wie auch immer gearteten Empfindungen auf, so kann man schließen, dass Reizung in dem erblindeten Makulabereich weder in der noch existierenden Hirnhemisphäre noch im Hirnstamm irgendwie geartete Empfindungen hervorruft. Da wir bereits gezeigt haben, dass im makulären Bereich visuelle Reize vom Hirnstamm verarbeitet werden können, muss also derjenige erblindete Bereich dieser Patienten visuell gereizt werden, der in den zentralen (makulären) Bereich hineinreicht. Dazu zeigt man diesen Patienten nach einem Tonsignal in 50 % der Durchgänge einen Lichtpunkt im erblindeten makulären Gesichtsfeld und in den übrigen Durchgängen keinen Lichtpunkt. Nach jedem Tonsignal sollen die Patienten angeben, ob sie irgendeinen Unterschied zwischen den Versuchsdurchgängen feststellen können. Auf diese Weise lässt sich in einer Reihe von Versuchsdurchgängen prüfen, ob die Patienten zwischen den Durchgängen, in denen ein Lichtpunkt geboten wurde, und solchen Versuchsdurchgängen, in denen kein Lichtpunkt geboten wurde, einen Unterschied bemerken, d. h., in welchen Versuchsdurchgängen sie eine Empfindung haben, die sie in anderen Versuchsdurchgängen nicht haben. Keiner der vom Autor untersuchten Patienten hatte, wenn ein Lichtpunkt geboten wurde, andere Empfindungen, als wenn kein Lichtpunkt anwesend war. Dies legt die Vermutung nahe, dass nach dem Verlust beider Großhirnhemisphären visuelle Reize im Hirnstamm keine bewussten Erfahrungen erzeugen. Alle bisherigen Ergebnisse deuten somit darauf hin, dass bei visueller Reizung bewusste Seherfahrung oder andersartige bewusste Empfindungen nur durch die Aktivität des Großhirns zustande kommen.

6.6 Wie das Großhirn bewusstes Sehen vermittelt

Welcher Art diese Aktivität sein könnte, zeigt der folgende Fall eines bereits oben erwähnten hirngeschädigten Patienten.[128] Der 54-jährige Patient hatte einen Schlaganfall erlitten, durch den für das Sehen notwendige Nervenzellverbände des Okzipitallappens der rechten Hirnhemisphäre geschädigt wurden. Zeigte man einen Lichtpunkt für 500 Millisekunden an verschiedenen Orten in der linken Gesichtsfeldhälfte, so fanden sich Bereiche, in denen der Patient berichtete, den Lichtpunkt in normaler Weise zu sehen. In einem Areal, das an diese Bereiche angrenzte, sah der Patient eine Art Lichtschimmer, ohne den Lichtreiz deutlich zu erkennen. An diesen Bereich schloss sich ein Areal an, in dem der Patient jedes Mal, wenn ein Lichtpunkt in diesem Areal gezeigt wurde, berichtete, das deutliche Gefühl zu haben, es befinde sich etwas in diesem Gesichtsfeldbereich, er könne aber überhaupt nichts sehen. Diesen Bereich beschrieb der Patient als blind. Das darauffolgende Areal war erblindet. Hier löste ein Lichtreiz keinerlei Empfindungen mehr aus (Abb. 15 A). Nach drei Sitzungen, in denen der Autor den Lichtpunkt mindestens 200-mal geboten hatte, begann sich eine Veränderung in diesen Gesichtsfeldbereichen einzustellen. Am Abend sah der Patient im Zentrum des blinden Gesichtsfeldbereichs eine Motte flattern, die jedoch in Wirklichkeit nicht existierte. Obwohl diese Motte völlig lebensecht schien, war sie ein Produkt der erwachten Spontanaktivität eines Großhirnbereichs. In dem übrigen blinden Areal berichtete der Patient über den visuellen Eindruck sich bewegender weißer Maden. Als

Abb. 15 A

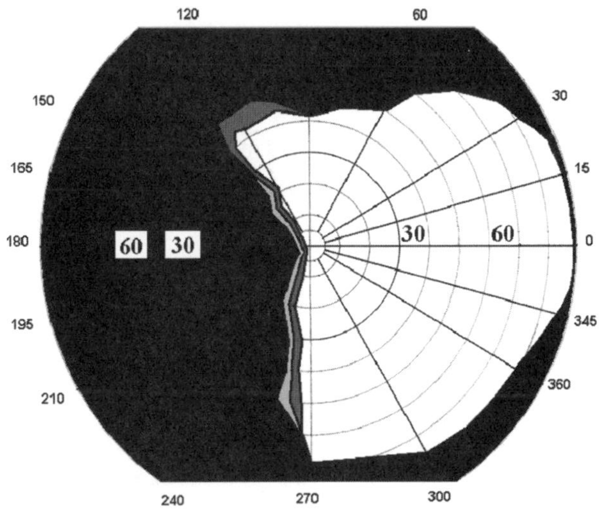

Abb. 15 B

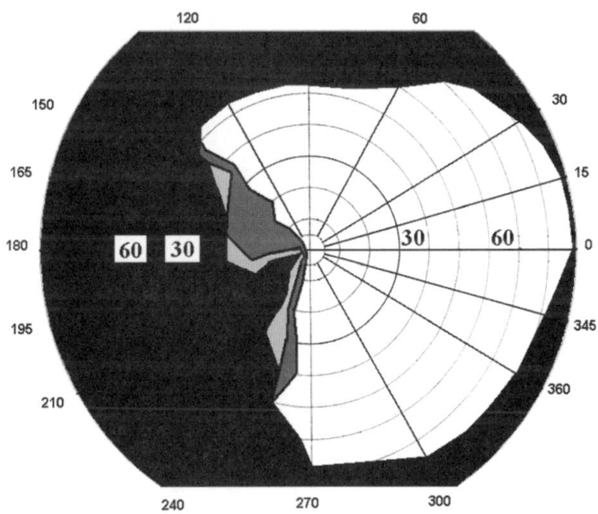

Abbildung 15: Gesichtsfeld eines hirngeschädigten Patienten vor und nach systematischer Stimulation des Gesichtsfeldes. Schwarz: Völlig blinder Bereich, hellgrau: Bereich, in dem der Patient nichts sehen konnte, aber das Gefühl der Anwesenheit eines Reizes hatte, sobald ein Reiz in diesem Gesichtsfeldbereich erschien. Dunkelgrau: Bereich, in dem der Patient einen Schimmer wahrnehmen konnte, wenn ein Reiz erschien. Weiß: normales Gesichtsfeld. **A:** vor systematischer Stimulation; **B:** nach systematischer Stimulation (aus Werth 2008[128]).

der Patient am nächsten Tag zur Untersuchung kam, hatten die beschriebenen Gesichtsfeldbereiche sich verschoben und zum Teil vergrößert (Abb. 15 B). Der Bereich, in dem der Patient nur das Gefühl der Anwesenheit eines Reizes hatte, ohne jedoch etwas zu sehen, hatte sich ein ganzes Stück (22 Bogengrad) in den Bereich verschoben, in dem ein Reiz zuvor keinerlei Empfindung hervorrief, der also völlig unerregbar war. Vermutlich waren Neuronenverbände im Gehirn, die diesen Bereich der Netzhaut repräsentierten, noch nicht völlig abgestorben und durch die vielen Reizdarbietungen während der letzten Sitzungen wieder zu einer gewissen Aktivität angeregt worden. Die zurückgewonnene Aktivität war offenbar so schwach, dass ein Reiz zwar das Gefühl der Anwesenheit eines Reizes vermitteln konnte, doch zu einem Seheindruck reichte diese Aktivität nicht aus. Dies war erst in dem angrenzenden Areal möglich, in dem der Patient eine Art Lichtschimmer sah. Dieser Bereich hatte sich deutlich vergrößert. Er umfasste jetzt einen Gesichtsfeldbereich, in dem der Patient zuvor nur das Gefühl der Anwesenheit eines Reizes hatte, und einen Teil des zuvor völlig unerregbaren blinden Bereichs. Offenbar waren die Nervenzellverbände, die den Bereich repräsentieren, in dem der Patient schon in der ersten Sitzung nur das Gefühl der Anwesenheit eines Reizes hatte, und ein Teil des völlig unerregbaren Bereichs so weit aktiviert worden, dass ein Seheindruck entstand. Der Bereich, in dem der Patient den Lichtpunkt auch in seiner Form sah, hatte sich jedoch nicht entscheidend verändert. Nach einer Pause von zwei Monaten, in deren Verlauf das Gesichtsfeld nicht mit Lichtreizen stimuliert wurde, ergab eine neuerliche Untersuchung, dass die unterschiedlichen Areale wieder ihre Form und Ausdehnung angenommen hatten, die sie schon bei der ersten Untersuchung hatten und wie sie Abbildung 15 A darstellt. Als zwei Monate lang keine Stimulation mehr stattgefunden hatte, waren die Neuronenverbände, die die beschriebenen Gesichtsfeldareale repräsentieren, vermutlich wieder auf ihr geringeres Aktivierungsniveau, das sie von Anfang an hatten, zurückgefallen.

Dies wird auch durch eine neuere Untersuchung bestätigt. Radeova et al.[145] fanden bei einer Patientin, die einen Schlaganfall erlitten hatte, noch eine Restfähigkeit, die darin bestand, dass die Patientin die Bewegungsrichtung, Form und Farbe von Reizen überzufällig häufig zu entdecken vermochte. Sie versicherte jedoch, weder Bewegungsrichtung noch Form und Farbe zu sehen und diese zu erraten. Allein die Anwesenheit von bewegten oder flackernden Reizen konnte die Patientin in dem betreffenden visuellen Halbfeld *bewusst* wahrnehmen. Die Erregbarkeit visueller Areale in der Hirnrinde wurde mit der funktionellen Magnetresonanztomographie gemessen. Dabei werden erregbare Zonen während der visuellen Stimulation jener Gesichtsfeldareale, die von Interesse sind, auf Schnittbildern des Gehirns dargestellt. Im Fall der Patientin zeigten sich in der vom Infarkt betroffenen Hirnrinde (Area V1, vgl. Abb. 16), in der die Fasern der Sehstrahlung enden, noch erregbare Zonen. Diese Zonen verarbeiteten Reize in denjenigen stimulierten Netzhautabschnitten, in denen sie dies auch im gesunden Gehirn tun. Es hatten also nicht andere (nichtgeschädigte) Hirngebiete die Verarbeitung der visuellen Reize übernommen.

Die Ergebnisse sprechen dafür, dass bewusstes Sehen ein funktionsfähiges Großhirn voraussetzt. Wie wir gesehen haben, gibt es Patienten, bei denen eine einzige Großhirnhemisphäre für bewusstes Sehen im gesamten Gesichtsfeld ausreicht. Doch die Tatsache allein, dass der Okzipitallappen mindestens einer Großhirnhemisphäre aktiv ist, ist nicht hinreichend dafür, dass die Patienten berichten, etwas zu sehen. Wird das Großhirn nur schwach aktiviert, so können die Patienten überzufällig richtig erraten, ob ein Reiz anwesend ist, an welchem Ort er sich befindet und welche Form und Farbe er hat, ohne zu berichten, sie sähen den Lichtpunkt. Fehlt das Großhirn, so sind nur rudimentäre Seh- und Hörfunktionen möglich, wobei es zweifelhaft bleiben muss, ob es sich dabei um bewusste Seh- und Hörfunktionen handelt.

Vor dem Hintergrund dieser Befunde stellt sich die Frage, wie ein neuronales Netzwerk beschaffen sein muss, damit ankommende Information eine bewusste Sehempfindung, eine bewusste Hörempfindung oder eine bewusste Tastempfindung etc. hervorruft. Betrachten wir dazu exemplarisch die neuronalen Mechanismen der Verarbeitung visueller Reize, die notwendig sind, damit es zu einer bewussten Sehempfindung kommt.

6.7 Neuronale Verschaltungen, in denen bewusstes Sehen entsteht

Unter natürlichen Bedingungen stammt die Information, die der visuelle Cortex erhält, aus der Netzhaut. Wie wir bereits beschrieben haben, befinden sich in ihr die Somata von Neuronen (Ganglienzellen), deren

Axone die Netzhaut verlassen und sich zum Sehnerv bündeln. Dass wir bereits in der Netzhaut, die eigentlich ein Rezeptororgan ist, Neuronen finden, hat seinen Grund darin, dass es sich bei der Netzhaut entwicklungsgeschichtlich um einen ausgelagerten Hirnteil handelt. Die Ganglienzellen der Netzhaut empfangen ihre Information über die visuelle Außenwelt von lichtempfindlichen Rezeptoren (Stäbchen und Zäpfchen), die mit einem Netzwerk von Interneuronen (gebildet aus Horizontalzellen, Bipolarzellen und Amakrinzellen) in Verbindung stehen. Diese übertragen die von den Rezeptoren eingehende Information auf die Ganglienzellen.

Über den Sehnerv gelangt die Information in den lateralen Kniehöcker des Thalamus. Dies ist eine Struktur des Hirnstamms, in der bereits eine einfache Verschaltung mit anderen Neuronen stattfindet. Die Axone der Ganglienzellen der Netzhaut enden hier in sechs übereinanderliegenden Schichten. Jede Schicht erhält nur Verbindungen aus einem bestimmten Auge. Die Information wird hier auf Neuronen übertragen, deren Somata sich im lateralen Kniehöcker befinden. Ihre Axone (i. e. Fortsätze) bilden die Sehstrahlung, die im visuellen Cortex (genauer: der Area V1 und zu geringen Teilen auch in Area V2 und V3) endet (vgl. Abb. 14 und 16).

Die Axone der Neuronen des lateralen Kniehöckers haben ihre Zielgebiete in mosaikartigen Strukturen von Area V1.[146, 147] Diese mosaikartigen Strukturen erscheinen, wenn der Cortex in bestimmter Weise angefärbt wird. Dann zeigt sich in Area V1 ein aus hellen und dunklen Flecken eines Durchmessers von etwa 0,2 mm bestehendes Muster. Die dunklen Flecken werden als Blobs, die hellen als Interblobs bezeichnet. Axone von Neuronen aus den sogenannten parvozellulären Schichten des lateralen Kniehöckers, die vor allem Information über die Form visueller Reize verarbeiten, enden in den Interblob-Regionen. Von hier wird die Information weitergeleitet zu wiederum streifenförmigen Strukturen in Area V2. Auch diese Streifen erscheinen in Area V2 erst, wenn man dieses Gebiet anfärbt. Schließlich gelangt die Information in Area V4, wo die Information über die Form visueller Reize weiterverarbeitet wird.[148] Zellen aus den sogenannten magnozellulären Schichten des lateralen Kniehöckers, die vor allem Bewegungsinformation verarbeiten und Tiefensehen vermitteln, enden ebenfalls in den Interblobs der Area V1. Von hier erfolgt die Weiterleitung zu den dunkel und den

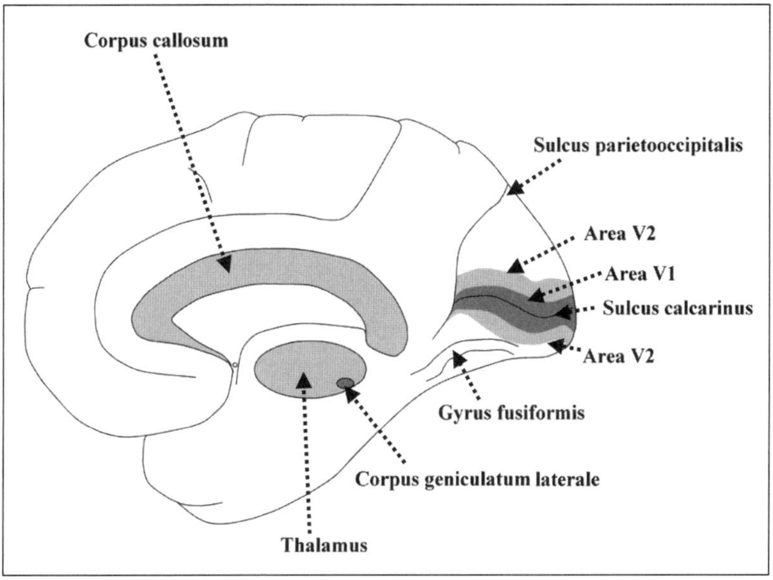

Abbildung 16: Vertikal (sagittal) ausgeführter Schnitt durch ein menschliches Gehirn und Darstellung des visuellen Systems.

hell angefärbten Streifen der Area V2 und schließlich zur Area MT (V5), in der Information über Bewegung und räumliche Tiefe von Szenen analysiert wird.[149] Die einzigen Axone, von denen die Blobs Input aus dem lateralen Kniehöcker erhalten, sind koniozelluläre Neuronen,[150] die möglicherweise mit der Analyse von Farbinformation beschäftigt sind. Von den Blobs der Area V1 ziehen Verbindungen zu den dunkel angefärbten Streifen der Area V2 (Abb. 14 und 16).[146, 151]

Neuronen aus magno- und aus parvozellulären Schichten des lateralen Kniehöckers, deren rezeptive Felder eine bestimmte Orientierung des Reizes bevorzugen, sind in säulenartigen Strukturen eines Durchmessers von 0,03 bis 0,1 mm zusammengefasst, die senkrecht zur Cortexoberfläche verlaufen (Abb. 17).[152] Neuronen einer Säule bevorzugen Reize, deren Orientierung nur um einen bestimmten Betrag von der Orientierung der Reize abweicht, die die Neuronen der unmittelbar benachbarten Säule präferieren. So ändert sich die bevorzugte Orientierung von Säule zu Säule um einen bestimmten Betrag, bis eine Abfolge dieser Orientierungssäulen eine sukzessive Drehung der Orientierung der bevorzugten Reize um 180° repräsentiert. Diese Orientierungssäulen liegen wiederum in sogenannten okulären Dominanzsäulen. Das sind ebenfalls zur Cortexoberfläche senkrecht angeordnete säulenartige Strukturen, die ihren Input aus nur einem Auge empfangen. Anders gesagt, eine solche Dominanzsäule erhält Input ausschließlich aus einer Schicht des lateralen Kniehöckers, in der nur Axone der Ganglienzellen eines bestimmten Auges enden. Dominanzsäulen, die Input aus dem linken, und Dominanzsäulen, die Input aus dem rechten Auge erhalten, sind in einer räumlichen Abfolge angeordnet.[153] Okuläre Dominanzsäulen haben beim Menschen meist einen Durchmesser von 1 mm.[154] Eine Dominanzsäule enthält Orientierungssäulen, die eine Drehung um 180° repräsentieren, und zusätzlich für die Farbanalyse zuständige Blobs. Doch scheinen solche Dominanzsäulen keine Organisation des visuellen Cortex zu sein, die notwendig dafür ist, dass Sehen zustande kommt. Okuläre Dominanzsäulen fehlen z. B. bei der Maus, der Ratte, dem Eichhörnchen,

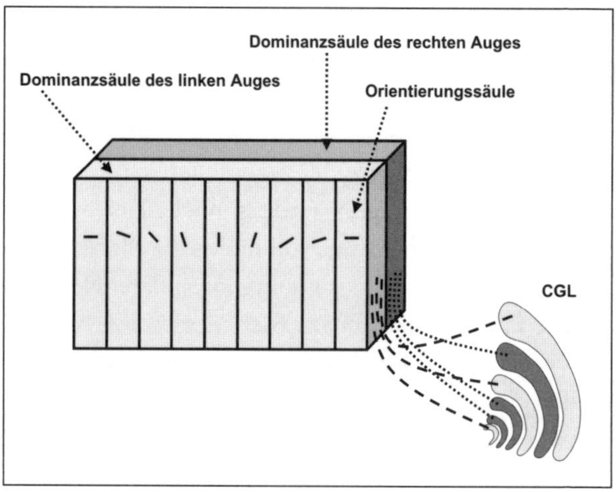

Abbildung 17: Säulenstruktur des visuellen Cortex. CGL: Corpus geniculatum laterale (lateraler Kniehöcker). Dies ist eine sechsschichtige Struktur des Gehirns. In jeder Schicht enden die Axone der Ganglienzellen aus einem Auge. Vom CGL zieht die Sehstrahlung zur Rinde (Cortex) des Okzipitallappens. Die Dominanzsäulen im Cortex erhalten nur Information aus einem Auge. Die in einer Orientierungssäule liegenden Zellen reagieren auf Reize einer bestimmten Orientierung. Die bevorzugte Orientierung der Zellen ändert sich von einer benachbarten Säule zur anderen um einen bestimmten Betrag, so dass nach einer bestimmten Anzahl aufeinanderfolgender Säulen alle Orientierungen des Reizes zwischen 0 und 180 Grad von den Zellen einer Säule bevorzugt wurden.

dem Kaninchen, der Ziege und dem Schaf,[155] die dennoch über Sehleistungen verfügen.

Die Eigenschaften von Neuronen des visuellen Cortex sind aber nicht, wie man vermuten sollte, in erster Linie durch den sensorischen Input aus dem lateralen Kniehöcker des Thalamus bestimmt. Schließlich erhält nur ein kleiner Teil der Neuronen der Großhirnrinde sensorischen Input aus dem lateralen Kniehöcker. Der überwiegende Teil der Synapsen stammt aus der Hirnrinde selbst, zu 80 % sogar aus dem gleichen Areal der Großhirnrinde. Hinzu kommt, dass 15 % der Synapsen, die von Neuronen der Hirnrinde zu anderen Neuronen der Hirnrinde gesandt werden, hemmenden Einfluss haben.[156] Es ist zu vermuten, dass der sensorische Input aus dem lateralen Kniehöcker durch Mikroschaltkreise in der Hirnrinde so verstärkt und wieder rückgeführt wird, dass die Schwelle der Neuronen, die von Axonen aus dem lateralen Kniehöcker innerviert werden, hinreichend angehoben wird, um Aktionspotentiale zu generieren.[157]

Der visuelle Cortex (i. e. die Großhirnrinde des Sehsystems) verarbeitet visuelle Reize in sechs parallel zur Cortexoberfläche verlaufenden Schichten (Abb. 18). Axone aus dem lateralen Kniehöcker (genauer: aus magnozellulären[158] und parvozellulären[146] Schichten des lateralen Kniehöckers), der direkten Input aus der Retina erhält, enden überwiegend in der 4. Schicht und zu einem geringen Teil in der 6. Schicht des visuellen Cortex. Die Schichten 2 und 3 des visuellen Cortex erhalten ihren einzigen direkten Input von sogenannten koniozellulären Neuronen des lateralen Kniehöckers,[159] die auch einen Input in die 4. Schicht des visuellen Cortex schicken. Im visuellen Cortex bilden die Axone aus dem lateralen Kniehöcker erregende Kontakte mit Sternzellen, die wiederum Pyramidenzellen kontaktieren. Allerdings macht bei Primaten, zu denen auch Menschen gehören, der Input vom lateralen Kniehöcker nur 6 bis 10 % des Inputs der Sternzellen in Schicht 4 aus. Die überwiegende Mehrheit (85 %) aller Synapsen des Cortex stammt nicht von Neuronen aus dem lateralen Kniehöcker. Der größte Anteil der Synapsen wird mit Axonen von Neuronen aus dem gleichen Areal der Großhirnrinde gebildet. Ein weit geringerer Anteil der Axone, die in einem Areal des Cortex Synapsen bilden, hat seinen Ursprung in anderen Arealen der gleichen Hirnhemisphäre oder in Arealen der anderen Hirnhemisphäre.[156, 157, 160–162] Die Sternzellen erhalten den größten Teil ihres Inputs von Pyramidenzellen der Schicht VI des gleichen Cortexareals oder von anderen Sternzellen des Cortex. Sternzellen schicken ihr Axon in Richtung Cortexoberfläche, wobei sie auch Kontakt mit dem (apikalen) Dendriten von Pyramidenzellen herstellen. Pyramidenzellen der oberen Schichten werden von Neuronen aus Arealen der gleichen wie auch der anderen Hirnhemisphäre sowie von Fasern subcortikalen Ursprungs aktiviert. Axone, die an der Basis von Pyramidenzellen entspringen, ziehen zu Neuronen anderer Schichten des gleichen Areals oder zu weiter entfernten Hirnarealen.

Neben erregenden Neuronen, die etwa 80 % der Neuronen des Cortex ausmachen, wurden zahlreiche Arten hemmender Interneurone beschrieben, deren Anteil an den Neuronen der Hirnrinde etwa 20 % beträgt.[161] Zu ihnen gehören verschiedene Arten von Korbzellen, Chandelier-Zellen, Martinotti-Zellen und Double-Bouquet-Zellen.[162–164] Pyramidenzellen und Sternzellen können andere Neuronen, z. B. andere Pyramidenzellen, Double-Bouquet-Zellen oder Korbzellen, innervieren.[156] Die Korbzellen üben hemmenden Einfluss auf zahlreiche andere Neuronen, etwa andere Korbzellen oder Pyramidenzellen, aus. Diese Korbzellen der 4. Schicht erhalten aber auch 13 % ihres Inputs von sensorischen Fasern aus dem Thalamus.[165] Die Axone der Korbzellen sind

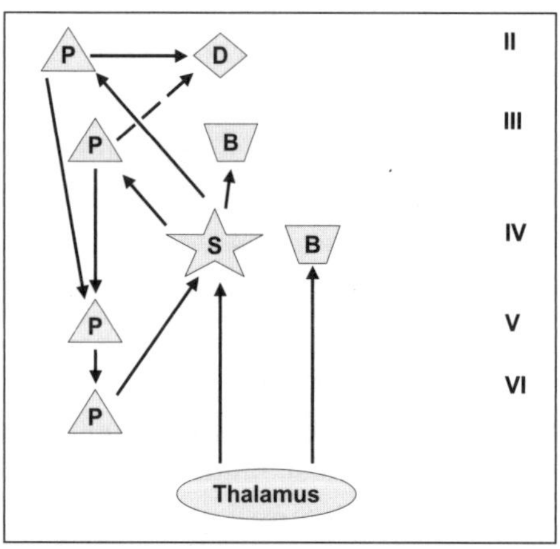

Abbildung 18: Der Schichtaufbau des Cortex (Hirnrinde). Pfeile repräsentieren aktivierende Verbindungen zwischen Neuronen und die Richtung, in der die Information fortgeleitet wird (nach Douglas & Martin 2004[161]). Römische Zahlen bezeichnen die jeweilige Schicht des Cortex (Schicht I wurde weggelassen). P: Pyramidenzellen, S: Sternzellen, B: Korbzellen, D: Double-Bouquet-Zellen.

weit verzweigt und bilden korbartige Geflechte um die Zellkörper der Pyramidenzellen. Andere hemmende Zellen kontaktieren die apikalen Dendriten der Pyramidenzellen und wieder andere hemmende Zellen haben Kontakt mit den Axonen von Pyramidenzellen.

Die Funktion dieser neuronalen Schaltkreise ist bis heute nicht vollständig geklärt. Die beschriebenen Verschaltungen neuronaler Netzwerke mögen schon recht komplex und auch verwirrend erscheinen. Doch in Wirklichkeit sind die Verschaltungen im Gehirn noch weit komplexer. Das ergibt sich zum einen daraus, dass auf einem einzigen Neuron mehrere tausend Synapsen anderer Neurone sitzen können, zum anderen auch aus dem Befund, dass ein Neuron nicht immer nur hemmende oder nur aktivierende Wirkung auf andere Neuronen hat. So kann dasselbe Axon einer Pyramidenzelle, das eine andere Pyramidenzelle und ein anderes Interneuron innerviert, auf eines dieser Neuronen einen hemmenden und auf das andere Neuron einen aktivierenden Einfluss haben.[166] Auch die bereits erwähnten Chandelier-Neurone, die exklusiv Pyramidenzellen innervieren, haben üblicherweise einen hemmenden Einfluss auf diese Neuronen, können jedoch auch Aktionspotentiale an Pyramidenzellen auslösen, also aktivierend sein.[164]

6.8 Elektrophysiologische Prozesse, die bewusstes Sehen erzeugen

Wir haben gesehen, welche Hirnareale für eine basale visuelle Reizverarbeitung, von der Patienten jedoch keine Kenntnis haben, hinreichend sind und welche Hirnstrukturen notwendig sind, damit ein im Gesichtsfeld auftauchender Reiz als gesehen berichtet wird.

Die notwendigen und hinreichenden Bedingungen für diese Reizverarbeitung sind in Vorgängen zu suchen, die in neuronalen Netzwerken unseres Gehirns ablaufen.

Die konzentrischen rezeptiven Felder der Ganglienzellen der Netzhaut wurden bereits beschrieben. Ihr Zentrum besteht aus einer On-Zone, um die die Off-Zone sich wie ein Ring legt, oder aus einer Off-Zone, um die sich eine On-Zone ringförmig ausbreitet. Solche konzentrischen rezeptiven Felder findet man nicht nur in der Netzhaut, sondern auch im lateralen Kniehöcker des Thalamus. Diese konzentrischen rezeptiven Felder des lateralen Kniehöckers sind das Ergebnis einer erneuten neuronalen Verschaltung und sind etwas größer als die rezeptiven Felder der

Ganglienzellen in der Netzhaut. Neuronen mit konzentrischen rezeptiven Feldern sind noch in Area V1 des visuellen Cortex (Abb. 14, 16) anzutreffen, doch finden sich hier auch Neuronen mit anderen rezeptiven Feldeigenschaften. Die in Area V1 nachweisbaren einfachen rezeptiven Felder sind länglich und haben parallel nebeneinander angeordnete On- und Off-Zonen. Die wirksamsten Reize für ein Neuron mit einem solchen rezeptiven Feld sind balkenförmige, lang gestreckte helle oder dunkle Flächen einer bestimmten Breite, Orientierung (horizontal oder vertikal) und Position innerhalb des rezeptiven Feldes. Dabei muss ein möglichst großer Bereich der On-Zone beleuchtet und ein möglichst großer Bereich der Off-Zone verdunkelt werden. Rezeptive Felder, die als komplex und hyperkomplex bezeichnet werden, erlauben keine eindeutige Abgrenzung von On- und Off-Zonen mehr.

Neuronen mit komplexen rezeptiven Feldern reagieren besonders intensiv auf Reize einer bestimmten Orientierung, die sich in einer bestimmten Richtung bewegen, während Bewegung in die entgegengesetzte Richtung die Frequenz der Aktionspotentiale verringert, die Zelle also hemmt. Dabei hat die Position des Reizes innerhalb des rezeptiven Feldes keine Bedeutung. Hyperkomplexe rezeptive Felder bevorzugen Reize, die eine bestimmte Orientierung haben, deren Länge begrenzt ist und die eine bestimmte Form besitzen. In Area V2, V3 und V3A (Abb. 14) findet sich ein besonders hoher Anteil von Neuronen, die vor allem auf die Orientierung des Reizes innerhalb des zugeordneten rezeptiven Feldes reagieren. Im Bereich des Sulcus temporalis superior (Abb. 14) sind zahlreiche Neuronen nachweisbar, die nur dann optimal reagieren, wenn der Reiz sich in eine bestimmte Richtung bewegt. Area 4 enthält eine besonders hohe Zahl an Neuronen, die vor allem auf farbige Reize reagieren. Im inferotemporalen Cortex (das ist ein Areal unterhalb des Sulcus temporalis superior im Bereich von Area TE, vgl. Abb. 14) von Affen zeigten Neuronen eine Präferenz für Reize, die eine bestimmte Form besaßen.

Neuronen, die bestimmte Eigenschaften von Reizen bevorzugen, folgten einer bestimmten räumlichen Anordnung: Einfache rezeptive Felder fanden sich in Schicht 4 und dem oberen Teil der Schicht 6 der Hirnrinde, in denen die afferenten Axone aus dem lateralen Kniehöcker des Thalamus enden (Abb. 16 und 18). Beim Affen fehlen einfache rezeptive Felder in dem unteren Teil der Schicht 4, die parvozellulären Input aus dem lateralen Kniehöcker erhält. Hier antworten die Neuronen noch nicht selektiv auf die Orientierung eines visuellen Reizes. Diese Orientierungsselektivität scheint sich erst im oberen Teil der vierten Schicht des Cortex und in darauffolgenden Verarbeitungsstufen zu entwickeln. Einfache rezeptive Felder finden sich in Schichten, die magnozellulären Input aus dem lateralen Kniehöcker erhalten. Sie wurden nachgewiesen in Sternzellen der 4. Schicht, in Pyramidenzellen an der Grenze zwischen der 4. und der 5. Schicht und an der Grenze der 4. und der 3. Schicht. Komplexe rezeptive Felder hatten Pyramidenzellen an der Grenze der 4. zur 3. Schicht. Während die Aktivierung dieser Neuronen von Axonen aus dem lateralen Kniehöcker stammt, scheint der hemmende Einfluss in ihrem rezeptiven Feld kortikalen Ursprungs zu sein.

Bei der Suche nach solchen Prozessen, die kognitive Leistungen repräsentieren und erklären sollen, fand in den letzten zwanzig Jahren eine Hypothese Beachtung, die besagt, dass die rhythmische synchrone Entladung von Neuronen die Basis dafür ist, dass verschiedene Eigenschaften, die durch unterschiedliche Neuronenpopulationen analysiert werden, zu Eigenschaften eines einzigen Objekts zusammengeführt werden (binding-by-synchrony). Diese schon früher geäußerte Vermutung[167, 168] wurde später durch experimentelle Daten gestützt.[169] Es schien, als sei ein Mechanismus gefunden, durch den neuronale Netzwerke ihre unterschiedliche Information über ein Objekt zusammenführen, um bewusste Wahrnehmung eines Objekts herzustellen. Dies sollte dadurch geschehen, dass die neuronalen Netzwerke in einem Gamma-Frequenzbereich von 30–100 Hz eine rhythmisch synchronisierte Schwingung generieren.[170] Eine solche Schwingung kommt vermutlich dadurch zustande, dass nach Ankunft eines erregenden Inputs das Netzwerk hemmender Interneuronen eine synchronisierte rhythmische Aktivität aufbaut und diese auf das gesamte neuronale Netzwerk, einschließlich der Pyramidenzellen, überträgt. Lässt diese Hemmung nach, können die jetzt enthemmten Pyramidenzellen auf einen erregenden Input reagieren. Die Pyramidenzellen aktivieren aber auch die genannten hemmenden Interneurone. Wenn die Pyramidenzellen auf einen erregenden Input reagieren, erregen sie diese Interneurone mit wenigen Millisekunden Verspätung. Werden die Interneurone von den Pyramidenzellen erregt, so führt das dazu, dass die Interneurone die gesamte Neuronenpopulation mit einer Verspätung von einigen Millisekunden erneut hemmen (die Erregung eines hemmenden Neurons führt zu einer Steigerung der hemmenden Wirkung des hemmenden Neurons). Die Hemmung lässt sodann wieder nach und ein neuer Gamma-Zyklus kann beginnen.

Es zeigte sich jedoch, dass kein direkter Zusammenhang zwischen dem Zusammenführen von Eigenschaften zu einem Objekt und einer Synchronisation im Gammarhythmus besteht.[171–173] Die rhythmische Synchronisation kann folglich nicht als eine notwendige Bedingung für das Zusammenführen verschiedener Eigenschaften zu einem Objekt betrachtet werden.

In einer erst kürzlich erschienenen Arbeit legten Poulet und Petersen[174] Ergebnisse vor, die dafür sprechen, dass die Verarbeitung ankommender Information in der Hirnrinde eher durch eine Desynchronisation der kortikalen Aktivität als durch deren Synchronisation gekennzeichnet ist. Synchronisation entsteht danach vornehmlich in Ruhephasen, nicht aber während der Aktivierung. Untersuchungen an Mäusen ergaben nämlich, dass die Tiere, wenn sie aus der Ruhelage heraus aktiviert wurden und ihre Tasthaare an der Nase zu bewegen begannen, um die Umwelt zu untersuchen, keine Zunahme des Gamma-Rhythmus zeigten.

Dass das synchronisierte Schwingen von Neuronenverbänden allein nicht ausreicht, um eine bewusste Erfahrung herzustellen, ergibt sich auch aus neuropsychologischen Untersuchungen. Eine Schädigung im Bereich des Parietallappens, die den visuellen Cortex nicht betrifft, kann einen Neglect auslösen, bei dem Reize in einem visuellen Halbfeld nicht mehr registriert werden. Der intakte visuelle Cortex mag trotzdem durch einen Reiz zu einer synchronisierten Schwingung im Gamma-Rhythmus angeregt werden. Dies reicht jedoch nicht aus, die Anwesenheit dieses Reizes überhaupt zu registrieren, geschweige denn verschiedene Eigenschaften des Reizes zu analysieren und zur bewussten Wahrnehmung eines Reizes mit diesen Eigenschaften zusammenzuführen. Unterschiedliche Eigenschaften wie Gestalt, Ort, Farbe, Bewegung etc., die von unterschiedlichen Neuronenverbänden verarbeitet werden, werden vermutlich dadurch als Eigenschaften eines Objekts betrachtet, dass diese Eigenschaften eine bestimmte räumliche Anordnung haben, oder aufgrund von früheren Erfahrungen darüber, welche Eigenschaften als zu dem betreffenden Objekt gehörig zusammengefasst werden. So werden z. B. visuelle Reize, die sich bereits durch Betasten und durch ihre Handhabung als zusammenhängende Körper erwiesen haben, auch visuell zu einem Objekt zusammengefasst. Bisher völlig unbekannte visuelle Reize werden z. B. als zusammenhängende Objekte aufgefasst, wenn sie eine zusammenhängende Fläche haben, wenn ihre Teilflächen aneinander angrenzen, wenn sie von einer Grenzlinie umschlossen werden und wenn bei Bewegung der Reize alle Einzelreize sich in einer bestimmten Weise mitbewegen. Die Kriterien dafür, wann eine Menge visueller Reize ein zusammenhängendes Objekt darstellt, sind bereits im Gehirn gespeichert und werden auf neu eintreffende Reizmengen angewendet (vgl. Kap. 5).

6.9 Warum wir nicht sehen, was wir hören, und nicht hören, was wir sehen

Warum vermitteln die beschriebenen Hirnstrukturen visuelle Leistungen, während andere Cortexareale Höreindrücke erzeugen, wiederum andere hingegen Tast- oder Riechempfindungen? Könnte ein Hirnareal, das gar nicht fürs Sehen konstruiert ist, auch Sehfunktionen vermitteln? Sind unterschiedliche Cortexareale im Wesentlichen gleich aufgebaut, also im Grunde dazu imstande, jede Sinnesmodalität zu vermitteln, wenn sie nur den entsprechenden Input erhalten? Wie kann dann in einem Hirnareal ein Seheindruck entstehen und in einem anderen ein Höreindruck und in wieder einem anderen eine Tastempfindung?

Um die Unterschiede zwischen sensorischen Systemen zu verstehen, wollen wir zunächst das uns bereits bekannte Sehsystem mit dem Hörsystem vergleichen.

Das Hörsystem hat gänzlich andere Aufgaben auszuführen als das Sehsystem. Beim Hörsystem war es sinnvoll, eine Membran, das Trommelfell, zu entwickeln, das durch die Schallwellen in Schwingung versetzt wird. Bei den Säugetieren wird diese Schwingung über Gehörknöchelchen (Hammer, Amboss und Steigbügel), die sich im luftgefüllten Mittelohr befinden, weitergeleitet, dadurch verstärkt und auf die Cochlea (Schnecke) übertragen, in der sich die Rezeptoren befinden. Bei der Cochlea handelt es sich um eine schneckenartig aufgewundene Struktur, die beim Menschen eine Länge von etwa 33 mm hat. Sie enthält drei flüssigkeitsgefüllte Kammern (die Scala tympani, die Scala media und die Scala vestibuli). Eine dieser Kammern (die Scala tympani) wird von dem ovalen Fenster abgeschlossen, auf dem eines der Gehörknöchelchen, der Steigbügel, aufsitzt. Bewegt der Steigbügel sich, so setzt er die Flüssigkeit in dem hinter dem ovalen Fenster befindlichen Raum in Bewegung.

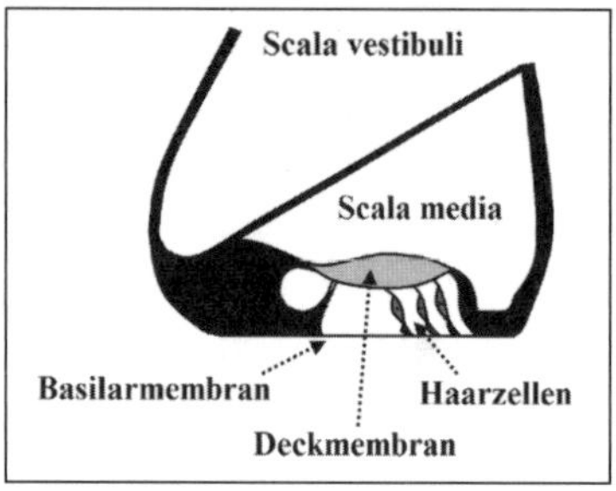

Abbildung 19: Schematische Darstellung eines Schnitts durch die Cochlea des menschlichen Hörsystems.

Diese Bewegung der Flüssigkeit setzt sich entlang der Schnecke fort und überträgt sich schließlich auf eine weitere Kammer (die Scala vestibuli). Die vom ovalen Fenster ausgehende Druckwelle setzt eine Membran (die Basilarmembran) in Schwingung. Die mechanischen Eigenschaften dieser Membran variieren entlang ihres Verlaufs in der Weise, dass bestimmte Frequenzen die Membran nur in bestimmten Abschnitten maximal in Bewegung versetzen. Auf der Membran sitzen Sinneszellen (Haarzellen), deren haarartige Fortsätze mit ihrer Spitze an einer gelatinösen Deckplatte befestigt sind (Abb. 19). Schwingt die Membran auf und ab, so werden die haarartigen Fortsätze gebogen und die Biegung wird in ein elektrisches Rezeptorpotential übersetzt. Bewegt die Basilarmembran sich nach oben, so werden die haarartigen Fortsätze in eine Richtung gebeugt, die eine elektrische Aktivierung auslöst; wird sie hingegen nach unten bewegt, so werden die haarartigen Fortsätze in eine Richtung bewegt, die Hemmung erzeugt.

Die in den Haarzellen generierte elektrische Aktivität wird von dem Nervus cochlearis zunächst zu einem Kerngebiet des Hirnstamms, dem Nucleus cochlearis (bestehend aus dem Nervus cochlearis dorsalis und dem Nervus cochlearis ventralis), weitergeleitet (Abb. 20). Ein Teil der vom Nucleus cochlearis ausgehenden Fasern zieht zu dem aus mehreren Kernen bestehenden Kernkomplex der Olive, die sich ebenfalls im Hirnstamm befindet. Nach einer Umschaltung wird die Information weitergeleitet zu den Colliculi inferiores. Der übrige Teil der vom Nucleus cochlearis ausgehenden Nervenfasern zieht direkt zu den Colliculi inferiores. Nach erneuter Umschaltung in diesem Kerngebiet erreichen die Fasern den medialen Kniehöcker (Corpus geniculatum mediale), ein

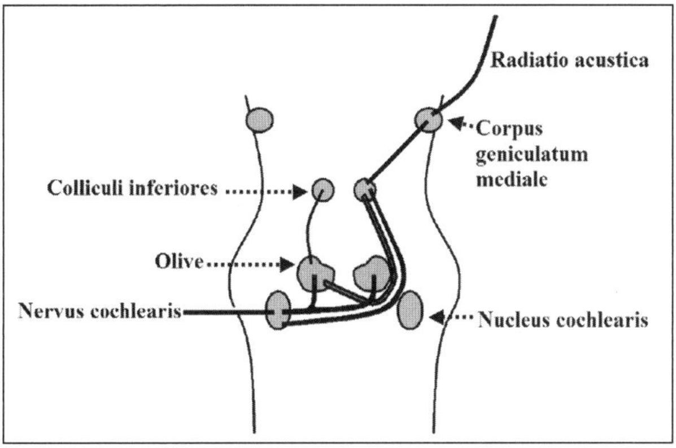

Abbildung 20: Hirnstammanteile der Hörbahn des Menschen. Die Information aus den Haarzellen der Cochlea wird über den Nervus cochlearis in den Hirnstamm geleitet. Nach Umschaltung im Nucleus cochlearis, der Olive, den Colliculi inferiores und dem Geniculatum mediale wird die Information über die Radiatio acustica in den Temporallappen (die Heschlsche Querwindung) des Großhirns geleitet.

Kerngebiet des Thalamus. Hier entspringt die Hörstrahlung (Radiatio acustica), die die Hörinformation zur Rinde des Gyrus temporalis transversus (der Heschlschen Querwindung) im Temporallappen weiterleitet. Wie der Autor zeigte, können beim Menschen akustische Reize noch registriert werden und Kopfbewegungen zur Reizquelle auslösen, wenn das Großhirn und damit die Zielgebiete der Hörstrahlung im Gyrus transversus fehlen.[144] Das bedeutet, dass bei Kindern ohne Großhirn die Stammhirnstrukturen, die ihre Information von der Hörbahn erhalten, zumindest in Einzelfällen zu dieser basalen Leistung in der Lage sind. Sprache können diese großhirnlosen Kinder jedoch nicht verstehen. Zur Analyse sprachlicher Laute muss die Information nicht nur die Heschlsche Querwindung erreichen, sondern die in dieser Struktur verarbeitete Information zur weiteren Analyse in vordere und hintere Bereiche des Gyrus temporalis superior weitergeleitet werden.[175]

Der primäre auditorische Cortex, der ein Areal im Bereich des Heschlschen Gyrus ist,[176] lässt sich, wie auch der visuelle Cortex, in sechs Schichten unterteilen;[177] hier lassen sich die Schichten jedoch nicht so klar wie im visuellen Cortex gegeneinander abgrenzen. Schichten III und IV gehen ineinander über. Sie enthalten beide kleine Pyramidenzellen, die offenbar die Rolle exzitatorischer Interneurone übernommen haben.[178] Im Hörsystem von Meerschweinchen waren außer den Schichten I und II keine klaren Grenzen zwischen kortikalen Schichten zu ziehen. Vielmehr ließen sich nur kontinuierliche Übergänge zwischen den einzelnen kortikalen Schichten finden. Der primäre Hörcortex hat nur wenige Sternzellen im Vergleich zu der Anzahl von Dornen tragenden Sternzellen, die in Schicht IV des visuellen Cortex zu finden sind. Schichten II, IV und V des Hörcortex enthalten einen hohen Anteil kleiner Pyramidenzellen.[178] Durch nur eine Synapse vermittelte Erregung ließ sich in den Schichten III bis VI des Hörcortex der Katze registrieren.[179] Es ist daher anzunehmen, dass Fasern aus dem medialen Kniehöcker des Thalamus direkt Pyramidenzellen dieser Schichten aktivieren, ohne dass Relayneurone der Schichten III und IV dazwischengeschaltet sind.[180]

Dieser Vergleich des Hörsystems mit dem Sehsystem macht deutlich, dass das Hörsystem sowohl auf Ebene des Rezeptororgans als auch der Schaltstationen im Gehirn und der Großhirnrinde ganz anders organisiert ist als das Sehsystem. Die Hörbahn wird in mehreren Kerngebieten, zu denen auch die Colliculi inferiores und der mediale Kniehöcker gehören, umgeschaltet, bevor sie das Großhirn erreicht. Dagegen werden die Fasern des primären Sehsystems allein im lateralen Kniehöcker umgeschaltet und stellen sodann bereits eine Verbindung zur Großhirnrinde her. Ähnlich wie im visuellen System unterschiedliche Aspekte visueller Reize in verschiedenen Hirngebieten verarbeitet werden, so werden auch unterschiedliche Aspekte von Hörreizen, wie z. B. von Musik, in verschiedenen Hirnarealen analysiert.[181]

Die durch die Haarzellen der Cochlea vermittelte Erregung und Hemmung darf natürlich nicht nur irgendein neuronales Aktivitätsmuster im primären Hörcortex hervorrufen. Der aus den Haarzellen stammende Input muss so differenziert im Gehirn verarbeitet werden, dass sich Töne unterschiedlicher Frequenzen voneinander unterscheiden, verschiedenen Objekten zuordnen lassen und das Gehirn nicht unentwegt von selbst Töne generiert, denen kein Reiz in der Außenwelt entspricht. Die Aktivität des Hörsystems muss darüber hinaus für den Organismus unterscheidbar sein von der Aktivität solcher Hirnstrukturen, die ihren Input aus anderen Rezeptororganen als der Cochlea beziehen. Würde ein Input aus den Haarzellen der Cochlea z. B. ein visuelles Ereignis hervorrufen und würden wir gleichzeitig auf die Tonquelle blicken, so würden die von den Haarzellen und von den Rezeptoren der Netzhaut hervorgerufenen visuellen Erscheinungen einander überlagern und sich gegenseitig stören. Ein singender Vogel wäre dann möglicherweise von einem Farbfleck, der sich mit der Frequenz der Töne seines Gesangs ändert, überlagert. Infolgedessen wäre die Information, die die Rezeptoren unserer Netzhaut über die Gestalt, Farbe, den Ort, die Bewegung etc. des Vogels aufnehmen, nur noch eingeschränkt identifizierbar. Wir müssten warten, bis der Vogel seinen Gesang einstellt und die visuellen Erscheinungen, die durch den Gesang entstehen, sich verflüchtigen, um den Vogel sehen zu können. Um die Informationen, die aus verschiedenen Sinnesorganen stammen, zu trennen, gibt es die einfache Möglichkeit, unterschiedliche Empfindungen zu generieren. So kann ein Ton nicht mit einer Farbe oder Form und eine Harmonie nicht mit einem visuellen Objekt verwechselt werden.

Dass Sehen und Hören verschiedene Empfindungen hervorrufen, könnte man dadurch zu erklären versuchen, dass in den unterschiedlichen Sinnesorganen bereits eine Information entsteht, die entweder nur Hörinformation oder nur visuelle Information enthält. Auf diese Weise würde jeweils eine bestimmte Art von Information das Großhirn erreichen, die nur eine bestimmte Art der Empfindung (entweder Seh- oder Hörempfindung) entstehen lassen kann. Nach dieser Annahme würde die Information aus der Cochlea auch dann eine Hörempfindung hervorrufen, wenn man die Hörstrahlung (Radiation acustica), die die Information vom medialen Kniehöcker zum primären Hörcortex leitet, anstatt mit dem primären Hörcortex mit einem anderen Areal des Großhirns, etwa dem visuellen Cortex, verbände. Das ist jedoch nicht der Fall. Offenbar handelt es sich bei dem neurobiologischen Korrelat der jeweiligen Empfindung um eine spezielle Eigenschaft des jeweiligen Großhirnareals. Dies geht daraus hervor, dass in einem normalen Gehirn elektrische, chemische oder auch mechanische Reizung in einem bestimmten Cortexareal nur eine visuelle Wahrnehmung, in einem anderen Cortexareal lediglich eine Hörwahrnehmung, in wieder einem anderen Cortexareal nur eine Tastempfindung usw. entstehen lässt.

Zwar existieren auch multimodale Neuronen, die sowohl auf akustische als auch auf visuelle Reize reagieren,[182] doch sind diese Zellen offenbar nicht in der Lage, allein eine Seh- oder Hörempfindung herzustellen. Nur wenn der visuelle Cortex bereits in früher Kindheit zerstört wurde, können Cortexareale außerhalb des visuellen Cortex in Einzelfällen visuelle Funktionen übernehmen. In diesem Fall kommt es vermutlich zu einer völlig neuen und unüblichen Vernetzung von Neuronenverbänden, so dass ein Cortexareal, das beim Gesunden keine visuellen Reize verarbeiten kann, sich entgegen der Regel zu einem visuellen Areal entwickelt. Einem Kind, das der Autor untersuchte, fehlten beide Okzipitallappen. Dennoch hatte das Gesichtsfeld eine normale Ausdehnung, und das Kind konnte auch sehr schwache Reize genauso gut erkennen wie gesunde Kinder, d. h., nicht einmal die Leuchtdichteunterschiedsschwelle war erhöht.[142] Hier hatten sich vermutlich nicht (primär) visuelle Areale zu visuellen Arealen umgebildet. Umgekehrt wurde berichtet, dass Berührungsreize[183–185] oder Hörreize[186, 187] bei Patienten, die früh erblindet waren, eine Aktivierung im visuellen Cortex hervorriefen. Auch die Stimulation des visuellen Hinterhauptslappens rief bei früh und spät erblindeten Probanden Empfindungen in den Fingern hervor, die davon abhängig waren, wie oft die Person Blindenschrift geübt hatte und wie gut sie Blindenschrift lesen konnte. Bei manchen Probanden war die Empfindung nur in den Fingerspitzen lokalisiert, bei anderen in allen Fingern oder lediglich in einer Hand. Die gleiche Stimulation löste bei normal sehenden Kontrollpersonen nur visuelle Erscheinungen aus.[188] Doch scheint der visuelle Cortex auch während mehrjähriger Blindheit seine Fähigkeit, ausschließlich visuelle Empfindungen generieren zu können, in aller Regel zu bewahren. Elektrische Stimulation dieser Areale löst auch nach Jahren der Blindheit noch visuelle Empfindungen aus, und nach Reizung des visuellen Cortex durch eine Elektrode berichteten die Patienten, einen kleinen Lichtpunkt wahrzunehmen.[189]

In welcher Weise ein neuronales Netzwerk arbeiten muss, um Reize zu verarbeiten und lediglich ganz bestimmte Empfindungen entstehen zu lassen, ist bis heute ungeklärt. Das traditionelle Modell, das visuelle Leistungen durch die Arbeitsweise neuronaler Netzwerke erklärt, geht von der Annahme aus, dass die Wahrnehmung eines Lichtpunktes auf dunklem Hintergrund bereits durch die Eigenschaft konzentrischer rezeptiver Felder mit einem On-Zentrum und einer Off-Peripherie erklärbar ist. Die Wahrnehmung von Hell-Dunkel-Grenzen wird danach durch die Eigenschaften einfacher rezeptiver Felder repräsentiert, während sich die Wahrnehmung komplexerer Eigenschaften eines Reizes durch die Eigenschaften komplexer und hyperkomplexer rezeptiver Felder erklären lässt. Die Wahrnehmung von Farbe kommt nach diesem Modell durch die

Reaktion farbspezifischer Neuronen mit farbspezifischen rezeptiven Feldern zustande. Es wurde bereits darauf hingewiesen, dass die Organisation des visuellen Cortex in okulären Dominanzsäulen für das Sehen nicht notwendig ist. Während beim Menschen und bei manchen Affenarten solche Dominanzsäulen nachgewiesen wurden, fehlen sie bei anderen Affenarten und bei verschiedenen Tierarten, die dennoch über gute Sehleistungen verfügen.[154] Auch bei Kindern mit einer sogenannten Migrationsstörung (das ist eine Hirnentwicklungsstörung) hat der visuelle Cortex keinen normalen Aufbau und das Gehirn weicht bereits morphologisch erheblich von einem normalen Gehirn ab. Dennoch fand der Autor bei der (bogenperimetrischen) Untersuchung solcher Kinder oft ein normal ausgedehntes Gesichtsfeld.

Auch aus der Größe der Cortexoberfläche oder aus dem Gehirnvolumen allein lässt sich nicht auf die Höhe des Leistungsniveaus schließen. So hat die Oberfläche des striären Cortex (Area V1) von Makaken mit einem Mittelwert von 1343 mm² eine nur halb so große Oberfläche wie die Oberfläche dieses Cortexareals beim Menschen (im Mittel 2643 mm²).[154] Dennoch ist die Sehschärfe bei Makaken und Menschen etwa gleich.[190] Zwar sind eine gewisse Größe des Cortex, seine Art und die Anzahl der Neuronen sowie die Art und Anzahl neuronaler Verbindungen offenbar eine notwendige Bedingung für ein hohes Niveau corticaler Verarbeitungsleistung. Dennoch kann das Gehirn selbst dann noch Sehfunktionen generieren, wenn die Morphologie des visuellen Systems und der Zellaufbau des visuellen Cortex erheblich variieren.

6.10 Die Bedeutung der Umwelt für die Entwicklung von Sinnessystemen

Warum aber haben sich überhaupt Sinnesorgane und Hirnareale entwickelt, die unterschiedliche bewusste Wahrnehmungen vermitteln?

In der Entwicklungsgeschichte haben elementar organisierte Lebewesen Fähigkeiten hervorgebracht, die es dem Organismus erlaubten, über die bereits erreichte Entwicklungsstufe hinauszugehen und Möglichkeiten, die die Umwelt bot, zunehmend besser zu nutzen. In dieser Umwelt gab es beispielsweise Licht, das von Objekten in so differenzierter Weise reflektiert wurde, dass es Information über die Gestalt, Oberflächenbeschaffenheit, Leuchtdichte, Farbe, Bewegung und räumliche Anordnung der Objekte enthielt. An Objekten reflektiertes Licht wurde auf Körperoberflächen projiziert, so dass auch das Abbild der Objekte Information über die Objekte enthielt. Organismen entwickelten Oberflächen, die auf Ausschnitte der Umwelt ausgerichtet werden konnten, und statteten diese Oberflächen mit Sinneszellen aus, die auf die eintreffenden Photonen reagierten. Es entwickelte sich ein neuronales Netzwerk, das sich an diese Lichtsinneszellen anschloss und in Abhängigkeit der Aktivierung der Lichtsinneszellen elektrochemische Signale generierte. Diese Entwicklung des Auges und des anschließenden visuellen Systems des Gehirns wurde genetisch fixiert, so dass die Grundstrukturen bereits bei der Geburt zur Verfügung standen und sich in Abhängigkeit von der dann gemachten visuellen Erfahrung zu einem funktionsfähigen Sehsystem ausdifferenzierten.

Obwohl die Entwicklung dieses Systems auch beim Menschen genetisch vorprogrammiert ist, bedarf es immer noch visueller Erfahrung, damit ein funktionsfähiges Sehsystem entsteht.[191–194] Gesunde Neugeborene kommen mit einem Sehsystem zur Welt, das bereits über einfache Sehfunktionen verfügt. Der Bereich der Netzhaut, in dem überhaupt etwas gesehen werden kann, ist beim Neugeborenen noch klein. Genetisch festgelegte Programme sorgen dafür, dass dieser Bereich der Netzhaut sich im ersten Lebensjahr ausdehnt und nach einem Jahr fast die Ausdehnung dieses Bereichs bei einem Erwachsenen erreicht.[128] Diese genetisch programmierte Entwicklung kann aber nur dann ablaufen, wenn das Kind während dieser Entwicklungsphase in einer normalen visuellen Umwelt aufwächst. Haben Kinder aufgrund einer Augenerkrankung in dieser Phase lediglich die Möglichkeit, diffuses Licht zu sehen, so wird die Entwicklung von Sehfunktionen trotz eines normalen genetischen Programms gehemmt und der sehende Bereich der Netzhaut erreicht nicht seine normale Ausdehnung. Tierexperimente haben gezeigt, dass es bei einer solchen Deprivation zu einer Verschmächtigung und einer Verminderung der Anzahl von Neuronen im Sehsystem kommt.[195, 196] Blind geborene Menschen haben eine erhebliche Atrophie (d. h. Abnahme des Volumens) des gesamten (geniculostriären) Sehsystems. In magnetresonanztomographischen Aufnahmen der Gehirne Blindgeborener[197] hatten bereits die Sehnerven und der Tractus opticus ein verringertes Volumen, ebenso wie das dorsale Corpus geniculatum laterale und das Pulvinar, die Umschaltstationen der zum Cortex führenden Fasern des Sehsystems sind. Das Volumen der Area V1, in der die meisten Fasern der Sehstrahlung enden, und Assoziationsareale V2, V3 bis zu Area MT (das ist ein Areal im Sulcus temporalis superior, vgl. Abb. 14) waren deutlich schwächer ausgebildet als bei Normalpersonen. Ferner waren der untere Fasciculus longitudinalis, der visuelle Areale des Hinterhauptslappens mit Arealen des Temporallappens verbindet, sowie hintere Anteile des Corpus callosum, die visuelle Areale beider Hirnhälften miteinander verbinden, verkleinert.

Bei Mäusen ließ sich nachweisen, dass die visuelle Deprivation eines Auges die Anzahl der neuronalen Kontakte im visuellen Cortex erhöhte (es kam zu einer Vermehrung synaptischer «spines» der apikalen Dendriten der Pyramidenzellen in Schicht 5, die ihre Erregbarkeit für den Input aus dem nicht deprivierten Auge steigerten). Dieser Effekt bildete sich wieder zurück, wenn die Deprivation eines Auges aufgehoben und binokuläres Sehen wieder ermöglicht wurde.[198] Sehen Katzen in den ersten Wochen, nachdem sich die Augen geöffnet haben, nur vertikale Streifen, so bilden sich vorrangig Neuronen aus, die auf vertikale Streifen reagieren, hingegen nur wenige Neuronen, die durch horizontale Streifen aktivierbar sind.[193] Tritt beim Kind eine Schielstellung der Augen auf, so können die Bilder beider Augen vom Gehirn nicht zu einem Bild zusammengeführt werden und es entsteht ein Doppelbild, das das Sehen behindert. Das störende Bild des schielenden Auges wird daraufhin vom Gehirn unterdrückt, ohne dass es dazu eines besonderen Willensaktes bedürfte. Als Folge werden die neuronalen Verarbeitungsmechanismen des schielenden Auges so geschwächt, dass das schielende Auge schwachsichtig wird. Ist diese Schwachsichtigkeit durch eine Funktionsminderung neuronaler Netzwerke zustande gekommen und beruht sie nicht auf einem Abbildungsfehler, so kann diese Art der Schwachsichtigkeit nicht durch eine Brille ausgeglichen werden. Das probate Mittel ist, das nichtschielende Auge schon in früher Kindheit für einige Stunden des Tages abzudecken, damit das schielende Auge gezwungen wird, seine visuellen Netzwerke zu benutzen. Nur durch die Nutzung des schielenden Auges wird ein Abbau visueller Leistungen verhindert. Man erkennt hierin ein grundlegendes Prinzip der Entwicklung neuronaler Netzwerke: Sie entwickeln sich, wenn sie eine biologische Funktion erfüllen. Haben sie keine biologische Funktion, so entwickeln sie sich oft gar nicht erst oder verkümmern.

7

Wie kommt die Zeit in unsere Erfahrungswelt?

7.1 Die wahrgenommene Zeit

Zeit begegnete den Menschen, schon bevor sie Uhren kannten, in vielfältiger Weise als Teil der Wahrnehmungswelt. Wenn vor 2700 Jahren die am Stadionlauf im antiken Olympia teilnehmenden Athleten am Ziel ankamen, so sahen die Kampfrichter und die Zuschauer, wer das Ziel als Erster, wer als Zweiter, Dritter usw. erreichte. Dazu mussten sie die Zeit, die die verschiedenen Läufer brauchten, um die 192 Meter von Start bis Ziel zurückzulegen, nicht messen. Sie konnten, wenn sie in ihre Dörfer zurückgekehrt waren, erzählen, A sei der Erste, B der Zweite, C der Dritte gewesen. Sie hätten ihre Beobachtungen auch beschreiben können, indem sie sagten, A habe am wenigsten Zeit gebraucht, B habe etwas mehr Zeit gebraucht und C habe noch mehr Zeit gebraucht, um die Strecke zu durchlaufen. Für jemanden, der keine Uhren kennt, besagen beide Beschreibungen dasselbe über die Rangfolge der ankommenden Athleten. *Mehr Zeit brauchen* heißt für den Zuhörer nichts anderes als *dahinter sein, wenn man sich gemeinsam in die gleiche Richtung bewegt* und den Lauf gemeinsam am gleichen Ort begonnen hat. Die Beschreibung mit Hilfe des Zeitbegriffs mag beim Zuhörer etwas andere Assoziationen hervorrufen als die nüchterne Feststellung, wer Erster, Zweiter usw. war.

Die Begriffe *früher*, *später*, *gleichzeitig* lassen sich auch in anderen Situationen sehr einfach und ohne die Kenntnis von Uhren festlegen. Stellen Sie sich vor, Sie leben in der Jungsteinzeit vor etwa 6000 Jahren und fragen sich, was das eigentlich sei, was Sie als Zeit empfinden, und wie man so etwas messen könne. Sie kennen weder Sonnenuhren noch Sanduhren. Sie nehmen ein Gefäß, das zwei kleine Löcher hat, aus denen ab und zu ein Wassertropfen fällt (Abb. 21). Wenn Sie das Gefäß nicht bewegen, fallen die Wassertropfen aus dem einen Loch an einen Ort A_1

vor Ihnen auf dem Boden und die Wassertropfen aus dem anderen Loch fallen an einen Ort B_1. Sie verbinden die beiden Orte durch eine gerade Linie. Nun bewegen Sie das Gefäß (ohne es zu drehen) von links nach rechts entlang einer Linie, die senkrecht auf der Linie A_1-B_1 steht. Dann ist A_1 der Ort, an den der erste Wassertropfen aus dem Loch A gefallen ist, A_2 der Ort, an den der zweite Wassertropfen aus dem Loch A gefallen ist, A_3 der Ort des dritten Wassertropfens aus dem Loch A usw. B_1 ist der Ort, an den der erste Wassertropfen aus dem Loch B gefallen ist, B_2 der Ort, an den der zweite Wassertropfen aus dem Loch B gefallen ist, B_3 der Ort des dritten Wassertropfens aus dem Loch B usw. Wenn man nun auch A_2 mit B_2, A_3 mit B_3, A_4 mit B_4 usw. durch eine gerade Linie verbindet, so stellt man Folgendes fest: Manchmal steht die Verbindungslinie zwischen den Orten $A_1, A_2, \ldots, A_i$ und $B_1, B_2, \ldots, B_i$ senkrecht auf der Geraden, entlang derer das Gefäß bewegt wurde. In anderen Fällen ist ein Ort weiter nach rechts oder nach links verschoben. Dann legen Sie fest: Wenn beide Punkte auf einer Geraden liegen, die senkrecht zur Bewegungsrichtung ausgerichtet ist, so fielen beide Wassertropfen gleichzeitig

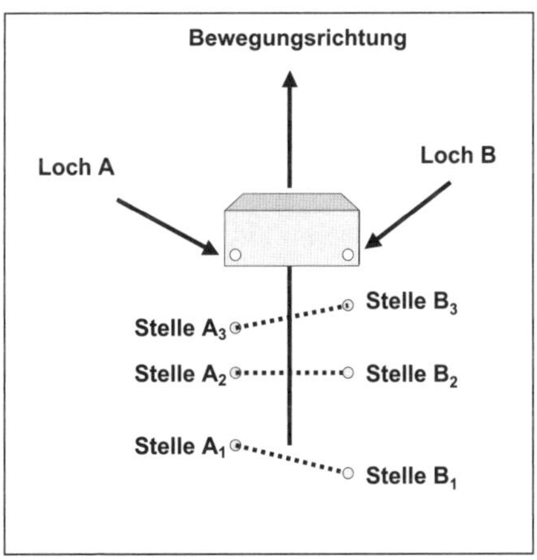

Abbildung 21: Zeit lässt sich bereits aus einfachen Wahrnehmungen konstruieren, ohne dass es eines besonderen Zeitsinns bedarf: Ein Gefäß mit zwei Löchern (Loch A und Loch B) wird in Pfeilrichtung bewegt. Aus beiden Löchern fällt gelegentlich ein Wassertropfen an die Orte A_1, A_2 und A_3 sowie B_1, B_2 und B_3 auf den Boden. Verbindet man die Orte A_1, A_2 und A_3 mit den Orten B_1, B_2 und B_3, so lassen sich allein aus der Lage dieser Orte relativ zur Bewegungsrichtung bereits die Begriffe *früher* und *später* definieren.

zur Erde. Wenn ein Ort, an den ein Wassertropfen fiel, in Bewegungsrichtung verschoben ist, so soll gesagt werden, der Wassertropfen, der zu diesem Ort fiel, habe den Boden später erreicht als derjenige, der zu dem weiter links gelegenen Ort fiel. Hingegen habe der Wassertropfen, der an den weiter links gelegenen Ort fiel, den Boden früher erreicht als der Wassertropfen, der an den weiter rechts gelegenen Ort fiel. Sie müssen jedoch garantieren, dass Sie das Gefäß in etwa mit konstanter Geschwindigkeit bewegt und nicht angehalten haben. Dazu brauchen Sie weder eine Uhr, noch müssen Sie wissen, wie man die Geschwindigkeit bestimmt. Allein die räumliche Lage von Ereignissen (Wassertropfen, die an bestimmte Orte fallen) erlaubt eine zeitliche Interpretation Ihrer Wahrnehmungen.

Einfache Alltagsbeispiele zeigen auch, dass es von den Bedingungen, unter denen ein Ereignis auftritt, abhängt, welche Dauer wir dem Ereignis beimessen und ob das Ereignis überhaupt eine zeitliche Dauer hat. Nehmen wir an, wir betrachten einen Lichtpunkt, der sich über eine Leinwand bewegt. Solange der Lichtpunkt in Bewegung ist, sehen wir eine Veränderung, nämlich die Bewegung des Lichtpunktes relativ zur Leinwand. Nehmen wir an, wir nehmen diese Bewegung mit einer Filmkamera auf und betrachten diesen Bewegungsablauf, während der aufgenommene Film in Zeitlupe abläuft. In diesem Film bewegt der Lichtpunkt sich langsamer, Uhren gehen verglichen mit unseren Uhren langsamer, alle biologischen Prozesse laufen langsamer ab. Wir sagen dann, in dem Film vergeht nicht unsere Zeit, sondern die Zeit des in Zeitlupe ablaufenden Films. Wird der Film angehalten, so sehen wir nur noch eine Momentaufnahme, eine Fotografie, auf der der Lichtpunkt sich nicht mehr bewegt, die Uhren stehen geblieben sind, alle biologischen Prozesse zum Stillstand gekommen sind. Projizieren wir aber einen unbewegten Lichtpunkt auf eine Leinwand, so ist er Teil unserer Welt, in der wir die Uhren weiterlaufen sehen, so dass wir sagen, der Lichtpunkt sei während eines bestimmten Zeitintervalls unbewegt geblieben. Angenommen, das visuelle Bild eines unbewegten Lichtpunktes auf einer Fotografie und das visuelle Bild eines unbewegten Lichtpunktes auf einer vor uns aufgebauten Leinwand unterscheiden sich nicht. Dann lässt sich nicht feststellen, ob es sich um den visuellen Eindruck der fotografischen Momentaufnahme eines Lichtpunktes handelt, in der auch Uhren und biologische Prozesse zum Stillstand gekommen sind, oder ob es sich um den visuellen Eindruck eines Lichtpunktes in unserer Welt handelt, in der die Uhren in gewohnter Weise laufen. Unser subjektiver Sinneseindruck enthält keinerlei Information darüber, ob dieser Sinneseindruck aus einer Welt der Fotografie stammt, in der die Zeit fotografisch eingefroren ist, oder ob der Sinneseindruck aus unserer Welt stammt, in der die Zeit läuft. Eine solche Zeitinformation ist dem Sinneseindruck nicht zu entnehmen. Er kann aus beiden Welten stammen. Ob er der Welt mit einer fotografisch eingefrorenen Zeit entnommen ist oder unserer Welt, in der die Zeit läuft, hängt davon ab, welcher Welt wir diesen Sinneseindruck zuordnen.

Dies gilt nicht nur für Sinneseindrücke von Szenen, in denen keinerlei Veränderung feststellbar ist. Auch Sinneseindrücken von Abläufen ist nicht zu entnehmen, ob sie aus unserer Umwelt, aus einem Zeitlupenfilm, in der der Gang der Uhren und alle anderen Prozesse verlangsamt sind, oder aus einem Zeitrafferfilm, in dem alle Vorgänge beschleunigt sind, stammen. Welche Zeit wir unseren subjektiven Sinneseindrücken geben, d. h., mit welchen Uhren (denen des Films oder den Uhren, die sich jetzt in unserer Umwelt befinden) wir unsere Sinneseindrücke vergleichen, ist auch hier eine Frage der Zuordnung und geht nicht aus dem Sinneseindruck selbst hervor. Generell ist der visuelle Eindruck einer statischen Szene, in der keine Veränderung vor sich geht, identisch mit einer fotografisch eingefrorenen Momentaufnahme, in der die Zeit stehen geblieben ist. Das bedeutet, dass ein solcher Sinneseindruck ein zeitloses Ereignis ist. Welcher Welt wir den Sinneseindruck zuordnen, hängt von der Entstehungsgeschichte ab (ob es sich um eine Fotografie oder ein nicht fotografiertes Ereignis unserer Welt handelt), durch die der Sinneseindruck hervorgerufen wurde.

Sobald eine Szene nicht statisch ist und sich in irgendeiner Weise verändert, können wir dieser Veränderung eine Zeit zuordnen. Wir können aber nicht sagen, es gebe bereits eine Zeit und in dieser vollzögen sich Veränderungen. Der Zeitbegriff ist schließlich nichts, was wir «gebrauchsfertig» in unserer Welt vorfinden. Stattdessen müssen wir umgekehrt festlegen, die Tatsache, dass wir eine Veränderung wahrnehmen, sei hinreichend dafür, dass Zeit vergeht. Es handelt sich also um eine Festlegung eines der Wahrnehmung zugeordneten Zeitbegriffs. Um eine Veränderung, wie z. B. eine Bewegung, wahrzunehmen, müssen wir keinen Zeitbegriff voraussetzen. Bewegung wird nicht erst vom Gehirn unter Voraussetzung eines bereits vorhandenen Zeitbegriffs konstruiert.

Neurobiologische Untersuchungen zeigen, dass sich Hirnstrukturen entwickelt haben, die selektiv Bewegung erkennen[199, 200] und deren Ausfall beim Menschen zu einem selektiven Verlust des Bewegungssehens führt.[201] Beim Kaninchen wurden bereits in der Netzhaut Zellen nachgewiesen, die selektiv auf die Bewegungsrichtung von Reizen antworten.[202]

Man kann also aufgrund der Beobachtung der Bewegung eines Objekts und sehr einfacher räumlicher Beziehungen bestimmen, was gleichzeitig, früher oder später ist, und sogar Zeit in bescheidenem Umfang messen. Um Bewegung zu erkennen, bedarf es, wie bereits dargelegt, keines Zeitbegriffs. Beobachtungen eines sich bewegenden Objektes, das während der Bewegung an verschiedenen Raumpositionen verschiedene visuelle Eindrücke hinterlässt, machen wir fortwährend in unserer Umwelt. So ist es nur noch eine begriffliche Frage, ob wir solche Beobachtungen in Begriffen der Zeit interpretieren. Es handelt sich dabei also um Wahrnehmungen, denen wir eine zeitliche Interpretation geben, weshalb wir von *wahrgenommener Zeit* oder von *Zeitwahrnehmung* sprechen wollen. Dieser Begriff unterscheidet sich allerdings von dem in der Psychologie der Zeit verwendeten Begriff der Zeitwahrnehmung.[203] In der Psychologie wird unter *Zeitwahrnehmung* oft etwas bezeichnet, das gar keine sensorische Wahrnehmung ist und das wir später als *Zeitempfindung* bezeichnen werden.

Haben wir eine Veränderung wahrgenommen, so sagen wir, es sei Zeit vergangen, und wir können diese wahrgenommenen Veränderungen dann mit anderen wahrgenommenen Veränderungen vergleichen. War eine Veränderung wahrnehmbar, ist dieses Ereignis vorüber und in unserem Gedächtnis gespeichert, und ist eine zweite Veränderung wahrnehmbar, so sagen wir per Beschluss, die zweite Veränderung geschehe später als die erste und die erste Veränderung habe sich früher vollzogen. Nehmen wir dagegen beide Veränderungen wahr, so beschließen wir zu sagen, beide Veränderungen vollzögen sich gleichzeitig. Durch einen solchen Vergleich wissen wir aber noch nicht, wie viel Zeit vergangen ist. Um dies festzustellen, benötigen wir ein allgemeingültiges Zeitmaß: das Zeitmaß der Physik.

7.2 Die Veränderlichkeit der objektiven Zeit der Physik

Um ein genaueres Zeitmaß zu konstruieren, benötigen wir eine periodische Abfolge von Ereignissen. Solche periodischen Prozesse müssen aber bestimmten Anforderungen genügen. Wenn wir uns mit jemandem zu einer bestimmten Zeit treffen möchten, so muss diese Person auf ihrer Uhr die gleiche Zeit ablesen können wie wir auf unserer Uhr. Die periodischen Prozesse, die der Funktion beider Uhren zugrunde liegen, müssen also synchronisiert sein.

Welche periodischen Prozesse synchronisiert sind, erkennen wir, indem wir z. B. prüfen, ob eine bestimmte Anzahl von Pendelausschlägen mit der Anzahl der Pendelausschläge einer anderen Uhr, mit dem Durchlauf einer bestimmten Menge Sandes in einer Sanduhr, mit der Strecke, die der Schatten einer Sonnenuhr zurücklegt, oder mit dem Vorrücken des Zeigers einer Quarzuhr übereinstimmt. Dann lassen sich bestimmte Zeiteinheiten definieren. Mit Hilfe der Cäsiumatomuhren der Physikalisch-Technischen Bundesanstalt in Braunschweig wird die Dauer einer Sekunde heute definiert als die Dauer von 9 192 631 770 Schwingungen des von einem Cäsium-133-Atom ausgesandten Lichts. Dabei sind enorm präzise Übereinstimmungen mit anderen Cäsiumatomuhren zu erreichen. Die mit solchen Uhren gemessenen periodischen Ereignisse stimmen z. B. bis auf eine Abweichung von einer Sekunde in 6000 Jahren überein.

Bereits in der Speziellen Relativitätstheorie[204] zeigte Albert Einstein, dass auch die Zeit der Physik nicht in allen «Welten» gleich ist. Um dies zu verstehen, betrachten wir ein Koordinatensystem, das aus drei zueinander senkrecht stehenden Achsen, der x-, y- und z-Achse, besteht, die sich in einem Punkt, dem Ursprung, treffen. Dann kann man den Ort eines Objekts in diesem Koordinatensystem durch Angabe seiner Koordinaten bestimmen. Nehmen wir weiter an, dass es an jedem Ort innerhalb dieses Koordinatensystems eine Uhr gibt. Wenn sich ein Körper, auf den keine Kräfte einwirken, in diesem Koordinatensystem geradlinig bewegt und die Zeitmessung mit der Uhr in diesem Koordinatensystem ergibt, dass der Körper bei seiner geradlinigen Bewegung in gleichen Zeiten gleiche Wegstrecken zurücklegt (dies ist das erste Newton'sche Gesetz, i. e. das Trägheitsprinzip), so nennen wir das Koordinatensystem einschließlich der in ihm gemessenen Zeit ein *Inertialsystem*. Inertialsysteme sind Systeme, in denen die Gesetze der Newton'schen Mechanik Gültigkeit haben. Auch alle anderen derartigen Systeme, die sich relativ zu einem Inertialsystem geradlinig und mit konstanter Geschwindigkeit (gleichförmig) bewegen, sind Inertialsysteme. Ein Beobachter, der sich in einem Inertialsystem befindet, kann Ereignissen sowohl die drei Raumkoordinaten als auch die Zeit, zu der sich etwas an einem bestimmten Ort ereignet, zuordnen. Wir sprechen von den Raumzeit-Koordinaten, die einem Ereignis vom Beobachter zugeordnet werden können.

Eine verblüffende Folgerung der Speziellen Relativitätstheorie Albert Einsteins, die auch experimentell bestätigt wurde, ist die Zeitdilatation: Könnten wir einen Menschen in einem Raumschiff auf etwa 86,6 % der Vakuumlichtgeschwindigkeit (diese beträgt fast 300 000 km pro Sekunde) beschleunigen und kehrte er zurück, nachdem unsere Uhren auf der Erde angezeigt hätten, dass 20 Jahre vergangen sind, so hätte die Uhr in dem Raumschiff nur eine Zeit von 10 Jahren angezeigt. Im Raumschiff wären aufgrund der enormen Geschwindigkeit nur 10 Jahre vergangen, während auf der Erde 20 Jahre vergangen wären. Doch nicht nur die Uhr im Raumschiff wäre langsamer gewesen als die irdischen Uhren. Auch die biologischen Prozesse im Körper des Raumfahrers wären langsamer abgelaufen als die Prozesse derer, die auf der Erde zurückgeblieben sind.

Um dies zu verstehen, betrachten wir ein einfaches Beispiel (Abb. 22): In einem mit einer Geschwindigkeit von 300 Stundenkilometern startenden Flugzeug hantiert ein Passagier mit einer Kamera und löst das Blitzlicht aus, als die Kamera senkrecht nach oben auf die Kabinendecke gerichtet ist. Licht gelangt vom Blitzlicht senkrecht nach oben, wird von der Decke reflektiert und gelangt wieder zurück zur Kamera. Das Licht muss also zweimal den Abstand a zwischen der Kamera und der Kabinendecke zurücklegen. Da das Licht in einer Sekunde 300 000 km zurücklegt, muss man die Strecke, 2a, nur durch 300 000 dividieren, um zu berechnen, welchen Sekundenbruchteil das Licht für diese Distanz benötigt. Das gilt aber nur aus der Sicht des Passagiers, der sich im Inertialsystem Flugzeug befindet und sich mit diesem bewegt. Ein Beobachter, der am Rand der Startbahn im Inertialsystem Erdboden steht, sieht den Lichtblitz ebenfalls. Würde dieser Beobachter messen, wie lange das Licht braucht, um von der Kamera des Passagiers zur Kabinendecke und wieder zurück zur Kamera zu gelangen, so bräuchte das Licht nach seiner Messung länger als nach der Messung des Passagiers. Während der Lichtblitz die Kamera verlässt, bewegt das Licht sich relativ zum Passagier senkrecht nach oben und, da es reflektiert wird, wieder senkrecht zurück zur Kamera. Relativ zum Beobachter am Pistenrand bewegt das Licht sich jedoch nicht nur nach oben, sondern auch in Richtung des sich bewegenden Flugzeugs. Bis das Licht an der Kabinendecke angekommen ist, hat das Flugzeug sich relativ zum Beobachter am Startbahnrand eine bestimmte Strecke in Fahrtrichtung bewegt. Nun wird das Licht reflektiert und es gelangt zur Kamera des Passagiers, der sich aber relativ zum Beobachter am Pistenrand ebenfalls in Fahrtrichtung des Flugzeuges bewegt hat. Die Lichtgeschwindigkeit bleibt dabei immer gleich. Es muss nur relativ zum Beobachter am Pistenrand einen weiteren Weg zurücklegen, nämlich den Weg b1 plus den Weg b2 (Abb. 22). Um die Zeit zu bestimmen, die das Licht braucht, um diesen Weg zurückzulegen, müssen wir also diese beiden Wege durch den Weg dividieren, den das Licht in einer Sekunde zurücklegt. Es ist leicht einzusehen, dass diese Zeit länger ist als die Zeit, die das Licht relativ zum Passagier benötigt.

Das Zeitintervall zwischen zwei Ereignissen an einem Ort in demselben Inertialsystem nennt man die *Eigenzeit*. Der Betrag, den die von einem anderen Inertialsystem aus gemessene Zeit von dieser Eigenzeit abweicht, ist die *Zeitdilatation*. Die Größe der Zeitdilatation gibt der Lorentz-Faktor γ an. Je schneller sich ein Inertialsystem gegenüber einem anderen bewegt, desto größer wird γ und desto größer ist die

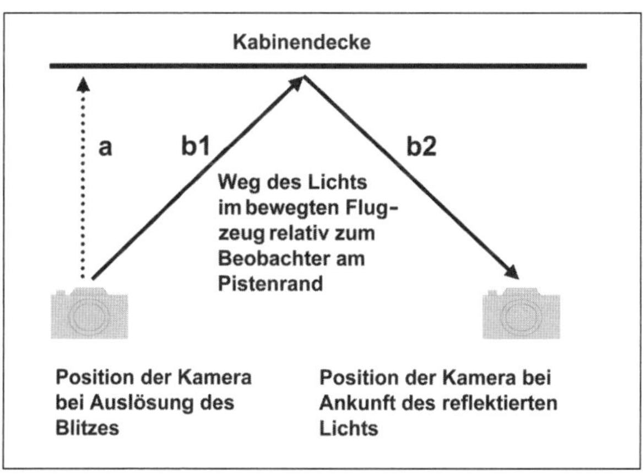

Abbildung 22: Die Dehnung der physikalischen Zeit nach der Speziellen Relativitätstheorie. Einzelheiten im Text.

Zeitdilatation. Hierbei handelt es sich nicht um theoretische Spitzfindigkeiten, sondern um experimentell bestätigte Folgerungen aus der Speziellen Relativitätstheorie. So vergeht z. B. zwischen den Ereignissen *Entstehen* und *Zerfall* von Myonen (das sind subatomare Elementarteilchen) ein Eigenzeitintervall von 2,2 µs (i. e. 0,000001 Sekunden). Beschleunigt man Myonen bis in die Nähe der Lichtgeschwindigkeit, so erhöht sich die im Inertialsystem «Labor» gemessene Lebensdauer auf über 60 µs. Wird eine Atomuhr in einem Flugzeug befördert, so zeigt sich ebenfalls eine Zeitdilatation gegenüber einer unbewegten Atomuhr. All dies mag dem Alltagsverständnis der Zeit widersprechen. Doch auch in der Physik gibt es nicht eine einzige universell geltende Zeit.

Die wahrgenommene Zeit ist natürlich nicht unbedingt mit der physikalischen Zeit identisch. Dies wird schon dadurch deutlich, dass physikalische Zeit auch dann abläuft, wenn wir noch keine Veränderung wahrnehmen. Eine Veränderung kann so langsam oder so schnell vor sich gehen, dass sie sich unserer Wahrnehmung entzieht. Dann nehmen wir keine Veränderung und damit auch keine Zeit wahr, obwohl die physikalische Zeit weiterläuft.

7.3 Was ist ein Zeitpunkt?

Wenn man sich nun fragt, was einem Zeitpunkt in der Welt unserer Wahrnehmung entspricht, so ist dies ein fotografisch festgehaltener Moment oder jede beliebige statische Szene, die mit einem fotografisch festgehaltenen Moment identisch sein kann. Eine Wahrnehmung ist dann statisch, wenn eine Veränderung nicht wahrgenommen werden kann. Wir können Sekunden auf den Stundenzeiger einer Uhr blicken, ohne eine Veränderung zu bemerken, weil wir dann weder die langsame Bewegung des Zeigers noch eine Veränderung der angezeigten Position auf dem Ziffernblatt erkennen können. Aber auch sehr schnelle Bewegungen sehen wir als statisch, wenn wir sie nur für sehr kurze Zeit betrachten. Dieser Effekt ist schon durch die Verschlusszeit einer Kamera allgemein bekannt. Fotografieren wir ein mit 1000 Metern pro Sekunde fliegendes Gewehrgeschoss mit einer Hochgeschwindigkeitskamera aus einem Meter Entfernung, so erhalten wir das scharfe Bild eines Geschosses, das unbeweglich in der Luft zu stehen scheint. Selbst bei der relativ langen Verschlusszeit von 100 Millisekunden kann eine Kamera noch scharfe

Bilder von langsam bewegten Objekten machen. Bewegt man ein Objekt mit einer Geschwindigkeit von etwa 2 Meter pro Sekunde in einem Diapositiv und projiziert diese Bewegung mit Hilfe eines Gerätes, mit dem sich sehr kurze Lichtblitze erzeugen lassen (i. e. ein Tachystoskop), auf eine Leinwand, so ist die Bewegung bei einer Projektionsdauer von 1 Millisekunde und selbst von 100 Millisekunden nicht mehr zu erkennen. Man sieht nur noch ein unbewegtes Objekt. Je nach der Geschwindigkeit einer Bewegung und der Zeitdauer, die das bewegte Objekt betrachtet werden kann, erscheint ein bewegtes Objekt unbewegt und ist somit identisch mit einem fotografisch eingefrorenen Zeitpunkt, zu dem ein Vorgang stattfand.

Ob wir eine Veränderung wahrnehmen, hängt aber auch davon ab, *was* wir wahrnehmen.

Wenn wir z. B. anstatt ein bewegtes Objekt kurzzeitig zu zeigen, zwei Objekte nacheinander präsentieren, so werden diese bereits als verschiedene Ereignisse wahrgenommen, wenn beide Objekte etwa 50 Millisekunden nacheinander gezeigt werden. Ob die zwischen zwei aufeinanderfolgenden Ereignissen liegende «Lücke» entdeckt wird und die beiden Ereignisse damit als zwei getrennte Ereignisse wahrgenommen werden, ist nicht allein von der Länge des Zeitintervalls abhängig, das zwischen dem Beginn der beiden Ereignisse liegt. Werden zwei Lichtreize geboten, so hängt es neben der Länge der Dunkelphase zwischen dem Verschwinden des ersten und dem Beginn des zweiten Ereignisses auch von der Länge der Anwesenheit der Lichtreize ab, ob diese Dunkelphase wahrgenommen wird.[205, 206] Es sind ganz unterschiedliche Bedingungen, unter denen das Sehsystem nur Momentaufnahmen von Abläufen machen kann und kurzzeitige Veränderungen nicht bemerkt. Solche Momentaufnahmen entsprechen dem, was wir umgangssprachlich als *Augenblicke* bezeichnen können. Es lässt sich folglich nicht behaupten, ein Augenblick dauere generell nur eine bestimmte Zeit. Seine Länge ist abhängig davon, was wir beobachten, sowie von der Beobachtungsdauer.

Wie die Alltagserfahrung schon zeigt, kann es vorkommen, dass in einer Sinnesmodalität keine Veränderung erkennbar ist, während in einer anderen Sinnesmodalität eine Veränderung wahrnehmbar ist. Während wir auf den unbewegt scheinenden Stundenzeiger einer Uhr blicken und in unserer visuellen Wahrnehmung keine Zeit vergeht, können wir jedoch das Ticken der Uhr hören. In dieser periodisch auditiven

Wahrnehmung vergeht die Zeit. Während also in der visuellen Sinnesmodalität alles zum Stillstand gekommen ist, läuft die Zeit in einer anderen Sinnesmodalität, der auditiven, weiter.

Es ist also keineswegs nötig, auf die Zeitwahrnehmung spezialisierte neuronale Strukturen anzunehmen, um aus unseren Wahrnehmungen einen Zeitbegriff zu konstruieren. Schließlich geben wir nur dem, was wir als räumliche Relationen und Veränderungen wahrnehmen, eine zeitliche Interpretation.

7.4 Das subjektive Zeitempfinden

Wenn es auch keines besonderen Zeitsinns und keiner spezialisierten neuronalen Strukturen bedarf, die diese zeitliche Interpretation vermitteln, so gibt es dennoch einen neuronal vermittelten Zeitsinn, wenn er auch zur Konstruktion eines Zeitbegriffs überflüssig ist. Wenn wir keine visuellen Eindrücke aus unserer Umwelt wahrnehmen, nichts hören, nichts ertasten, riechen oder schmecken, haben wir dennoch die Empfindung, dass die Zeit vergeht. Dieses subjektive Gefühl der dahinfließenden Zeit hat seinen Ursprung in einem von der Wahrnehmung von Umweltereignissen unabhängigen subjektiven Zeitempfinden. Auch für dieses Zeitempfinden haben wir kein eigenes Sinncsorgan. Deshalb ziehen wir es vor, hier vom *Zeitempfinden* zu sprechen und dieses von der zuvor behandelten Zeitwahrnehmung abzugrenzen. Alle Ereignisse in unserer Umwelt sind von diesem subjektiven Gefühl zeitlicher Dauer begleitet. Auch ein Lichtblitz von nur einer Millisekunde Dauer erweckt nicht den Eindruck eines zeitlosen Ereignisses, sondern ereignet sich, während das subjektive Gefühl zeitlicher Dauer fortbesteht. Dies führt uns zu der Überzeugung, alles, was in unserer Welt geschieht, habe eine zeitliche Ausdehnung.

Doch dieses subjektive Zeitgefühl ist kein sehr präzises Zeitmesssystem. In welcher Weise Menschen die Länge von Zeitintervallen einschätzen, lässt sich dadurch untersuchen, dass man die Versuchspersonen bittet, ein Zeitintervall zu reproduzieren: Ein Licht leuchtet für ein bestimmtes Zeitintervall auf, und nachdem das Licht erloschen ist, wird es erneut angeschaltet. Die Versuchsperson soll das Licht ausschalten, wenn sie glaubt, es sei genauso lange an gewesen, wie es zuvor angeschaltet war. Frühere Versuche haben gezeigt, dass erwachsene Versuchspersonen, die auf diese Weise Zeitintervalle einer Länge zwischen einer und 17 Sekunden reproduzieren sollten, die Länge der zwei oder drei kürzesten Intervalle überschätzten und die Länge des längsten oder der beiden längsten Intervalle unterschätzten.[207–210] Diese unterschiedliche Einschätzung längerer und kürzerer Zeitintervalle wurde als Vierordsches Gesetz bekannt.[211]

Der Autor untersuchte das subjektive Zeitempfinden nach dieser Methode an 30 männlichen Studenten im Alter von 20 bis 30 Jahren und an 30 männlichen Tuareg-Nomaden der algerischen Sahara, die – soweit bekannt – etwa im gleichen Alter waren. Die Tuareg wurden untersucht, um zu prüfen, ob diese Personen ein deutschen Studenten vergleichbares Zeitempfinden haben. Die Tuareg lebten außerhalb des Pistenbereichs in schwer zugänglichen Regionen der Sahara und besaßen weder Uhren noch Radios. Bei den Experimenten wurde in einem transportablen Gerät ein Licht für 1, 3, 5, 10 oder 30 Sekunden eingeschaltet. Nachdem das Licht erloschen war, sollte die jeweilige Versuchsperson das Licht durch einen Knopfdruck wieder einschalten und das Licht ge-

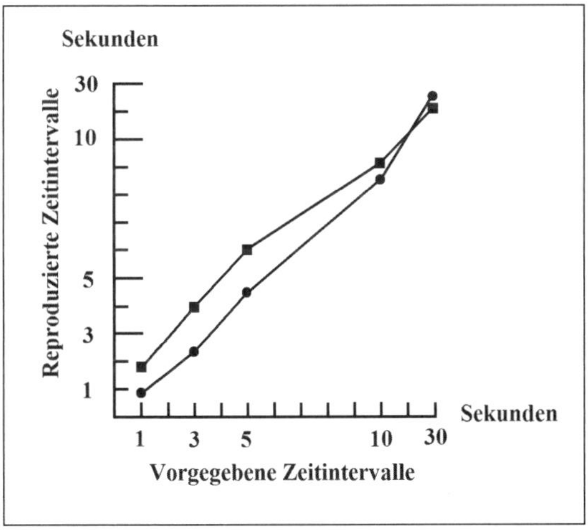

Abbildung 23: Zeitschätzung bei Tuareg-Nomaden (Vierecke) und deutschen Studenten (Punkte). Die Probanden sollten Zeitintervalle zwischen einer und dreißig Sekunden reproduzieren. Zwar zeigten sich signifikante Unterschiede zwischen Tuareg, die keine Uhren hatten, und Deutschen, doch beide Gruppen waren in der Lage, Zeitintervalle einigermaßen genau zu schätzen. Dies spricht für ein von der individuellen Erfahrung unabhängiges Zeitempfinden.

nauso lange angeschaltet lassen, wie es zuvor angeschaltet war. Das Ergebnis ist in Abbildung 23 dargestellt. Die Tuareg waren sehr wohl in der Lage, auf diese Weise die Länge von Zeitintervallen einzuschätzen, wenn sich auch undramatische Abweichungen von den Ergebnissen, die an deutschen Studenten gefunden wurden, ergaben. Deutsche Studenten unterschätzten die Länge aller Zeitintervalle, wohingegen die Tuareg die 1-, 3- und 5-Sekunden-Intervalle im Mittel über- und die 10- und 30-Sekunden-Intervalle unterschätzten. Der Unterschied zwischen der Zeitschätzung der deutschen Studenten und der Tuareg war sowohl für das 1-, 3- und 5-Sekunden-Intervall als auch für die Einschätzung des 10- und 30-Sekunden-Intervalls signifikant.[212]

Schätzen die Probanden die Länge von mehrere Sekunden und länger andauernden Zeitintervallen, so wird darauf geachtet, dass keine Abfolge von Ereignissen in der Umwelt der Probanden stattfindet, die zur Zeitschätzung benutzt werden kann. Nicht vermeiden lassen sich jedoch Abfolgen von Ereignissen, die das Gehirn selbst generiert, etwa die Vorstellung einer tickenden Uhr, die zur Zeitschätzung herangezogen werden kann. Auch solche mentalen Ereignisse haben eine bereits bekannte zeitliche Dauer und können die Zeitschätzung beeinflussen. Nur kurze Zeitintervalle von wenigen Sekunden dürften zu kurz sein, um sich eine Abfolge von Ereignissen vorzustellen. Hier wird eher das subjektive Zeitempfinden dominieren.

Das subjektive Zeitgefühl für kurze Intervalle bis zu wenigen Minuten ist leicht durch die beschriebenen Untersuchungen zu ermitteln. Schwieriger wird es, das subjektive Zeitempfinden für Zeitintervalle im Bereich einer oder mehrerer Stunden festzustellen. Um den möglichen Einfluss externer Zeitgeber bei diesen Messungen auszuschalten, müssen sich die Probanden in völliger Isolation befinden. Jürgen Aschoff, einer der Begründer der Chronobiologie, zeigte bereits vor einigen Jahrzehnten, dass Menschen, die in völliger Isolation leben und nicht einmal Information darüber erhalten, wann es Tag und wann Nacht wird, ihre biologischen Rhythmen verschieben. Solche Probanden verschieben ihren Schlaf-Wach-Rhythmus und den Rhythmus ihrer Körpertemperaturschwankungen von 24 auf etwa 25 Stunden.[213] Sollen Zeitintervalle der Länge einer Stunde produziert werden, so sind die reproduzierten Zeitintervalle länger als eine Stunde.[214] In einer Untersuchung ließ der Autor 33 männliche Probanden im Alter zwischen 20 und 30 Jahren, die sich

48 Stunden in völliger Isolation befanden, Zeitintervalle der Länge von 10 Minuten, 30 Minuten und 1 Stunde einschätzen. Jeder Proband saß allein in einem Raum, der durch eine 60 Watt Lampe erleuchtet war. Eine zweite 60-Watt-Lampe diente als Stimuluslampe. Die Stimuluslampe wurde für 10, 30 oder 60 Minuten angeschaltet. Nachdem die Stimuluslampe für eines dieser Zeitintervalle aufgeleuchtet hatte, sollte der Proband das Zeitintervall reproduzieren. Dazu schaltete er die Stimuluslampe wieder an. Er sollte einen Knopf drücken, wenn er annahm, dass das Zeitintervall frühestens vorüber ist. Das Licht der Stimuluslampe blieb danach jedoch an. Wenn der Probend annahm, dass der Zeitpunkt erreicht war, zu dem das zu reproduzierende Zeitintervall spätestens vorüber war, sollte er einen anderen Knopf drücken, worauf die Stimuluslampe erlosch. Die Erholungszeiten zwischen den Durchgängen dieses Experiments lagen zwischen zehn Minuten und einer Stunde. Ein weiteres Experiment unterschied sich von den vorigen nur dadurch, dass die Probanden jetzt versuchen sollten, das vorgegebene Zeitintervall optimal zu reproduzieren, indem sie genau dann einen Knopf drückten, wenn sie überzeugt waren, dass dieser Knopfdruck die Länge des zu reproduzierenden Zeitintervalls am besten einschätzte. Wurde dieser Knopf gedrückt, so erlosch die Stimuluslampe.

Die Ergebnisse sind in Abbildung 24 dargestellt. Wenn Personen unter solchen Bedingungen Zeit schätzen, so nehmen sie natürlich Ereignisse ihrer Umwelt wahr, und es stellen sich vom Gehirn selbst generierte Abfolgen von Ereignissen, wie Erinnerungen, Gedanken und Empfindungen, ein. Sie alle können als Anhaltspunkte für die Schätzung der Dauer dienen, so dass man in solchen Untersuchungen nicht das reine Zeitgefühl bestimmt, das unabhängig von der Abfolge vorgestellter Ereignisse wäre.

Ein Ergebnis der beschriebenen Zeitschätzexperimente lautet: Es ist möglich, die Dauer von Zeitintervallen wenigstens ungefähr richtig einzuschätzen. Wenn wir es mit einem periodischen Prozess, wie mit einem bestimmten Rhythmus in der Musik, zu tun haben, so sind trainierte Musiker sogar zu einer äußerst exakten Reproduktion der Zeitintervalle fähig. Was tut eine Person, der ein Zeitintervall von drei Minuten vorgegeben wurde, während dessen eine Lampe aufleuchtete, und die das Zeitintervall richtig reproduziert? Dazu hat die Person die Lampe nach ihrem Erlöschen wieder angeschaltet und nach ziemlich genau diesem

Abb. 24 A

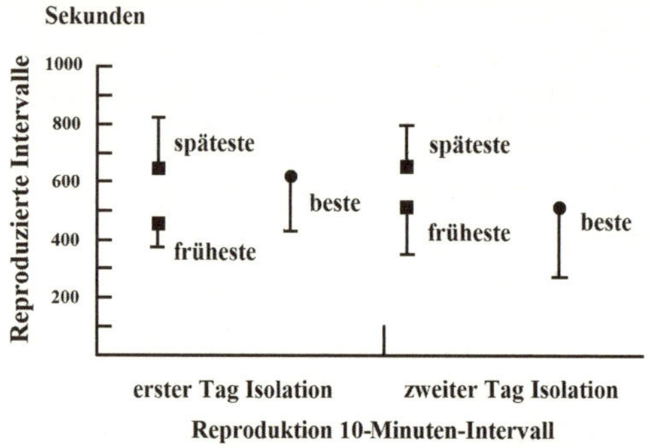

Abb. 24 B

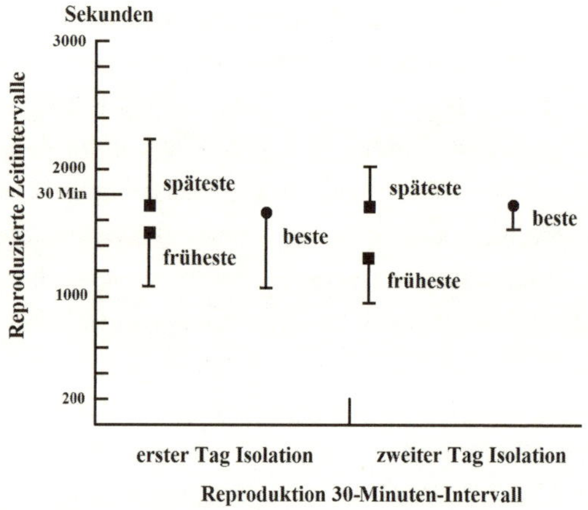

Abb. 24 C

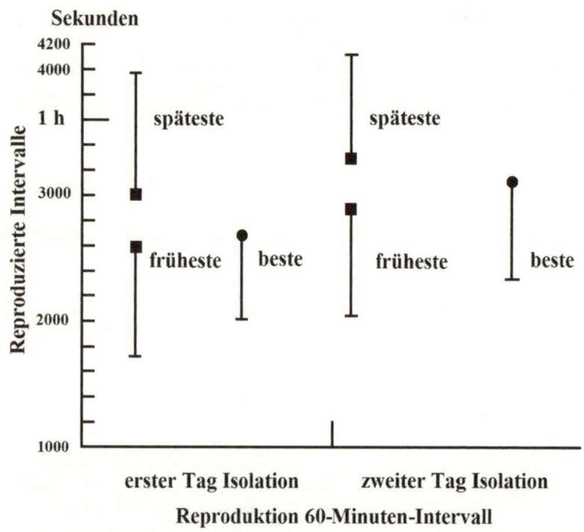

Zeitintervall wieder ausgeschaltet. Diese Person kann voraussagen, wann das zu reproduzierende Zeitintervall vorüber ist. Wie kann sie dies voraussagen? Intuitiv würden wir antworten, sie könne dies aufgrund ihres subjektiven Zeitempfindens. Doch wie schon zuvor besprochen, ist uns dieser subjektive Bereich wissenschaftlich nicht zugänglich, nicht einmal die Annahme seiner Existenz ist eine wissenschaftlich prüfbare Aussage. Wir können diesen Bereich jedoch über den bereits zuvor eingeführten Begriff der *mentalistischen Bestimmung* erfassen. Dazu müssen wir uns nur überlegen, wie wir feststellen, ob eine andere Person als wir selbst ein Zeitintervall richtig eingeschätzt hat. Wir können dies nur, indem wir das Zeitintervall zwischen dem Zeitpunkt, zu dem die Person (nennen wir sie P) das Licht wieder eingeschaltet, und dem Zeitpunkt, zu dem sie das Licht wieder ausgeschaltet hat, messen und mit der Länge des zu reproduzierenden Zeitintervalls vergleichen. Demgegenüber kann P die Richtigkeit der eigenen Reproduktion eines Zeitintervalls richtig einschätzen, ohne dass sie die Länge ihres geschätzten Zeitintervalls misst und ohne dass sie irgendeine andere Information braucht, die eine Person außer P benötigt, um anzugeben, ob die Schätzung des Zeitintervalls durch die Person P richtig ist. P schätzt also sowohl die Länge des zu reproduzierenden Zeitintervalls als auch die Richtigkeit ihrer Reproduktion ein.

Die Reproduktion der vorgegebenen Zeitintervalle entspricht einem Experiment 1. Ordnung. Die Selbsteinschätzung der Probanden, ob es sich dabei um die Einschätzung des frühesten, des besten oder des spätesten Zeitpunktes handelt, entspricht einem Experiment 2. Ordnung. Eine Person, die nicht selbst der Proband ist, kann nur dann angeben, ob es sich um die Einschätzung des frühesten, des besten oder des spätesten Zeitpunktes handelt, wenn sie die Länge der reproduzierten Intervalle gemessen und mit den zu reproduzierenden Intervallen verglichen hat.

Abbildung 24: Schätzen von Zeitintervallen einer Länge von 10 Minuten (A), 30 Minuten (B) und 1 Stunde (C) durch 30 männliche Studenten, die sich zwei Tage in völliger Isolation befanden, also keine Uhr und keine Information über sich änderndes Tageslicht oder über den Tag-Nacht-Rhythmus hatten. Die Probanden sollten einen Knopf drücken, wenn sie glaubten, das zu schätzende Zeitintervall sei frühestens vergangen (früheste), spätestens vergangen (späteste), und wenn sie der Meinung waren, die beste Schätzung zu machen (beste). Vertikale Linien geben die Standardabweichung an. Weitere Einzelheiten im Text.

Der Proband selbst braucht die von ihm reproduzierten Zeitintervalle nicht zu messen, um zu sagen, wie er den Zeitpunkt, zu dem er die reproduzierten Zeitintervalle beendet hat, einschätzt: als den frühesten, den spätesten oder den optimalen Zeitpunkt, zu dem das zu schätzende Zeitintervall vorüber war. Wie bereits dargelegt, kann man die Fähigkeit eines Probanden, seine eigene Reproduktion von Zeitintervallen einzuschätzen, in der Sprache der formalen Logik mit einem Ausdruck (einem Prädikat) bezeichnen. Auf dieses können wir den Abstraktionsoperator anwenden und erhalten einen Ausdruck, der exakt bezeichnet, was wir umgangssprachlich *subjektives Zeitempfinden* nennen.

7.5 Die Neurobiologie des subjektiven Zeitempfindens

Die neurobiologischen Grundlagen des subjektiven Zeitempfindens sind bis heute weitgehend ungeklärt. In die Einschätzung der Dauer scheinen ausgedehnte Bereiche der Hirnrinde involviert zu sein. Vor allem der präfrontale Cortex scheint seine Oszillation im Frequenzbereich von 5–15 Hz auf das dorsale Striatum (eine zwischen dem Cortex und dem Thalamus angesiedelte Hirnstruktur, die aus dem Nucleus caudatus und dem Putamen besteht) zu übertragen.[215] Im präfrontalen Cortex von Affen fanden sich Neurone, deren Aktivität abhängig war von der Dauer, die ein Reiz anwesend war.[216] Beim Menschen waren der dorsolaterale präfrontale Cortex, prämotorische Areale des unteren Frontallappens, der rechte Gyrus frontalis inferior (Abb. 9), der rechte Nucleus caudatus (ein lang gezogener schweifartiger Kern, der vom Frontallappen bis in den Temporallappen zieht), der prämotorische Cortex beider Hirnhemisphären (Abb. 10) und der vordere Gyrus cinguli (Abb. 13) aktiviert, wenn die Länge von Zeitintervallen verglichen werden sollte.[217,218] Auch im Striatum von Affen wurden Neurone nachgewiesen, deren Aktivität von der Dauer oder von der Reihenfolge verschieden lang andauernder visueller Reize abhing.[219] Zur Einschätzung der Dauer visueller Ereignisse scheinen darüber hinaus der posteriore laterale intraparietale Cortex und visuelle Areale V4 und V5/MT (Abb. 14) von Bedeutung zu sein.[220] Eine bei gesunden Versuchspersonen durch Magnetstimulation hervorgerufene Störung der Funktion neuronaler Netzwerke in diesem Bereich hatte eine verringerte Fähigkeit zur Folge, die unterschiedliche Dauer visueller Reize, deren Darbietungszeit jedoch unter einer Sekunde lag, zu unterscheiden.[221] Auch traumatische Schädigungen neuronaler Areale und Erkrankungen des Zentralnervensystems können eine verminderte Fähigkeit der Einschätzung zeitlicher Dauer hervorrufen. Dennoch handelt es sich dabei nicht um einen völligen Verlust des Zeitempfindens.

Die bisherige Darlegung hat gezeigt, dass es nicht eine einzige konstant ablaufende Zeit gibt, sondern dass wir es mit ganz unterschiedlichen Zeiten zu tun haben: der physikalischen Zeit, der Zeit der Wahrnehmung, die wiederum von Sinnesmodalität zu Sinnesmodalität unterschiedlich sein kann, und schließlich mit unserem intern generierten Zeitempfinden, das von der Abfolge wahrgenommener Veränderungen unabhängig ist. Alle diese Zeiten überlagern sich und bilden ein Zeitkonglomerat, das uns den Eindruck vermittelt, die Zeit sei eine unaufhaltsam voranschreitende Eigenschaft der Welt.

8

Warum auch Tiere Bewusstsein haben

Die Frage, ob Tiere ein Bewusstsein haben, ist falsch gestellt, wenn sie von der Annahme ausgeht, es gebe neben den unterschiedlichen subjektiven Wahrnehmungserlebnissen, Emotionen, Erinnerungen, Planungen usw. noch ein eigenes, davon unabhängiges Bewusstsein. Wie zuvor betont wurde, können wir das Bewusstsein einer Person innerhalb eines bestimmten Zeitintervalls als die Gesamtheit dessen ansehen, was dieser Person innerhalb dieses Zeitintervalls bewusst ist. Also kann die Frage, ob Tiere ein Bewusstsein haben, so verstanden werden, dass danach gefragt wird, ob Tiere ein subjektives Erleben, oder genauer, ob Tiere bewusste Ereignisse im Sinn der oben gegebenen Definition haben. Wie bereits dargelegt wurde, kann man eine solche Frage nur fundiert beantworten, wenn man experimentell untersucht hat, ob das betreffende Versuchstier in Experimenten erster und zweiter Ordnung beweist, dass es nicht nur eine bestimmte Leistung zeigen kann, wie z. B. zwei visuelle Reize zu unterscheiden, sondern auch in der Lage ist, die eigene Leistung mentalistisch richtig einzuschätzen. Im einfachsten Fall bedeutet dies, dass z. B. ein Affe erlernt hat, einen bestimmten Hebel zu drücken, wenn ein Reiz R1 erscheint, und einen anderen Hebel zu drücken, wenn ein davon verschiedener Reiz R2 erscheint. Ein Experiment, in dem diese Fähigkeit, die Reize R1 und R2 zu unterscheiden, getestet wird, entspricht dem, was wir als Experiment 1. Ordnung bezeichnet haben.

Der Affe muss aber außerdem in der Lage sein, durch eine zusätzliche Reaktion anzugeben, ob er überzeugt ist, dass er den richtigen Hebel gedrückt hat, oder ob er nur einen Hebel gedrückt hat, aber nicht angeben kann, ob es der richtige Hebel war. Diese Selbsteinschätzung muss er unter Bedingungen leisten, die die oben formulierten Kriterien dafür erfüllen, dass seine Selbsteinschätzung mentalistisch ist. Da man die mentalistische Selbsteinschätzung der eigenen Fähigkeiten bei Tieren, ausgenommen Affen und manche Vögel, nicht so leicht und oft gar nicht testen kann, weil die Lernkapazität, die ein solches Experiment voraussetzt, zumeist nicht ausreicht, ist man auf Analogiebetrachtungen zwischen Menschen und Tieren angewiesen. Diese Betrachtungen sind vor allem neurobiologischer Art. Dabei untersucht man, welche Hirnstrukturen beim Menschen notwendig oder hinreichend sind, um bewusste Ereignisse entstehen zu lassen, und untersucht danach, ob solche Hirnstrukturen auch bei den betreffenden Tierarten existieren. So kann man bereits aus neurobiologischen Gründen annehmen, dass die uns entwicklungsgeschichtlich am nächsten stehenden Affen nicht nur bewusste Seh-, Hör- und Tastempfindungen haben, da sie ähnliche Hirnstrukturen wie der Mensch besitzen. Auch was Emotionen betrifft, sind die Hirnstrukturen, die solche Leistungen hervorbringen, bei Affen und Menschen so ähnlich, dass wir auf ein vergleichbares, wenn auch nicht immer identisches Empfindungsrepertoire schließen müssen.

8.1 Auch Affen und Hunde sind nur Menschen

Auch die Gehirne von Hunden, Katzen und vieler anderer höherer Säugetiere bis zur Ratte und Maus haben solche Ähnlichkeiten mit dem Gehirn des Menschen, dass wir diesen Tieren bewusste Ereignisse nicht absprechen können. Wir finden in den Gehirnen all dieser Säugetiere (einschließlich dem Gehirn des Menschen) nicht nur einen vergleichbaren anatomischen Aufbau. Die Gehirne bestehen, mit geringen Variationen, aus den gleichen Neuronenarten, die Hirnrinde folgt einem vergleichbaren Schichtenaufbau, Neuronen haben eine ähnliche Art und Anzahl von Verbindungen untereinander und in ihnen laufen die gleichen elektrophysiologischen und biochemischen Prozesse ab wie in menschlichen Gehirnen. Hinzu kommt, dass diese Tiere ein derart komplexes Verhaltensrepertoire haben, das, besonders bei Menschenaffen, dem menschlichen Verhalten ähnlich ist. Jeder, der Hunde für verschiedene Aufgaben ausgebildet hat, weiß, welche Lernfähigkeit diese Tiere besitzen und in welcher Weise sie in einer Situation Erlerntes auf andere Situationen zu übertragen wissen. Schon ein durchschnittlicher Hund, der nur eine Grunderziehung genossen hat, kann spielend mehr als 20 Aufforderungen befolgen und aus mehreren unterschiedlichen Gegenständen gezielt den angeforderten apportieren. Ein Border-Collie, den seine Besitzerin systematisch trainierte, nach Aufforderung aus Gegenständen gezielt das angeforderte Objekt zu apportieren, war sogar in der Lage, mehr als 200 Bezeichnungen für Gegenstände zu unterscheiden. Die Fähigkeit begabter Hunde, zahlreiche Bezeichnungen für Gegenstände zu erlernen, ist Gebrauchshundeausbildern von jeher bekannt und wurde in unzähligen Anwendungen nachgewiesen, obwohl dies erst 2004[222] als «neue» Erkenntnis publiziert wurde.

Doch auch im freien Verhalten zeigen sich erstaunliche kognitive Leistungen. Ein vom Autor geführter Bullmastiff (eine Hunderasse, die nicht durch besondere intellektuelle Gaben glänzt) lenkte z. B. regelmäßig einen ihm sozial übergeordneten Hund durch gezielte Täuschungsmanöver ab, ohne dass ihm dies je beigebracht worden wäre. Steckte der dominante Hund seine Nase ausgiebig in ein Mäuseloch und verwehrte dem untergeordneten Hund, an diesem zu schnüffeln, so begann der untergeordnete Hund nach kurzer Zeit ein kleines Loch zu graben und seine Nase intensiv dort hineinzustecken. Dem übergeordneten Hund entging dies nicht und er stürzte sich auf das Loch des untergeordneten Hundes. Dieser ließ sofort von seinem Loch ab und steckte seine Nase nun in das Mäuseloch des dominanten Hundes, welcher natürlich gleich erkannte, dass es an dem Loch des anderen nichts Interessantes zu riechen gab. Ein anderes Täuschungsmanöver, mit dem der dominante Hund von einem von ihm in Besitz genommenen Mäuseloch abgelenkt werden konnte, bestand darin, dass der subdominante Hund zu der Begleitperson lief, als hätte diese gerufen. Kamen die Hunde, wenn sie gerufen worden waren, so erhielt jeder der Hunde einen Hundekuchen. Sobald der dominante Hund sah, dass der untergeordnete Hund zu der Begleitperson lief, tat er dies ebenso, in der Annahme, sein Kommen würde durch einen Hundekuchen belohnt. Doch sobald der untergeordnete Hund sah, dass der übergeordnete sich vom Mäuseloch entfernte, lief er, natürlich ohne einen Hundekuchen erhalten zu haben, dorthin zurück, um dieses in Besitz zu nehmen. Der übergeordnete Hund hatte nun sein Mäuseloch verloren und keinen Hundekuchen erhalten. Der untergeordnete Hund hatte beobachtet, dass, wenn er an einem Mäuseloch schnüffelte oder wenn er gerufen wurde, der dominante Hund herbeigelaufen kam. Diesen Zusammenhang zwischen seinem Verhalten und dem darauffolgenden Verhalten des dominanten Hundes übertrug er auf die Situation, in der er den dominanten Hund von dem Mäuseloch weglocken wollte. Derartige Ablenkungsstrategien wurden auf andere Situationen übertragen, in denen der übergeordnete Hund ein Objekt, wie z. B. einen Stock, gefunden hatte, den auch der untergeordnete Hund haben wollte.

Besonders beeindruckend sind die kognitiven Leistungen von Menschenaffen. Schon zur Zeit des Ersten Weltkriegs untersuchte Wolfgang Köhler[223] deren Problemlösungsverhalten. Köhler zeigte, dass Schimpansen Stöcke, von denen jeder für sich zu kurz war, um eine außer Reichweite befindliche Banane zu angeln, so ineinandersteckten, dass die Banane sich heranziehen ließ. Ebenso fanden die Tiere heraus, dass eine unerreichbar hoch hängende Banane dann ergriffen werden konnte, wenn man mehrere Kisten aufeinanderstapelte und dann daraufkletterte. In Freilanduntersuchungen benutzten Schimpansen Steine als Hämmer, um Nüsse zu knacken.[224, 225] Darüber hinaus benutzten Schimpansen einen Stock, den sie unter Kraftaufwand in den Boden steckten, um ein Loch in ein darunterliegendes Termitennest zu bohren. Hatte der Stock eine gewisse Tiefe erreicht, so zogen sie ihn aus dem Boden und inspizierten seine Spitze auf Anzeichen dafür, ob ein Termitennest angestochen wurde. Da der bisher benutzte Stock nicht geeignet war, die Termiten an die Oberfläche zu befördern, kam anschließend ein weiterer dünnerer Stock mit einer gefächerten Spitze zum Einsatz. Diesen führten sie in das soeben gebohrte Loch ein, um daran hängende Termiten an die Oberfläche zu ziehen.[226] Die Schimpansen waren also in der Lage, zwei unterschiedliche Werkzeuge planvoll in der richtigen Reihenfolge für verschiedene Zwecke zu benutzen. Pruetz und Bertolani[227] beobachteten Schimpansen, die Zweige abbrachen, diese mit den Zähnen zuspitzten und sie als Speer benutzten. Die Affen stießen diese Waffen in Baumlöcher, in denen kleine nachtaktive Primaten (Galagos) sich tagsüber verbargen, töteten diese und verspeisten sie. Objekte wurden somit zum späteren Gebrauch hergestellt und auch gesammelt in der Voraussicht, dass sie später benötigt werden. Ein Schimpanse in einem schwedischen Zoo sammelte Wurfgeschosse, schon lange bevor die Zoobesucher kamen. Trafen die Besucher ein, so benutzte er die gesammelten Geschosse, um die Besucher zu bewerfen.[228]

Führen wir Menschen eine solche Tätigkeit aus, so tun wir dies, indem wir unsere Werkzeuge und unsere Beute bewusst sehen und das Werkzeug willentlich und planvoll einsetzen. Außer der Erkenntnis, dass das

Schimpansengehirn und das Gehirn des Menschen sich sehr ähnlich sind, nähren solche Beobachtungen planvollen Werkzeuggebrauchs unsere Annahme, Schimpansen hätten den Menschen vergleichbare bewusste Erfahrung und fällten willentliche Entscheidungen. Vor allem die Ähnlichkeit der Gehirne macht die Annahme, nur das menschliche Gehirn brächte bewusste Erfahrungen hervor, völlig unplausibel. Schließlich gibt es keinen Grund anzunehmen, dass ein visuelles System, das beim Schimpansen und beim Menschen geradezu identisch ist, nur beim Menschen visuelle Erfahrungen hervorbringt oder dass die ähnlichen Hörsysteme des Schimpansen und Menschen nur beim Menschen ein bewusstes Hörerlebnis erzeugen.

8.2 Vögel – die verkannten Genies

Betrachtet man die Gehirne von Vögeln, die sich deutlich von menschlichen Gehirnen unterscheiden, so mag man bezweifeln, dass auf diesem ganz andersartigen neuronalen Funktionsniveau bewusstes Erleben entsteht. Dieser anatomische Unterschied ist auch nicht verwunderlich angesichts der stammesgeschichtlich voneinander abweichenden Wege der Vögel und der Säugetiere: Bereits im Zeitalter des Perm, vor etwa 280 Millionen Jahren, trennten sich die Sauropsiden, die die Vorläufer von Sauriern und heute lebender Reptilien sind, von den Therapsiden, aus denen die Säugetiere hervorgingen. Die Entwicklung der Vögel aus den Sauropsiden begann im Zeitalter des Jura vor mehr als 150 Millionen Jahren. Damals trennten sich die Vögel von den Reptilien, etwa 50 Millionen Jahre nachdem die Entwicklung der Säugetiere aus den Therapsiden bereits begonnen hatte.

Bei den Vögeln entspricht das Pallium (Abb. 25), das die kognitiven Fähigkeiten vermittelt, der Großhirnrinde der Säuger.[229–232] Wie bereits oben beschrieben, besteht die Rinde des Säugerhirns aus sechs Schichten. Das Vogelhirn ist zwar aus denselben Neuronentypen aufgebaut wie das Säugerhirn. Ein grundlegender Unterschied zwischen dem Vogelhirn und dem Säugerhirn ist jedoch, dass das Vogelhirn keinen Schichtenaufbau und keine Säulenstruktur wie das Säugergehirn besitzt.[233] Im visuellen System von Vögeln verbindet ein Faserzug die Netzhaut mit einer Zellgruppe im Thalamus (Abb. 25). Von hier ausgehende Fasern enden im sogenannten visuellen Wulst *(bulge)* im dorsalen Telencepha-

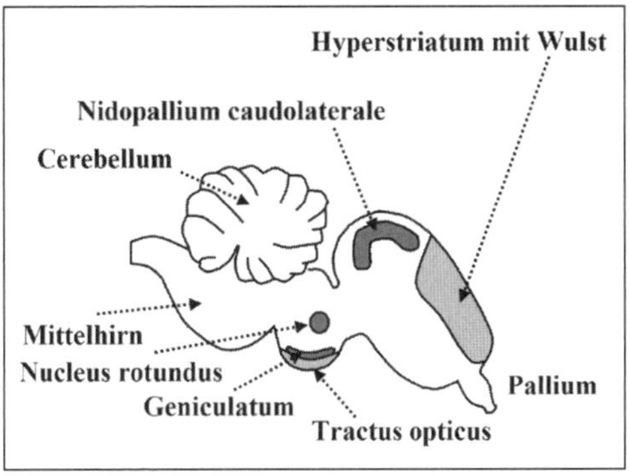

Abbildung 25: Schematische Darstellung eines Längsschnitts durch das Gehirn einer Taube. Einzelheiten im Text.

lon innerhalb des Hyperstriatums. Dieser visuelle Wulst besitzt keine Schichtstruktur wie der striäre Cortex von Säugern, hat jedoch afferente und efferente Verbindungen und eine retinotopische Organisation der rezeptiven Felder.[234] *Retinotopisch* bedeutet, dass benachbarten Orten auf der Netzhaut auch benachbarte Orte im Gehirn entsprechen. Diese Verbindung kann als das Analogon zum primären visuellen System der Säuger angesehen werden, in dem Fasern von der Netzhaut zum lateralen Kniehöcker und von hier zum visuellen Cortex ziehen. Der zweite Weg im visuellen System von Vögeln verläuft von der Netzhaut zum Mittelhirn, von hier zu einer Zellgruppe im Thalamus, dem Nucleus rotundus, und von hier zum Telencephalon (dem Pallium).[235] Diese Verbindung entspricht im Säugergehirn der Verbindung von den Colliculi superiores zum Pulvinar Thalami (einem Kerngebiet des Thalamus, vgl. Abb. 16) und weiter zum Cortex des Großhirns.

Verhaltensbeobachtungen an Vögeln zeigen so überraschende kognitive Fähigkeiten, dass sie die Möglichkeit bewussten Erlebens bei diesen Tieren trotz aller neurobiologischen Unterschiede nahelegen (wenn auch nicht beweisen). Neuere Untersuchungen zeigen, zu welchen intellektuellen Leistungen neukaledonische Krähen fähig sind. In einem Experiment lag ein Stück Futter so tief in einer horizontalen, durchsichtigen Röhre, dass die Krähen das Futter zwar sehen, jedoch nicht mit dem Schnabel erreichen konnten. Lag neben der Röhre ein gerades Stäbchen, so ergriffen die Vögel dieses unmittelbar mit dem Schnabel und angelten das Futter aus der Röhre. In einem anderen Experiment zweigten vom unteren Rand einer horizontal positionierten Röhre zwei weitere Röhren vertikal ab. Die Abzweigung zu einer Röhre war offen, die zur anderen Röhre verschlossen. Befand sich das Futter zwischen den beiden Abzweigungen der Röhren, so konnte man es mit dem Stäbchen nur in einer Richtung herausangeln, da das Futter nur in dieser Richtung über die verschlossene Abzweigung der einen Röhre gezogen werden konnte. Über die offene Abzweigung der anderen Röhre konnte man das Futter nicht bewegen, da es dann in diese Röhre gefallen wäre. Nun wurden die Vögel vor die Aufgabe gestellt, ohne Versuch und Irrtum, sondern durch Überlegen herauszubekommen, wie sie vorgehen sollten. Drei von sechs Krähen zogen das Futterstück mit Hilfe des Stäbchens nur über die verschlossene Röhre, auch wenn die Versuchsanordnung so modifiziert wurde, dass sie keinen Hinweisreiz benutzen und nicht durch Versuch und Irrtum lernen konnten. Die Vögel hatten offenbar eine Vorstellung von der Funktion eines Loches am Boden einer Unterlage, über das man ein Objekt nicht bewegen kann, ohne dass es in dieses Loch fällt.[236]

Neukaledonische Krähen stellten sogar hakenförmige Werkzeuge in planvoller Voraussicht her, um an Beute zu kommen.[237, 238] Die Tiere waren auch dann in der Lage, derartige Werkzeuge herzustellen, wenn ausgeschlossen war, dass sie dieses Verhalten als vorher erlernten stereotypen Bewegungsablauf wiederholten. Eine Krähe wurde in solchen Untersuchungen z. B. vor die Aufgabe gestellt, an ein Stück Futter zu kommen, das in einem kleinen, mit einem Henkel versehenen Gefäß lag. Dieses Gefäß war, für die Krähe unerreichbar, in einer vertikal stehenden durchsichtigen Röhre versenkt. Es bedurfte also eines Stabes, an dessen Ende ein Haken war, um das Gefäß an seinem Henkel aus der Röhre nach oben zu ziehen. Ein solcher Stab war aber nicht verfügbar. Stattdessen fand die Krähe in der Versuchsanordnung nur einen geraden, 9 cm langen Aluminiumstreifen vor. Die Krähe fasste ein Ende des Aluminiumstreifens mit dem Schnabel und bog es zu einem Haken. Sodann ergriff sie das andere, gerade Ende des Aluminiumstreifens mit dem Schnabel und versenkte den Aluminiumstreifen mit der gebogenen Spitze voran in der Röhre, hakte den Griff des Gefäßes ein und zog das Gefäß mit dem Futter nach oben. Dies gelang einer Krähe in 25 von 34 Versuchsdurchgängen. In vier Versuchsdurchgängen zog sie das Gefäß mit einer Feder oder einem Zweig, den sie mitgebracht hatte, aus der Röhre.[239]

Doch die Fähigkeit, komplexe Aufgaben zu lösen, ist weder eine notwendige noch eine hinreichende Bedingung für die Entstehung bewusster Ereignisse. Komplexe Probleme können Computer oft besser lösen als das menschliche Gehirn, sie können Sprache verstehen und Sprachlaute generieren. Roboter sind bei der Ausführung bestimmter Aufgaben, z. B. die Windschutzscheibe eines Autos auf einem Fließband millimetergenau einzupassen oder punktgenau identische Schweißstellen anzubringen, motorisch weitaus präziser als menschliche Arme und Hände. Humanoide Computer können selbständig auf unebenen Oberflächen stehen, eigenständig gehen und laufen, Treppen auf- und absteigen, Rumpf, Arme, Hände, Kopf und Augen menschenartig bewegen und bewegten Objekten folgen, die sie mit einer eingebauten Kamera erfassen. Doch allein aufgrund dieser Fähigkeiten können wir nicht annehmen, dass diesen Leistungen auch bewusste Ereignisse entsprechen. Es ist keineswegs die Leistungsfähigkeit eines Systems, die uns die Existenz bewusster Prozesse vermuten lässt, sondern ein hohes kognitives Leistungsniveau in Verbindung mit Hirnstrukturen, die den menschlichen Hirnstrukturen ähnlich sind. Die Annahme, dass das Gehirn von Vögeln bewusste Ereignisse generiert, muss sich folglich auf folgende Erkenntnisse stützen:

(1) auf die komplexen kognitiven Fähigkeiten von Vögeln;
(2) darauf, dass diese komplexen Fähigkeiten von neuronalen Netzwerken vermittelt werden, die in etwa aus den gleichen Neuronenarten wie unsere Gehirne bestehen;
(3) auf die Erkenntnis, dass bei Vögeln Gehirnstrukturen zu identifizieren sind, die denen von Säugern entsprechen, und dass die Gehirne von Vögeln und Säugetieren, zu denen auch wir Menschen gehören, sich aus den gleichen Gehirnen gemeinsamer Vorfahren entwickelt haben.

Schließen wir daraus, dass das Gehirn von Vögeln bewusste Ereignisse hervorbringt, so bedeutet dies, dass eine Schichtenstruktur, wie sie die Großhirnrinde von Säugern besitzt, nicht notwendig für die Entstehung bewusster Ereignisse ist. Um bewusste Ereignisse zu generieren, reicht es dann offenbar aus, dass Neuronenverbände in bestimmter Weise verschaltet sind, unabhängig vom zellarchitektonischen Aufbau der Hirnrinde, wie wir ihn beim Menschen vorfinden.

8.3 Haben Tintenfische Bewusstsein?

Wenn das Vogelgehirn, das so weit vom menschlichen Gehirn abweicht, im Verdacht steht, bewusste Empfindungen hervorzubringen, so kann man auch fragen, ob einfacher organisierte Lebewesen als Vögel, wie z. B. Tintenfische, bewusste Empfindungen haben.[240–242] Oktopusse zeigen erstaunliche Fähigkeiten in der Unterscheidung visueller Reize, passen ihr Verhalten der Umwelt an und haben eine hohe Lernfähigkeit.[243–245] Doch allein die Fähigkeit, visuelle Reize zu unterscheiden, ist noch kein Zeichen für die Existenz bewusster Empfindungen. Wie bereits dargestellt, war eine Unterscheidung zwischen visuellen Reizen und die Fähigkeit, diese zu lokalisieren, auch bei hirngeschädigten Patienten nachweisbar, die errieten, um welchen Reiz es sich handelte und an welchem von mehreren zur Wahl stehenden Orten er sich befand, obwohl die An- oder Abwesenheit von Reizen keine bewussten Empfindungen hervorrief. Doch Oktopusse können nicht nur Reize unterscheiden und lokalisieren. Sie verfügen über komplexe Leistungen, die die Vermutung nähren, dass auch im Oktopus eine bewusste Reizverarbeitung stattfinden könnte. So betrachteten Oktopusse (Betrachter) z. B., wie ein anderer Oktopus (Demonstrator) zwischen zwei gleichzeitig präsentierten Objekten ein bestimmtes auswählte. Ohne dass die Betrachter selbst gelernt hatten, in einem solchen Experiment ein bestimmtes Objekt auszuwählen, wählten sie anschließend genau dasselbe Objekt aus wie der Demonstrator.[246, 247] Oktopusse sind sogar zu einem gewissen Werkzeuggebrauch in der Lage. Es wurde z. B. beobachtet, wie sie Kokosnussschalen sammelten, um diese später bei Bedarf zu einem Unterschlupf zusammenzusetzen.[248]

Auch dies beweist noch keineswegs die Existenz bewusster Empfindungen. Ob bewusste Empfindungen vorhanden sind, lässt sich nur dadurch zweifelsfrei nachweisen, dass der Begriff bewusst eindeutig festgelegt und dann überprüft wird, ob die Kriterien dafür erfüllt sind, dass ein bewusstes Ereignis stattfindet (vgl. Abschnitt 6.2). Wenn dies beim Oktopus auch nicht nachgewiesen ist, so drängt sich aufgrund der komplexen Leistungen, zu denen diese Tiere fähig sind, doch die Vermutung auf, dass bewusste Empfindungen im Gehirn des Oktopus entstehen. Ohne bewusste Sehfunktionen sind Menschen zu visuell geleitetem Verhalten, wie es beim Oktopus beobachtet wurde, jedenfalls nicht befähigt. Hirngeschädigte Patienten, die angaben, visuelle Reize nicht zu sehen, diese Reize dennoch entdecken, unterscheiden und lokalisieren konnten, wären, ohne ihre Umwelt bewusst zu sehen, zu keinem dem Oktopus vergleichbaren visuell gesteuerten Verhalten in der Lage gewesen. Wenn im Oktopus bewusste Empfindungen existieren sollten, so stellt sich die Frage, wo dies im Oktopusgehirn geschehen könnte.

Das Gehirn des Tintenfischs ist aus Neuronen aufgebaut, die weitgehend den gleichen physiologischen und biochemischen Prinzipien gehorchen wie das menschliche Gehirn, und die Neuronen des Tintenfischs und des Menschen folgen den gleichen Prinzipien synaptischer Verschaltung. Vergleichen wir jedoch das Gehirn des Tintenfischs mit dem Säugetiergehirn, so finden wir im Gehirn des Tintenfischs andere Neuronentypen als im Säugetiergehirn. Im Gegensatz zu Säugetieren ist das Soma (der Kopf der Nervenzelle) nicht in die Entstehung elektrischer Aktivität einbezogen. Auch der morphologische Aufbau der Gehirne von Oktopus und Mensch ist völlig verschieden[249, 250] (Abb. 26). Die Netzhaut des Tintenfischauges unterscheidet sich schon dadurch sehr grundlegend von der Säugetiernetzhaut, dass sie nur Rezeptoren enthält. Wie bereits beschrieben, findet sich in der Säugetiernetzhaut dagegen bereits eine aufwendige neuronale Verschaltung. Die Rezeptoren der Netzhaut des Tintenfischs senden ihre Information in zwei unmittelbar hinter den Augen sitzende optische Lobi *(optical lobes)*. Diese bestehen aus einer äußeren Rinde (Cortex) und einer inneren Medulla. Die Rinde enthält Nervenzellen, die offenbar die visuelle Reizverarbeitung vornehmen, die bei den Vertebraten, zu denen auch die Säuger gehören, bereits in der Netzhaut vonstattengeht. Der Cortex dieser beiden optischen Lobi hat Ähnlichkeit mit der Ganglienzellschicht der Netzhaut der Vertebraten. Er besteht nur aus einer inneren und einer äußeren Schicht. Photorezeptoren der Netzhaut senden Verbindungen zu den Neuronen der äußeren und der inneren Schicht, wo sie synaptische Kontakte mit amakrinen Neuronen herstellen. Neuronen der inneren Schicht ziehen zur Medulla, die visuomotorische Aufgaben zu erfüllen scheint. Diese Neuronen sind in zahlreichen Zellinseln angeordnet. Die Neuronen der optischen Areale erhalten Input aus anderen Teilen des Gehirns und senden Axone in diese anderen Hirnteile. Es ist zu vermuten, dass visuelle Reizverarbeitung in diesem Cortex der optischen Lobi durchgeführt wird. Das Ergebnis dieser Informationsverarbeitung wird in der Medulla mit der hier ankommenden Information aus anderen Hirnteilen zusam-

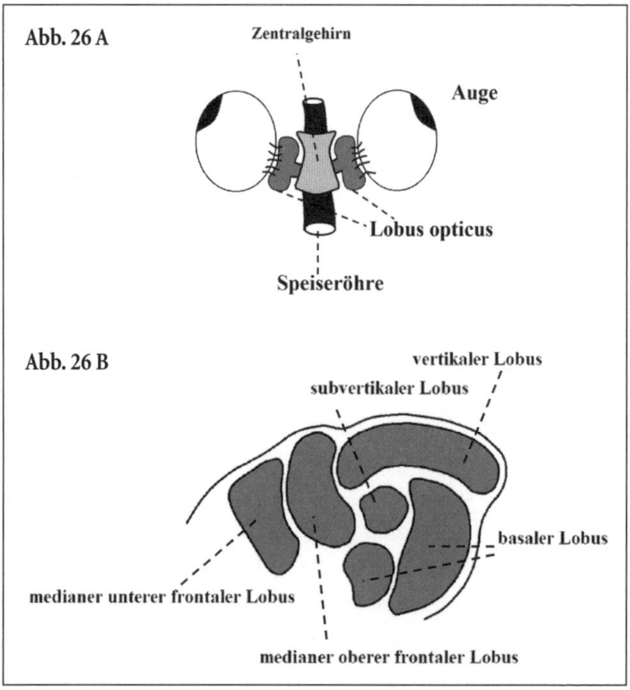

Abbildung 26: A: Blick auf Augen und Gehirn eines Tintenfischs. Um die Speiseröhre legt sich das Zentralgehirn, das aus mehreren Untereinheiten besteht. Die Zentralmasse ist seitlich von zwei optischen Lobi flankiert. Diese bestehen aus einer äußeren Rinde und einer zentralen Medulla.
B: Vertikaler Schnitt durch das Zentralgehirn des Oktopus oberhalb der Speiseröhre.

mengeführt, mit der Folge, dass eine Reaktion des Tieres auf einen visuellen Reiz ausgelöst wird. Da die Rinde, in der visuelle Reize verarbeitet werden, Ähnlichkeit mit der Ganglienzellschicht der menschlichen Netzhaut hat und in der Netzhaut des Menschen nachweislich keine bewussten Empfindungen entstehen, kann man vermuten, dass auch in der Rinde des optischen Lobus des Tintenfischs noch keine bewusste visuelle Empfindung hervorgerufen wird.

Darüber, ob solche Empfindungen in anderen Hirnstrukturen entstehen können, lassen sich nur Vermutungen anstellen. Es ist nicht ausgeschlossen, dass der frontale und vertikale Lobus eine Bedeutung für die Entstehung von Empfindungen haben. Die Lernfähigkeit des Oktopus wird offenbar durch den vertikalen Lobus *(vertical lobe)* und durch den mittleren oberen frontalen Lobus *(medial superior frontal lobe)* vermittelt. Beide Hirnteile gehören zum Zentralgehirn, das um die Speiseröhre angeordnet ist und etwa 40 bis 45 Millionen Nervenzellen enthält. Reizt man beide Hirnteile, so hat dies keinen Effekt. Trägt man den vertikalen Lobus ab, so zeigt der Oktopus sich von dieser Operation ziemlich unbeeindruckt, schwimmt, fängt Krabben und frisst in normaler Weise. Der Oktopus zeigt jedoch erhebliche Gedächtnisdefizite beim Ausführen einmal erlernter Aufgaben. Genaue Untersuchungen ergaben, dass der mittlere obere frontale Lobus offenbar Information aus den Sinnesorganen, also auch visuelle Information, erhält und diese integriert. Die dort verarbeitete Information aus den Sinnesorganen wird dann zum vertikalen Lobus geleitet. Hier haben die Verbindungen aus dem mittleren oberen frontalen Lobus Verbindungen mit anderen Nervenzellen, sogenannten Amakrinzellen. Diese haben wiederum Kontakte mit großzelligen Neuronen im vertikalen Lobus. Es ist nicht auszuschließen, dass in diesen beiden Lobi bewusste Empfindungen entstehen, die jedoch völlig anderer Art sein können als uns bekannte Empfindungen.

8.4 Die Entstehung des Bewusstseins aus der Funktion neuronaler Netzwerke

Wie wir gesehen haben, besteht das Bewusstsein eines Menschen oder eines Tieres aus der Gesamtheit dessen, was diesem Menschen oder Tier innerhalb eines bestimmten Zeitintervalls bewusst wird. Mit der Entwicklung des Gehirns werden die Voraussetzungen dafür geschaffen, dass die einzelnen Empfindungen, deren Gesamtheit das Bewusstsein ausmachen, entstehen können. Empfindungen, die durch die Funktion neuronaler Netzwerke eines menschlichen Gehirns entstehen, sind jedoch nicht von vornherein höher stehend als die Empfindungen anderer Säugetiere oder Vögel. Es sollte deutlich geworden sein, dass Säugetiere und Vögel zu weitaus komplexeren Leistungen in der Lage sind als neugeborene Menschen. Menschen sind zu manchen dieser Leistungen erst im Alter von mehr als drei Jahren fähig. Zwar gibt es bei Tieren Verhaltensweisen, die genetisch vorprogrammiert und durch die Gegenwart eines geeigneten Reizes in immer der gleichen Weise auszulösen sind. Tierisches Verhalten erschöpft sich jedoch keineswegs in solchen angeborenen Verhaltensmustern. Viele tierische Fähigkeiten sind alles andere als automatisch, unbewusst, nach einem vorgefertigten Schema ablaufende Verhaltensmuster.

Die beschriebenen Beispiele sollten hinreichend verdeutlicht haben, dass die bei Laien verbreitete Meinung, Tiere handelten nur nach einem von primitiven Instinkten gesteuerten Verhaltensmuster, das bestenfalls von niederen Empfindungen begleitet wird, wissenschaftlich widerlegt ist. Die Vergleichbarkeit tierischen und menschlichen Verhaltens und tierischen und menschlichen Bewusstseins hat ihre Wurzeln in vergleichbaren Hirnstrukturen, die aus den Gehirnen gemeinsamer Vorfahren hervorgegangen sind. Das menschliche Gehirn hat somit keine von der übrigen Tierwelt losgelöste Stellung und besitzt keine mit den Gehirnen anderer Tiere unvergleichbare Einzigartigkeit.

Das menschliche Gehirn hat lediglich Fähigkeiten entwickelt, die den Fähigkeiten seiner tierischen Verwandten in den meisten Bereichen überlegen sind. Eine dieser besonderen Fähigkeiten ist die menschliche Sprache. Doch ist die Annahme, die einzigartigen sprachlichen Fähigkeiten des Menschen seien eine Voraussetzung für die Existenz menschlichen Bewusstseins, nicht haltbar. Nach einer Hirnschädigung verlieren Menschen oft ihre Fähigkeit, sich sprachlich sinnvoll zu äußern, und manchmal auch die Fähigkeit, Sprache zu verstehen. Dennoch bleiben diese Menschen weiterhin normal empfindende und handelnde Personen und verfallen nicht in den Zustand eines unbewusst agierenden Automaten.

Die überlegenen Fähigkeiten des Menschen sind nicht schon von Geburt an gegeben, sondern entstehen in den ersten Lebensjahren, wenn das menschliche Gehirn das tierische in seiner Entwicklung überholt. Der Mensch verfügt nicht von Geburt an über menschliches Bewusstsein, das dem eines Tieres unvergleichbar wäre, und menschliches Bewusstsein tritt auch nicht plötzlich zu einem Entwicklungszeitpunkt auf. Indem die menschlichen Fähigkeiten und der Umfang der bewussten Erfahrungen diejenige von Tieren zu übersteigen beginnen, entfernt der Mensch sich vom Tier. Dieses Sich-vom-Tier-Entfernen ist ein kontinuierlicher Entwicklungsprozess. Aus dem menschlichen Gehirn wird eine weiterentwickelte Variante eines tierischen Gehirns und das in ihm entstehende menschliche Bewusstsein wird eine weiterentwickelte und in vielen Aspekten bereicherte Variante tierischen Bewusstseins.

Zweifellos unterscheiden viele Empfindungen des Menschen sich qualitativ von den Empfindungen eines Affen, eines Hundes oder eines Dromedars. Dass es solche Unterschiede gibt, bedeutet aber nicht, dass nur der Mensch Bewusstsein hat, welches dem Tier versagt bleibt. Auch manche Empfindungen einer Katze werden sich von derjenigen einer Maus oder eines Elefanten unterscheiden, ohne dass wir deshalb annehmen können, nur die Katze habe Bewusstsein. Bewusstsein besitzen Tier und Mensch, wenn dies sich auch in mancher Hinsicht unterscheiden mag.

Allein der Befund, dass bei einem Tier die Information von einem Sinnesorgan in ein reich verzweigtes neuronales Netzwerk weitergeleitet und dort verarbeitet wird, berechtigt allerdings noch nicht zu der Annahme, dort entstünde bewusste sensorische Erfahrung. Dies lässt sich auch aufgrund der Erkenntnis vermuten, dass nicht allein das größere Volumen des menschlichen Hirngewebes und nicht nur die Anzahl der miteinander interagierenden Neuronen größere Leistungsfähigkeit garantieren. Die Leistungsfähigkeit scheint eher durch die Art der neuronalen Verschaltung und deren Funktion bestimmt zu werden. So hatten z. B. die im Hirnstamm verbliebenen visuellen Strukturen des Sehsystems oder des Hörsystems der vom Autor untersuchten Kinder ohne Großhirn ein größeres Volumen als die Strukturen des Seh- oder Hörsystems kleiner Vögel. Dennoch zeigten diese Kinder neben den beschriebenen grundlegenden visuellen Leistungen im Gesichtsfeldzentrum und neben der Fähigkeit, Geräusche zu registrieren und sich zur Geräuschquelle zu orientieren, nur ein sehr eingeschränktes Verhaltensrepertoire.[142, 144] Sie schluckten, gähnten, schrien und konnten auf bestimmte Berührungsreize lächeln. Sie waren jedoch weit entfernt davon, auch nur einfachste Problemstellungen zu erfassen oder gar Probleme zu lösen, wie kaledonische Krähen dies konnten. Das zeigt, dass die Art der neuronalen Verschaltung dafür ausschlaggebend ist, welche Leistungen das neuronale Netzwerk vollbringen kann. Entsprechend scheint es auch von der Art der Verbindungen und von der Funktion neuronaler Netzwerke abzuhängen, ob bewusste Empfindungen entstehen.

Wie aber kann aus einem neuronalen Netzwerk und den darin ablaufenden physiologischen Prozessen eine bewusste Empfindung entstehen? Wenn wir Wasser auf einer Kochplatte erhitzen, so kann man ein Thermometer in das Wasser halten und feststellen, dass das Thermometer vor Anschalten der Kochplatte eine Temperatur von 10 °C anzeigte und zehn

Minuten später eine Temperatur von 98 °C anzeigt. Man kann ein Ei in das kochende Wasser legen und feststellen, dass die Eimasse sich verfestigt. Hier können wir eindeutige ursächliche Beziehungen nachweisen: Wenn wir die Kochplatte, auf der ein Topf mit Wasser steht, anschalten, steigt die Quecksilbersäule in einem Thermometer, das man ins Wasser hält. Bringt man umgekehrt die Quecksilbersäule im Thermometer auf irgendeine Weise zum Steigen, so wird das Wasser im Topf aber nicht unbedingt wärmer. Die Kausalbeziehung gilt also nur in einer Richtung. Wenn wir einen Lichtpunkt auf die Netzhaut projizieren, hat dies physiologische Abläufe in bestimmten neuronalen Netzwerken und die bewusste Wahrnehmung eines Lichtpunktes zur Folge. Dann haben wir eine Kausalkette, die dem Fall des erwärmten Wassers und des Thermometers gleicht. Wenn es aber einen freien Willen gibt, so können wir die Kausalkette auch umkehren und die Abläufe in neuronalen Netzwerken durch unsere freien Willensentscheidungen bewusst steuern. Wir können z. B. sagen, in einer Minute werde ich meinen rechten Arm heben. Wir werden im nächsten Kapitel sehen, dass sich dann bestimmte neuronale Prozesse in Gang setzen. Daraufhin wird der Arm sich wie vorausgesagt heben. Wir können alle möglichen Verhaltensweisen willentlich steuern und können sogar mit Hilfe autosuggestiver Techniken Blutdruck und Pulsrate willentlich beeinflussen. In einer EEG-Studie, in der die Hirnströme (Summenpotentiale von Nervenzellverbänden) des Autors abgeleitet wurden, konnte der Autor willentlich durch autosuggestive Verfahren bestimmte Hirnströme (Alpha-Wellen hoher Amplitude) erzeugen. Auch Emotionen sind willentlich herstellbar. Wir brauchen uns nur zu entscheiden, an bestimmte Dinge zu denken und uns bestimmte Ereignisse vorzustellen, um damit verbundene Emotionen hervorzurufen. Eine Schauspielerin, die ich fragte, wie sie auf Kommando Tränen produzieren könne, meinte, sie denke an etwas Trauriges, würde sogleich Trauer empfinden und könne dann heulen wie ein Schlosshund. Dann laufen in ihrem Gehirn dieselben physiologischen Prozesse ab, die durch die Beobachtung trauriger Ereignisse zustande kommen.

Die neuronalen Netzwerke, die Emotionen, wie z. B. Trauer, vermitteln, lassen sich also willentlich steuern. Wir werden zeigen, dass sich die Existenz solcher freien bewussten Willensentscheidungen wissenschaftlich begründen lässt und dass die häufig geäußerte Behauptung, Willensentscheidungen erschienen uns nur frei, seien aber unfrei, da sie durch Hirnfunktionen gesteuert sind, auf einem logischen Fehler beruht. Anders als im Beispiel des erwärmten Wassers und des Thermometers läuft die Kausalität im Fall von Hirnfunktionen, die z. B. die Empfindung der Trauer erzeugen, in beide Richtungen: Umweltereignisse oder elektrische Reizung bringen physiologische Prozesse, mit denen das Gefühl der Trauer verbunden ist, in Gang, und die willentliche Entscheidung, das Gefühl der Trauer herzustellen, führt zu den gleichen neuronalen Prozessen. Dabei existieren die Empfindungen und die neuronalen Prozesse, die sie erzeugen, nicht zeitlich nacheinander, sondern gleichzeitig. Wir können dann aber nicht nur sagen, dass bestimmte neuronale Prozesse Empfindungen hervorbringen, sondern wir können in gleicher Weise sagen, dass Empfindungen neuronale Prozesse hervorbringen. Das bedeutet, dass die wie immer zustande gekommene Empfindung der Trauer dann und nur dann auftritt, wenn gleichzeitig bestimmte neuronale Prozesse ablaufen und bestimmte neuronale Prozesse dann und nur dann ablaufen, wenn die Empfindung der Trauer gleichzeitig auftritt. Das Auftreten der Empfindung der Trauer ist notwendig und hinreichend dafür, dass bestimmte neuronale Prozesse ablaufen, und bestimmte neuronale Prozesse sind notwendig und hinreichend dafür, dass eine Empfindung der Trauer auftritt.

Gehen wir für einen Augenblick zurück zu dem Beispiel des erhitzten Wassers. Dass die Quecksilbersäule eines Thermometers, das wir ins heiße Wasser halten, steigt, dass ein Ei, das wir ins heiße Wasser geben, sich verfestigt, hat die gleiche Ursache, nämlich das heiße Wasser. Dass wir Trauer empfinden und dass entsprechende neuronale Prozesse ablaufen, hat aber keine gemeinsame Ursache. Je nachdem, ob wir mit dem Mikroskop auf ein neuronales Netzwerk schauen und dessen Funktion mit physiologischen Methoden ermitteln oder ob wir diese Abläufe in einem neuronalen Netzwerk unseres eigenen Gehirns als Empfindung registrieren, handelt es sich um verschiedene Weisen, etwas festzustellen. Man kann die Situation mit dem Phänomen des Lichts vergleichen. Licht kann als Teilchen, nämlich als Photon, in Erscheinung treten und als Welle. In welcher Weise Licht in Erscheinung tritt, hängt davon ab, mit welcher experimentellen Anordnung wir die Eigenschaften des Lichts messen. Dies ist das Komplementaritätsprinzip des Lichts. Im Fall von Empfindungen und neuronalen Prozessen verhält es sich ähnlich.

Auch hier kommt es darauf an, in welcher Weise wir die Erscheinungen messen.

Durch die Anwendung anatomischer und physiologischer Messmethoden treten anatomische und physiologische Phänomene zutage. Dadurch, dass wir diese anatomischen und physiologischen Prozesse in unserem eigenen Gehirn herstellen, treten sie als (bewusste) Empfindung in Erscheinung. Man könnte dies das Komplementaritätsprinzip der neurobiologischen Phänomene und der Empfindungen nennen.

Während wir in der Physik sagen können, Photonen und Wellen seien verschiedene Erscheinungsweisen des Lichts, fehlt in unserer Sprache ein Begriff dafür, was sowohl als neurobiologische Phänomene wie auch als Empfindungen in Erscheinung treten kann. Wir müssen keinen neuen Begriff dafür erfinden, denn auch die Physik käme ohne den alltagssprachlichen Begriff *Licht* aus.

Bei diesem Lösungsweg des Zusammenhangs von neurobiologischen Prozessen und bewussten Empfindungen (auch als Leib-Seele-Problem bezeichnet) sind wir von der Existenz eines freien Willens ausgegangen. Im Folgenden soll gezeigt werden, dass die Existenz des freien Willens sich wissenschaftlich nachweisen lässt und welche neurobiologischen Phänomene mit dem freien Willen einhergehen.

9

Warum es einen freien Willen gibt

Um die Frage, ob es einen freien Willen gibt, wissenschaftlich fundiert zu beantworten, bedarf es zunächst einer Präzisierung der Begriffe «frei» und «Wille»: Solche Begriffe sind uns zwar vertraut, doch die in einfachen sprachlichen Kontexten des Alltagslebens verliehene Bedeutung versagt in wissenschaftlichen Fragestellungen. Deshalb stehen auch eine differenzierte Betrachtung der Begriffe und eine exakte Zuweisung von Bedeutungen am Anfang aller Überlegungen.

Die Schwierigkeiten treten bereits zutage, wenn wir eine so einfache «freie Willensentscheidung» wie diejenige, die Finger der rechten Hand zu strecken, wissenschaftlich beschreiben wollen. Dass eine Person sich zu dieser Bewegung der Finger entscheidet, soll natürlich mehr aussagen, als dass sie die Finger streckt. Um von einer Entscheidung zu sprechen, würden wir fordern, dass etwas stattfindet, das man in der Alltagssprache als *Wille*, *Willensentscheidung*, *Willensakt* oder *bewusste Entscheidung* bezeichnen würde. Zusätzlich soll es sich um eine *freie* Entscheidung handeln. Was aber ist der *Wille*, was eine *bewusste* Entscheidung und wann ist eine Entscheidung *frei*? Diese Fragen lassen sich nicht durch unwissenschaftliche neurophilosophische Betrachtungen klären, wie sie häufig auch von Neurobiologen vorgebracht werden. Eine wissenschaftliche Analyse macht neben neurobiologischen auch manchmal etwas trockene methodische Überlegungen unumgänglich. Um das Ergebnis vorwegzunehmen: Es wird sich zeigen, dass es einen freien Willen gibt.

9.1 Unterschiedliche Entscheidungsarten

Zunächst stellt sich die Frage, was eine Entscheidung ist und welche Arten von Entscheidungen wir gegeneinander abgrenzen können. Wir wollen im Folgenden drei der häufigsten Entscheidungsarten betrachten:

1) die Entscheidung, eine bestimmte Reaktion zu zeigen, die erst nach Auftreten eines Ereignisses, auf das man reagieren muss, gefällt wird;
2) eine Vorentscheidung, in einer bestimmten Weise zu reagieren, die schon gefällt wird, bevor das Ereignis, auf das man reagieren muss, eintritt; und
3) das Zustandekommen einer reflektorischen Reaktion.

Beispielhaft für die erste Art der Entscheidung ist die uns bekannte Situation, dass ein unserem Wagen vorausfahrendes Auto eine Vollbremsung macht, ohne dass wir damit gerechnet haben. Die Kontraktion der Beinmuskeln, die wir zum Betätigen der Bremse benötigen, beginnt schon nach wenigen hundert Millisekunden, je nach Reaktionsschnelligkeit des Fahrers oder der Fahrerin. Die Entscheidung, nur zu bremsen oder zusätzlich auch auszuweichen, muss hier in ein paar hundert Millisekunden gefällt werden. Oft ist keine Zeit für eine Entscheidung und es wird stattdessen mit einem Reflex reagiert. Da Reflexe keine rationalen Entscheidungen sind, ist es durchaus möglich, dass die reflektorische Handlung eine völlig inadäquate Reaktion ist: Man weicht z. B. einer Katze aus, indem man an einen Alleebaum steuert. Eine solche Entscheidung wird erst dann getroffen, wenn die Situation, in der reagiert werden muss, eingetreten ist, ohne dass Gelegenheit bestand, sich vorher auf die in dieser Situation angemessene Reaktion vorzubereiten. Man kann dann von einer einstufigen Entscheidung sprechen.

Entscheidungen können auch vor Auftreten des Ereignisses, auf das reagiert werden soll, getroffen werden, nämlich dann, wenn wir Gelegenheit haben, uns auf bestimmte Situationen vorzubereiten. Sehen wir es einer Autofahrerin oder einem Autofahrer schon an, dass mit einer irrationalen fahrerischen Aktion zu rechnen ist, so bereiten wir uns darauf vor, jederzeit bremsen zu müssen. Dadurch verkürzen sich Reaktionszeit und Bremsweg ganz erheblich. Die Entscheidung vollzieht sich hier in zwei Stufen:

- der Vorentscheidung: *Wenn beim Vorausfahrenden die Bremslichter aufleuchten, trete ich so schnell wie möglich auf die Bremse;*
- und der Entscheidung: *Jetzt leuchten beim Vorausfahrenden die Bremslichter auf und jetzt trete ich so schnell wie möglich auf die Bremse.*

Die zweite Entscheidung kann dann in kürzerer Zeit gefällt werden als eine Entscheidung, auf die wir nicht vorbereitet sind. Die Reaktion erfolgt am schnellsten, wenn, sobald die Bremslichter aufleuchten, gar keine Entscheidung mehr nötig ist, sondern der Tritt auf die Bremse zu einem Reflex geworden ist. Der Unterschied zwischen einem Reflex und einer Entscheidung wird an späterer Stelle (Abschnitt 9.6) erörtert.

Eine Vorentscheidung, wie man in einer bestimmten Situation reagieren soll, kann der Situation, in der reagiert werden muss, um Jahre vorausgehen. Wie wichtig solche Vorentscheidungen sind, zeigt das Beispiel, dass viele Auffahrunfälle dadurch zustande kommen, dass die Fahrer auf eine Situation, in der sie plötzlich bremsen müssen, nicht vorbereitet sind und in der Kürze der verbleibenden Reaktionszeit nur bremsen und nicht den Einfall haben, auf die Standspur auszuweichen. Wurde aber schon lange im Voraus die Entscheidung getroffen, *wenn es eng wird, Steuer nach rechts und raus auf die Standspur*, dann kann diese Reaktion in kurzer Zeit als ein Reflex erfolgen. Die erste Stufe des Entscheidungsprozesses beginnt dann, wenn das Gehirn auf diese Reaktion vorprogrammiert wurde und dieses «Programm» im Gehirn dauerhaft gespeichert wurde.

Wir haben also zwei Entscheidungsstufen:

1. die Entscheidung, auf ein zukünftiges Ereignis, das nach wenigen Sekunden, aber auch erst nach Jahren auftreten kann, in einer bestimmten Weise zu reagieren; und
2. die Entscheidung, jetzt in der vorprogrammierten Weise zu reagieren.

Die zweite Stufe der Entscheidung, die innerhalb von wenigen hundert Millisekunden getroffen wird, kann durch einen Reflex ersetzt sein. Das neuronale Korrelat der ersten Entscheidungsstufe kann über Jahre im Gehirn präsent sein, während das neuronale Korrelat der zweiten Entscheidungsstufe erst dann erscheint, wenn die Situation eingetreten ist und die Entscheidung, jetzt zu reagieren, gefällt wird.

Weder die erste noch die zweite Entscheidungsstufe müssen immer mit einem subjektiven Entscheidungserlebnis einhergehen, über das die betreffenden Personen berichten. Ein Organismus lernt aus Erfahrung, indem Erfahrungen das Verhalten von Organismen verändern, ohne dass mit dieser Veränderung jeweils ein Entscheidungserlebnis verbunden sein muss. Ein Hund, der zum ersten Mal einem Igel begegnet, mag sich dem Igel mit seiner Nase so sehr nähern, dass er unerfreuliche Bekanntschaft mit dessen Stacheln macht. Bei der nächsten Begegnung mit dieser Tierart wird er Zurückhaltung üben. Es ist nicht anzunehmen, dass dies eines besonderen Entscheidungserlebnisses bedarf und der

Hund zu sich selbst sagt: *Das nächste Mal bleibst du mit der Nase weg.* Oder nehmen wir ein einfacher organisiertes Tier, etwa einen Goldfisch. Goldfische sind leicht zu konditionieren, auf eine Erschütterung hin zu einer bestimmten Stelle zu schwimmen. Dazu reicht es, die Fische an einer bestimmten Stelle zu füttern, nachdem eine Erschütterung vom Ufer ausging. Einige wenige Versuchsdurchgänge, in denen Erschütterung mit Futter gekoppelt werden, genügen, und die Fische schwimmen, sobald sie die Erschütterung vernehmen, zu der Futterstelle. Die Fische ändern ihr Verhalten, ohne dass sie willentliche Entscheidungen treffen und sich sagen: *Wenn ich eine Erschütterung spüre, entscheide ich mich, zu der betreffenden Stelle zu schwimmen, denn da gibt es Futter.*

Beim Menschen ist das oft nicht anders. Stellen Sie sich vor, Sie sind Boxer, Ihr Gegner macht einen Ausfallschritt nach links und schon trifft Sie sein linker Haken. Und weil Sie Ihre Deckung vernachlässigt hatten und Ihr Gegner mühelos Ihr Kinn erreichte, versucht er es gleich noch mal. Sie haben keine Zeit, eine Entscheidung zu treffen, die mit einem Entscheidungserlebnis einhergeht, über das Sie berichten könnten. Sie schließen jetzt «automatisch» die Deckung, sobald Sie einen Ausfallschritt bei Ihrem Gegner sehen. Aus dem Treffer haben Sie etwas gelernt, Sie haben Ihr Verhalten geändert, aber Sie haben kein Entscheidungserlebnis zu berichten. Es kann sogar sein, dass Sie erst nach erfolgter Reaktion das Erlebnis haben, sich dieses Mal richtig entschieden zu haben. Wenn Sie die Deckung offen lassen und wenn Sie die Deckung schließen, ist dies zweifellos mit unterschiedlichen neuronalen Prozessen verbunden, die der Aktivierung der motorischen Neuronen Ihres Gehirns vorausgehen. Noch bevor eine motorische Reaktion erfolgt, könnte man aufgrund dieser unterschiedlichen neuronalen Prozesse voraussagen, ob Sie die Deckung offen lassen oder schließen. Diese Prozesse sind aber nicht als das Korrelat eines Entscheidungserlebnisses zu interpretieren, über das Sie berichten könnten. Zweifellos gehen jedem Verhalten Prozesse voraus, die als das neuronale Korrelat eines Entscheidungsprozesses interpretiert werden können, wenn diesem Entscheidungsprozess auch nicht immer ein Entscheidungserlebnis entsprechen muss.

Mit zunehmender Kenntnis der neuronalen Prozesse, die Verhalten und Erleben begleiten oder diesen vorausgehen, stellte sich die Erkenntnis ein, dass alles Verhalten und Erleben von neuronalen Prozessen verursacht, festgelegt, gesteuert, determiniert ist. Das verleitete zu dem voreiligen Schluss, alle Entscheidungen seien unfrei, weil auch sie durch neuronale Prozesse verursacht, festgelegt, gesteuert, determiniert seien. Es wird jedoch gezeigt werden, dass die verbreitete Annahme, Entscheidungen seien deshalb bereits unfrei und es gebe deswegen keinen freien Willen, ohne wissenschaftliche Grundlage ist.

9.2 Unfreiheit aufgrund neurobiologischer Steuerung des Willens – ein Pseudoargument

Wird behauptet, es gebe keine freie Willensentscheidung, da jede Entscheidung durch Hirnfunktionen verursacht, festgelegt, gesteuert, determiniert sei, so stellt sich als Erstes die Frage, was es bedeuten soll, das Verhalten einer Person sei durch Hirnfunktionen verursacht, festlegt, gesteuert oder determiniert. Um eine solche Behauptung wissenschaftlich zu diskutieren, müssen wir zunächst den Begriffen *Verursachen, Festlegen, Steuern, Determinieren* eine klare Bedeutung geben. Andernfalls jonglieren wir mit unscharfen Wortgebilden, die man nach Gutdünken interpretieren kann, und wir drohen uns bald in unseren Begriffskonstruktionen zu verfangen und falsche Schlussfolgerungen zu ziehen. Da die Vertreter der zur Diskussion stehenden Behauptung es in aller Regel vermeiden, ihren Begriffen eine klare Bedeutung zu geben, indem sie diese logisch adäquat präzisieren, wäre es müßig, sich mit den verschiedenen Varianten zu befassen, mit denen die Behauptung, es gebe keine freie Willensentscheidung, vorgetragen wurde. Vielmehr soll versucht werden, dieser Behauptung eine präzise Bedeutung zu geben, um ihre Haltbarkeit überprüfen zu können. Präzisiert man die grundlegenden Begriffe, so zeigt sich jedoch, dass es sich bei dieser Behauptung um eine Tautologie handelt, bei der etwas mit sich selbst begründet wird.

Dass Hirnfunktionen das Verhalten einer Person verursachen, festlegen, steuern oder determinieren, kann bedeuten, dass unsere Hirnfunktionen notwendige Bedingungen dafür sind, dass ein bestimmtes Verhalten zustande kommt. Ohne in formallogische Details zu gehen, können wir sagen, eine notwendige Bedingung für ein Ereignis E ist eine Bedingung, ohne die E nicht eintreten kann. Eine hinreichende Bedingung ist hingegen eine Bedingung, deren Bestehen bereits dafür ausreicht, dass E eintritt. Dafür, dass ein Auto aus eigener Kraft fahren kann, ist es notwendig, dass es Räder hat. Räder sind aber noch nicht hinreichend für die Fähigkeit, aus eigener Kraft zu fahren. Es bedarf dazu noch eines funktionsfähigen Fahrwerks, eines laufenden Motors, einer Lenkung etc. Die notwendigen und hinreichenden Bedingungen werden aber erst durch andere Bedingungen zu notwendigen bzw. hinreichenden Bedingungen gemacht. Dass das Auto Räder hat, ist nur dann eine notwendige Bedingung dafür, dass es aus eigener Kraft fahren kann, wenn es keine Vorrichtung hat, die es auch auf Kufen antreibt. Ist das Auto so gebaut, dass man Kufen montieren und ein Antrieb in Gang gesetzt werden kann, der es dann wie einen Motorschlitten vorantreibt, so ist die Gegenwart von Rädern keine notwendige Bedingung dafür, dass das Auto aus eigener Kraft fährt. Es kann schließlich auch auf Kufen fahren.

Haben Sie Ihr Auto nachts in Neapel geparkt und finden es am nächsten Morgen unversehrt, aber ohne Räder vor, so ist die Montage neuer Räder eine hinreichende Bedingung dafür, dass das Auto wieder fährt. Haben die Diebe aber auch sonst noch alles, was tragbar war, ausgebaut und fehlen Anlasser, Lichtmaschine, Einspritzanlage und manches andere, ohne das kein Motor läuft, so helfen Ihnen auch neue Räder nichts. Die Montage neuer Räder ist unter diesen Bedingungen keine hinreichende Bedingung mehr dafür, dass Sie mit Ihrem Auto weiterfahren können. Nur wenn Ihr Auto außer Rädern über alles verfügt, was es zum Fahren braucht, ist die Montage der Räder eine hinreichende Bedingung dafür, dass Sie mit dem Auto fahren können. Es gibt also Bedingungen, die erfüllt sein müssen, damit eine Bedingung hinreichend dafür wird, dass Ihr Auto aus eigener Kraft Neapel verlässt. Dies führt zu der Konsequenz, dass wir nicht global von *notwendigen* und/oder *hinreichenden Bedingungen* für ein Ereignis sprechen wollen.

Wir relativieren die Begriffe notwendige *und* hinreichende Bedingung *stattdessen auf die Bedingungen, durch die sie notwendig und hinreichend werden. Da wir außerdem das, was wir in der Alltagssprache als Ursache bezeichnen, mit diesen Begriffen abdecken können, sprechen wir anstatt von* notwendigen *und/oder* hinreichenden Bedingungen *von* notwendigen *und/oder* hinreichenden ursächlichen Bedingungen für ein Ereignis relativ zu anderen Bedingungen.

Für Leserinnen und Leser, die es genauer wissen möchten:

Bestimmung III

Wir wollen eine nicht leere Menge Bn von Ereignissen, Zuständen oder Eigenschaften ursächlich notwendig für das Auftreten eines Ereignisses, eines Zustandes oder einer Eigenschaft E relativ zu Ereignissen, Zuständen oder Eigenschaften Ñ nennen und eine Menge von Ereignissen, Zuständen oder Eigenschaften Ĥ ursächlich hinreichend für das Auftreten von E relativ zu einer Menge von Ereignissen, Zuständen oder Eigenschaften H̄ nennen, genau dann, wenn es eine nicht leere Klasse K von Mengen Bn, Ñ, Ĥ und H̄ gibt, derart dass
(1) es ein Ereignis, einen Zustand oder eine Eigenschaft E und eine Klasse K gibt, die genau aus den Mengen von Ereignissen, Zuständen oder Eigenschaften Bn, Ñ, Ĥ und H̄ besteht (E ist kein Element einer Menge aus K);
(2) E immer eingetreten ist, vorausgesetzt, dass auch Bn, Ñ, mindestens ein Element aus Ĥ und H̄ eingetreten sind;
(3) E nie eingetreten ist, vorausgesetzt, dass mindestens eine Menge aus der Klasse K nicht eingetreten ist und/oder mindestens ein Element aus der Menge Bn nicht eingetreten ist.

E: das Ereignis, der Zustand oder die Eigenschaft, nach deren ursächlichen Bedingungen gefragt wird;
Ñ: die Ereignisse, Zustände oder Eigenschaften, durch die Elemente von Bn notwendige ursächliche Bedingungen für E werden;
Bn: die notwendigen ursächlichen Bedingungen für E, wenn Ñ vorliegt (d. h. relativ zu Ñ);
H̄: Ereignisse, Zustände oder Eigenschaften, durch die die Elemente von Ĥ hinreichende ursächliche Bedingungen für E werden;
Ĥ: die hinreichenden ursächlichen Bedingungen für E, wenn H̄ eingetreten ist (d. h. relativ zu H̄).

Wir gehen hier nicht so vor, wie Logiker und Wissenschaftstheoretiker dies in der Regel taten, indem sie die Begriffe der notwendigen und/oder hinreichenden Bedingungen mit Hilfe der formalen Logik definierten, um diese Begriffe dann auf die Realität anzuwenden. Stattdessen gehen wir nur davon aus, dass wir bestimmte Kombinationen der Anwesenheit oder Abwesenheit bestimmter Ereignisse, Zustände oder Eigenschaften wiederholt festgestellt haben. Aus diesen Beobachtungen bilden wir erst die Begriffe notwendige ursächliche Bedingungen und hinreichende ursächliche Bedingungen. Dabei ist es unumgänglich, sich auf Ñ und H̄ zu beziehen, denn Bn und Ĥ sind nicht von sich aus notwendige bzw. hinreichende Bedingungen, sondern werden erst durch Ñ und H̄ dazu. Die in (2) und (3) gebrauchte Wendung *vorausgesetzt, dass* bedeutet lediglich, dass das Vorausgesetzte gleichzeitig mit oder vor Eintreten von E anwesend war.

Nun können wir die oben angeführte Behauptung, alles menschliche Verhalten sei von Hirnfunktionen verursacht, festgelegt, gesteuert, determiniert, in eine wissenschaftlich exakte Sprache übertragen. Wir können diese vage Behauptung jetzt übersetzen mit: *Für jede Entscheidung, ein Verhalten V zu zeigen, gibt es Hirnfunktionen, die notwendige und/oder hinreichende ursächliche Bedingungen für die Entscheidung, ein Verhalten V zu zeigen, sind (und zwar relativ zu biologischen Bedingungen, durch die diese Hirnfunktionen zu notwendigen und/oder hinreichenden ursächlichen Bedingungen werden).* Diese Hirnfunktionen kommen wiederum nur zustande, weil ganz bestimmte andere notwendige und/oder hinreichende ursächliche Bedingungen bestehen oder bestanden haben. Dazu gehören z. B. biologische Faktoren, die die Hirnentwicklung bestimmten, Erfahrungen, die im Gehirn gespeichert sind, und schließlich die aktuell bestehenden Umweltbedingungen.

Definiert man nun Willensentscheidungen als unfrei genau dann, wenn sie notwendige und/oder hinreichende ursächliche Bedingungen haben, so lässt dies den Schluss zu, frei sei eine Entscheidung nur dann, wenn es keine notwendigen und/oder hinreichenden ursächlichen Bedingungen für die Entscheidung gibt. Die Aussage, *Willensentscheidungen sind unfrei*, lässt sich nach dieser Definition durch die Aussage ersetzen, *für alle Willensentscheidungen gibt es notwendige und/oder hinreichende ursächliche Bedingungen*. Diese Ersetzung folgt der Regel, dass das Definiens (das Definierende) in allen Kontexten durch das Definiendum (das zu Definierende) ersetzt werden kann. Somit bedeutet der Satz: *Alle Willensentscheidungen sind unfrei, weil es notwendige und/oder hinreichende ursächliche Bedingungen für sie gibt*, nichts anderes als: *Für alle Willensentscheidungen gibt es notwendige und/oder hinreichende ursächliche Bedingungen* (das ist die wissenschaftliche Übersetzung für die vage Aussage, Willensentscheidungen seien nicht frei), ***weil*** *es notwendige und/oder hinreichende ursächliche Bedingungen für alle Willensentscheidungen gibt.* Das Wort *weil* suggeriert hier eine Begründung. Aber es handelt sich nicht um eine Begründung, sondern um eine Tautologie, eine Pseudobegründung der Art: *Die Sonne scheint, weil die Sonne scheint.* Präzisiert man die verwendeten Begriffe nicht und spricht von Hirnfunktionen, die Verhalten verursachen, festlegen, steuern, determinieren, und begründet damit, dass Willensentscheidungen nicht frei seien, so verleiht man lediglich leeren Aussagen den Anschein von Wissenschaftlichkeit. Es wird jedoch gezeigt werden, dass der Begriff der Willensfreiheit in anderer Weise zu präzisieren ist und dass sich ein freier Wille nachweisen lässt, obwohl Hirnfunktionen notwendige und hinreichende ursächliche Bedingungen für Willensentscheidungen sind.

9.3 Wie Willensentscheidungen im Gehirn entstehen

Ein experimenteller Befund, der gerne herangezogen wird, um zu zeigen, dass unsere Überzeugung, eine Willensentscheidung sei frei, trügt, wurde von dem amerikanischen Neuropsychologen Benjamin Libet und seinen Mitarbeitern 1983 veröffentlicht.[251, 252] In diesen Untersuchungen betrachteten Versuchspersonen eine Uhr, deren Zeiger in 2,56 Sekunden einmal das Ziffernblatt umrundete. Die Versuchsperson sollte nach Belieben ihr Handgelenk bewegen und sich merken, bei welchem Zeigerstand sie begann, den Entschluss zu fassen, das Handgelenk zu bewegen. Dabei leitete Libet die elektrische Aktivität über dem supplementär motorischen Areal im Frontallappen des Gehirns (Abb. 10) der Versuchspersonen mittels Elektroden, die auf der Kopfhaut aufsaßen, ab. Libet konnte mit diesen Elektroden ein vor einer Bewegung auftretendes, sogenanntes *Bereitschaftspotential* registrieren, das die deutschen Neurologen H. Kornhuber und L. Deeke[253] lange vorher (1965) nachgewiesen hatten. Das Interessante an Libets Ergebnissen war, dass der Zeitpunkt, zu dem die Versuchspersonen angaben, die Entscheidung, das Handgelenk zu bewegen, getroffen zu haben, 300 bis 500 Millisekunden nach Beginn des Bereitschaftspotentials lag. Das bedeutet, dass das Gehirn offenbar bereits mit der Vorbereitung der Bewegung begonnen hatte, bevor die Entscheidung, das Handgelenk zu bewegen, als bewusste, freie Entscheidung erlebt wurde. Wichtig ist hier festzuhalten, dass die Versuchspersonen ihre Entscheidung nach Beginn des Bereitschaftspotentials als bewusste Entscheidung erlebt haben, oder genauer, dass sie dieses bewusste Erlebnis auf einen Zeitpunkt nach Beginn des Aktionspotentials datierten. Inzwischen nimmt man allerdings an, dass das elektrophysiologische Korrelat des bewussten Erlebens einer Entscheidung nicht im gesamten Bereitschaftspotentials liegt, sondern nur in einer bestimmten Komponente des Bereitschaftspotentials, dem sogenannten *lateralisierten Bereitschaftspotential.*[254]

In veränderter Form wiederholten Chun Siong Soon et al. (2008)[255] dieses Experiment. Die Testpersonen betrachteten eine Reihe nacheinander auf einem Monitor erscheinender Buchstaben. Wann immer sie den Drang verspürten, mit dem linken oder rechten Zeigefinger einen Knopf zu drücken, sollten sie dies unmittelbar tun. Gleichzeitig sollten sie sich den Buchstaben einprägen, der gerade erschien, wenn sie die Entscheidung fällten, den Knopf mit dem linken oder rechten Zeigefinger zu drücken. Die Probanden berichteten meist, die Entscheidung, mit einem der Zeigefinger einen Knopf zu drücken, etwa 1 Sekunde vor der Ausführung des Knopfdrucks getroffen zu haben. Während dieses Experiments wurde die Aktivität in verschiedenen Hirngebieten mittels der funktionellen Magnetresonanztomographie (fMRI) gemessen. Dabei handelt es sich um eine Methode, Aktivitätszonen im Gehirn nachzuweisen, wenn der Kopf der Probanden sich in einem rasch wechselnden Magnetfeld befindet. Bereits 7 Sekunden bevor die Person ihre bewusste Entscheidung, den Knopf zu drücken, fällte, ließ sich im frontopolaren Cortex (der sich am vorderen Ende des Frontallappens befindet) (Abb. 5) eine Erhöhung der neuronalen Aktivität nachweisen. Eine zweite Region, aufgrund deren Aktivierung die Entscheidung, eine motorische Reaktion zu zeigen, vorhergesagt werden konnte, reichte vom Praecuneus bis zum hinteren Gyrus cinguli (Abb. 13). Die Autoren vermuten, dass die Aktivität im Bereich des Frontallappens der erste Vorläufer einer Entscheidung ist, eine motorische Reaktion zu zeigen. Von hier könnte die Information in den Praecuneus und erst danach in das supplementär motorische Areal gelangen, wo sie noch einige Sekunden unbewusst bleiben könnte.

Es ist durchaus möglich, dass in den Experimenten von Chun Siong Soon et al. (2008)[255] der Entscheidungsprozess bereits mit Beginn der Aktivierung im frontopolaren Cortex einsetzte, aber erst eine bestimmte Zeit nach Einsetzen der Aktivierung als Entscheidungsprozess erlebt wurde. Alltagssprachlich würde man sagen, der bewusste Entscheidungsprozess besteht darin, Information darüber, für welche Alternative man sich entscheiden soll, aus dem Gedächtnis abzurufen und abzuwägen. Untersuchungen an Affen haben gezeigt, dass vor einer Reaktion, für die der Affe sich entschieden hat, die Entladungsrate von Neuronen im Bereich des Sulcus intraparietalis (Abb. 14) am Beginn des Entscheidungsprozesses kurzzeitig abnimmt, dann jedoch kontinuierlich zunimmt und unmittelbar vor der Entscheidung, eine von mehreren Reaktionen

(Augenbewegung in eine von mehreren zur Auswahl stehenden Richtungen) zu zeigen, ein bestimmtes Plateau erreicht. Die Abnahme der Entladungsrate zu Beginn des Entscheidungsprozesses war etwas stärker ausgeprägt, wenn die Affen sich zwischen vier möglichen Reaktionen (Augenbewegung in eine von vier Richtungen), als wenn sie sich nur zwischen zwei Reaktionen (Augenbewegung in eine von zwei Richtungen) entscheiden mussten.[256, 257] Entscheidungen, bei denen wir aufgrund bisheriger Erfahrungen Voraussagen darüber machen müssen, welches Verhalten am ehesten zum Erfolg führt und welche Konsequenzen mit einer Entscheidung zu erwarten sind, beziehen weitere Hirnstrukturen wie den unteren (orbitalen) Frontallappen, den lateralen präfrontalen Cortex (Abb. 10), den vorderen Gyrus cinguli, den Thalamus, den Mandelkern (Amygdala) (Abb. 13) und zahlreiche andere Hirnstrukturen ein.[258, 259]

Ein Entscheidungsprozess muss keineswegs von Anfang an von subjektivem Erleben begleitet sein. Die ersten Phasen können durchaus ohne die Entstehung bewusster Erlebnisse vor sich gehen. Schließlich ist ein großer Teil der in unserem Gehirn ablaufenden neuronalen Prozesse nicht an subjektives Erleben gebunden. Viele Bewegungsabläufe geschehen unwillkürlich, gehen nicht mit dem Erleben einer bewussten Entscheidung einher, die Bewegungen selbst sind uns oft nicht einmal bewusst. Dass neuronale Prozesse, von denen wir keine Kenntnis haben, einer Willensentscheidung vorausgehen, bedeutet aber keineswegs, dass die Willensentscheidung durch diese neuronalen Prozesse unabänderlich festgelegt wäre und keine andere Entscheidung mehr getroffen werden könnte. Es ist möglich, dass in den Experimenten von Libet et al. (1983)[251] und Chun Siong Soon et al. (2008),[255] in denen mit keiner der Entscheidungen ein Nachteil oder Vorteil verbunden war, das Gehirn von der Versuchsperson die Aufgabe zugewiesen bekommen hatte, zufällig und ohne Präferenz für eine bestimmte Bewegung eine von zwei alternativen Bewegungen zu produzieren. Dies war jedoch noch keine endgültige Entscheidung für oder gegen das Ausführen einer bestimmten Bewegung. Neuronale Netzwerke des Gehirns generierten ein Aktivitätsmuster, das eine bestimmte Bewegung hervorrief, sofern das Auslösen dieser Bewegung nicht anschließend gehemmt wurde. Das Gehirn machte, um es mit einer Metapher auszudrücken, damit eine Art «Vorschlag», eine Bewegung auszuführen. Das neurobiologische Korrelat dieses «Vorschlags» war zwar in der Untersuchung der Hirnaktivität nachweisbar, war aber von keinem subjektiven Erlebnis einer Willensentscheidung begleitet. Nun hatten die Versuchsperson noch mehrere Sekunden Zeit, sich zu entscheiden, ob sie diesen «Vorschlag» annehmen sollten. Erst diese Entscheidung war von einem bewussten Erlebnis einer Willensentscheidung begleitet. Da es in den beschriebenen Experimenten bei den Entscheidungen aber um nichts ging, wurden die «Vorschläge» des Gehirns Sekunden später angenommen. Es stellt sich die Frage, ob das gemessene Korrelat des «Vorschlags» noch eine Voraussage über die auftretende Reaktion der Probanden zugelassen hätte, wenn die Versuchspersonen in einer bewusst erlebten Willensentscheidung die Vor- und Nachteile einer bestimmten Reaktion gegeneinander abgewägt hätten und sich daraufhin manchmal für und manchmal gegen den «Vorschlag» des Gehirns entschieden hätten.

Dies ist nicht zu vergleichen mit der Situation, in der unter Risiko entschieden werden muss, ob es in einer bestimmten Situation angebracht ist, in einer bestimmten Weise zu reagieren. In einer solchen Situation muss man darauf vorbereitet sein, die Reaktion jederzeit zu revidieren, wenn die Folgen der Reaktion sich plötzlich ändern. Entscheidet man sich z. B. als Autofahrer, einem Vorausfahrenden nach links auszuweichen, stellt aber plötzlich fest, dass die linke Fahrbahn durch ein überholendes Fahrzeug blockiert ist, so muss die beabsichtigte Reaktion revidiert und durch eine Ausweichreaktion nach rechts ersetzt werden. Eine einmal beabsichtigte oder bereits eingeleitete Reaktion ist so lange nicht durch neurobiologische Prozesse festgelegt, wie sie revidiert werden kann.

Die Art, wie Willensentscheidungen entstehen, wollen wir am Beispiel der Entscheidung, zu einem bestimmten Ort zu blicken, genauer erläutern. Das Beispiel der Augenbewegungen wählen wir deshalb, weil die neuronalen Mechanismen, die der Entscheidung zugrunde liegen, eine Augenbewegung zu einem Reiz auszuführen, neurobiologisch am besten untersucht sind.

Intuitiv würden wir die Augenbewegung, mit der Herr Müller zu Frau Maier schaut, wenn er ihr auf der Straße begegnet, als Ergebnis einer freien Willensentscheidung auffassen. Schließlich zwingt niemand Herrn Müller, zu Frau Maier zu blicken. Herr Müller könnte durchaus auch darauf verzichten, Frau Maier anzusehen. Diese Blickbewegung auszuführen liegt also in Herrn Müllers freier Entscheidung.

Manche Neurobiologen würden hier einwenden, wir hätten nur den Eindruck, Herr Müller könne sich hier frei entscheiden. Denn schließlich kommt die Augenbewegung durch eine Reihe neurobiologischer Abläufe zustande, die diesen Blicksprung initiieren. Herr Müller kennt diese Abläufe nicht und er hat auch nicht die geringste Möglichkeit, mit den Mitteln eines Neurophysiologen in die elektrophysiologischen Abläufe in seinem Gehirn einzugreifen. Die neuronalen Prozesse in Herrn Müllers Gehirn bestimmen aber, was Herr Müller denkt, was er fühlt und wie er sich verhält. Es scheint plausibel, Herrn Müllers Blicksprung zu Frau Meier deshalb nicht als das Ergebnis einer freien Willensäußerung, sondern als eine Folge festgelegter neuronaler Abläufe, in die Herr Müller nicht eingreifen kann, anzusehen.

Betrachten wir zunächst einmal, was in Herrn Müllers Gehirn geschieht, wenn er zu Frau Maier blickt. Ein früher Schritt neuronaler Prozesse zur Auslösung einer Augenbewegung besteht darin, dass im frontalen Augenfeld, einem Gebiet der Hirnrinde des Frontallappens (Abb. 9), ein Verband von Nervenzellen seine elektrische Aktivität anwachsen lässt, bis ein bestimmter Schwellenwert erreicht ist. Der Anstieg der neuronalen Erregung beginnt etwa 80 Millisekunden nachdem das Objekt, zu dem eine Blickbewegung ausgeführt werden wird, im Gesichtsfeld auftaucht. Solche Zellverbände, deren Erregung der Entscheidung vorausgeht, eine Augenbewegung auszuführen, wurden im frontalen Augenfeld von Affen (Abb. 14, FEF) nachgewiesen.[260, 261] Hat die zunehmende neuronale Erregung, die der Augenbewegung vorausgeht, die Schwelle erreicht, so wird die Augenbewegung unweigerlich eingeleitet und Herr Müller kann die Augenbewegung nicht mehr aufhalten. Dies geschieht etwa 20 Millisekunden vor der Auslösung der Augenbewegung, wenn eine Gruppe von Neuronen (nicht ein einzelnes Neuron) ein bestimmtes Aktivierungsniveau erreicht hat. Zu diesem Zeitpunkt sind Omnipausenneurone im Hirnstamm unaufhaltsam gehemmt und Burstneurone des Hirnstamms unaufhaltsam aktiviert.[262] Die besagten Zellverbände des frontalen Augenfeldes senden dann über Faserverbindungen ein Signal zu einer Struktur des Mittelhirns, der *Substantia nigra pars reticulata,* abgekürzt *SNPR.*[263] Über verschiedene Schaltstationen werden schließlich die Augenmuskelkerne erreicht, die die Augen in die programmierte Richtung bewegen.

Zwischen der SNRP und den Augenmuskelkernen befinden sich mehrere Schaltstationen: Die SNPR sendet ein Signal zu einer anderen Struktur des Mittelhirns, den sog. oberen Hügeln, den *Colliculi superiores*. Fasern aus dem frontalen Augenfeld enden hier in den oberen, mittleren und tieferen Schichten. In den tieferen Schichten der Colliculi superiores finden sich sog. *Long-lead-burst-Neurone,* die daraufhin, kurz bevor eine rasche Augenbewegung («Blicksprung» oder «Sakkade» genannt) einer bestimmten Größe zu einem bestimmten Ort im Gesichtsfeld ausgeführt wird, aktiviert werden. Diese Neuronen scheinen eine Art Landkarte zu repräsentieren, die angibt, zu welchem Ort eine Sakkade ausgeführt wird. Die Long-lead-burst-Neurone der Colliculi superiores schicken erregende Faserverbindungen zu Neuronenverbänden in der Tiefe des Hirnstamms, den *reticulotectalen Long-lead-burst-Neuronen.* Auch sie steigern ihr Aktivitätsniveau, bevor ein Blicksprung einsetzt. Die Long-lead-burst-Neuronen hemmen vermutlich sog. Pausenneuronen im Hirnstamm. Daraufhin unterbrechen diese ihre Aktivität, solange der Blicksprung ausgeführt wird. Long-lead-burst- und Pausenneurone haben Verbindungen zu Medium-lead-burst-Neuronen, deren Aktivität jedoch gehemmt ist, solange keine Augenbewegung auftreten soll. Diese Hemmung wird aufgehoben und die nun «frei werdende» Aktivität der Medium-lead-burst-Neurone bestimmt die Richtung und die Größe der Sakkade. Diese Neuronen haben Kontakte mit den Augenmuskelkernen, über die sie die Augenmuskeln dazu bringen, in eine bestimmte Richtung zu ziehen und dadurch einen Blicksprung auszuführen. Nach Schätzungen von Brown et al. (2008)[262] sind mindestens 50 000 Neuronen im frontalen Augenfeld, 350 000 Neuronen in den Colliculi superiores, 100 000 Neuronen im lateralen Nucleus medialis dorsalis des Thalamus, 700 000 Neuronen im Nucleus caudatus und in der Substantia nigra pars reticulata und 10 000 Long-lead-burst-Neuronen im Hirnstamm an der Auslösung einer Sakkade beteiligt.

Man könnte sagen, sobald die Schwelle des Potentials im Frontallappen erreicht ist, sei die Augenbewegung nicht mehr frei, da nun der gesamte beschriebene Mechanismus abläuft, ohne dass Herr Müller diesen noch anhalten könnte. Dies lässt sich mit der Situation vergleichen, wenn man bei Herrn Müller den Patellarsehnenreflex auslöst, indem man unterhalb der Kniescheibe (Patella) des gebeugten Kies auf eine Sehne (die Quadrizepssehne) schlägt. Wie man leicht an sich selbst ausprobieren kann, löst ein Schlag auf die besagte Sehne eine leichte Streckung des Kniegelenks aus, da es dabei zur Kontraktion eines Muskels (des Quadriceps femoris) kommt, der die Streckung des Kniegelenks bewirkt. Das Auftreten dieses Reflexes ist von Herrn Müller nicht zu beeinflussen und unterliegt somit nicht seiner freien Entscheidung. Wie aber steht es mit Herrn Müllers Entscheidung, einen Blicksprung auszuführen, wenn die Schwelle noch nicht erreicht ist und Herr Müller den Blicksprung noch verhindern kann? Ist seine Entscheidung zu diesem Zeitpunkt noch frei?

Wie beschrieben, gibt es ein neuronales Netzwerk zur Auslösung von Augenbewegungen, das aus Neuronen besteht, in denen, bevor die Augenbewegung auftritt, eine Erhöhung der elektrischen Erregung zu beobachten ist. Diese Neuronen und alle Neuronenverbände, die von diesen Neuronen einen Input erhalten und in die Auslösung des Blicksprungs eingeschaltet sind, wollen wir als *Auslöseneuronen* bezeichnen. Haben diese Neuronen die Schwelle einmal erreicht, so kann Herr Meier die Augenbewegung nicht mehr anhalten. Ist das Potential dieser Neuronen aber noch nicht bis zur Schwelle angewachsen, so kann das System in Zukunft noch zwei verschiedene Zustände erreichen: einen Zustand, in dem der Blicksprung unweigerlich ausgelöst wird, und einen anderen Zustand, in dem kein Blicksprung ausgelöst wird. Ist die Schwelle überschritten, so kann das System der Auslöseneuronen nur noch den Zustand annehmen, in dem ein Blicksprung ausgelöst wird. Doch dieses neuronale System der Auslöseneurone ist nicht isoliert. Es erhält zahlreiche hemmende und aktivierende Einflüsse von anderen Neuronenverbänden, die ihre Fasern zu den Auslöseneuronen schicken. Auch diese sind nicht isoliert und unterliegen zahlreichen Einflüssen. Sie erhalten ihren Input aus Neuronenverbänden, die Gedächtnisspeicher repräsentieren und emotionale Zustände generieren, sowie aus den neuronalen Repräsentanten zahlreicher anderer Hirnleistungen. Verfolgt man diese neuronalen Verschaltungen zurück, so gelangt man schließlich zu solchen Neuronenverbänden, die ihren Input aus Sinneszellen erhalten.

Wer nur das System der Auslöseneurone untersucht und noch keine Aktivierung dieses Systems registriert, glaubt also, es bestünde noch Handlungsfreiheit und Herr Müller könne noch frei entscheiden, ob er eine Augenbewegung ausführt oder nicht, obwohl durch den Zustand der Neuronenverbände, die die Auslöseneuronen beeinflussen, bereits festgelegt ist, ob Herr Müller den Blicksprung ausführt oder nicht.

Um vorauszusagen, in welchem Zustand das System der Auslöseneuronen sich befinden wird, wenn Frau Maier in der Peripherie von Herr Müllers Gesichtsfeld auftaucht, müssen wir wiederum wissen, welche aktivierenden und hemmenden Einflüsse Neuronen, deren Funktion Wahrnehmungen, Empfindungen, Erinnerungen und vieles mehr repräsentieren, auf die Auslöseneuronen haben. Welche neuronalen Prozesse auftreten, wird darüber hinaus von Umweltbedingungen gesteuert, die vor und während der Ausführung der Handlung auf die neuronalen Systeme einwirken. Die Kette der Faktoren, die bestimmen, ob eine Handlung auftritt, beginnt nicht allein bei den der Handlung vorausgehenden neuronalen Prozessen, sondern bei früheren und gegenwärtigen Umweltbedingungen, die bestimmen, welche neuronalen Prozesse auftreten werden. Wäre all dies bekannt, so könnten wir voraussagen, welchen Zustand die Auslöseneuronen annehmen werden und ob der Blicksprung ausgeführt wird (vorausgesetzt, die neuronale Aktivität wird nicht von stochastischen Prozessen mitbestimmt, die keine sicheren Voraussagen erlauben).

Umweltbedingungen, unter denen ein Verhalten auftritt, die genetische Ausstattung der Person, die das Verhalten zeigt, die biologischen Abläufe im Körper der handelnden Person und das Verhalten selbst können Gegenstand objektiv nachprüfbarer wissenschaftlicher Untersuchungen sein. Lägen die Ergebnisse all dieser Untersuchungen vor, so befähigten sie jede Person, das Verhalten einer anderen Person mit einer bestimmten Genauigkeit vorauszusagen. Wir wollen solche Untersuchungen, ihre Ergebnisse und auf ihnen beruhende Voraussagen als «objektivistisch» bezeichnen. Ihnen wollen wir Voraussagen gegenüberstellen, die wir «mentalistisch» nennen. Was es damit auf sich hat, soll im folgenden Abschnitt dargelegt werden.

9.4 Die Fähigkeit zur mentalistischen Voraussage als Kriterium für eine Willensentscheidung

Wir haben im letzten Abschnitt begonnen, den Begriff der freien Entscheidung am Beispiel eines Blicksprungs zu entwickeln. Im Fall dieses Beispiels hat Herr Müller sich willentlich entschieden, einen Blicksprung auszuführen oder diesen Blicksprung zu unterlassen. Unsere Augen sind ständig in Bewegung und es wäre ein nicht zu bewältigender Aufwand für unser Gehirn, müssten wir uns jedes Mal willentlich entscheiden, einen neuen Blicksprung zu einem bestimmten Ort auszuführen. Anstatt sich jedes Mal willentlich für die Ausführung eines Blicksprungs zu entscheiden, läuft der Großteil unserer Augenbewegungen automatisch ab, ohne dass uns dies bewusst wird und ohne dass es einer Willensentscheidung bedarf.

Ein anderes Beispiel für unwillentlich ausgeführte Bewegungen sind die Bewegungen des linken Armes eines hirngeschädigten Erwachsenen, den der Autor untersuchte. Der Patient war orientiert und ohne Einschränkung seiner kognitiven Fähigkeiten. Es passierte ihm jedoch immer wieder, dass der linke Arm, den er auch willentlich bewegen konnte, sich bewegte, ohne dass der Patient dies wollte, und dass dieser Arm beim Essen Geschirr vom Tisch warf. Dabei konnte das Gehirn des Patienten durch keine Rückmeldung von Sinneszellen aus der Haut, aus Muskeln und Gelenken des linken Armes dessen unwillkürliche Bewegung feststellen. Erst wenn man den Patienten darauf aufmerksam machte und er seinen Arm betrachtete, erkannte er dessen selbstständige Bewegungen und konnte sie willentlich unterbinden.

Führt man eine willentliche Armbewegung aus, so entscheidet man sich vor der Bewegung, diese auszuführen. Wer willentlich eine Bewegung ausführt, kann, bevor die Bewegung beginnt, voraussagen, dass er zu einer bestimmten Zeit eine bestimmte Bewegung ausführen wird. Wir können feststellen, dass eine Person in der Lage ist, Voraussagen über ihre eigenen Bewegungen zu machen, die auch zutreffen. Wie aber können wir voraussagen, ob eine andere Person zu einer bestimmten Zeit eine bestimmte Bewegung ausführen wird? Wir müssen dazu überprüfen, zu welchen Zeitpunkten diese Person bisher bestimmte Bewegungen ausgeführt hat, und können dann angeben, wie groß die Wahrscheinlichkeit dafür ist, dass diese Person zu einem späteren Zeitpunkt eine bestimmte Bewegung ausführen wird. Eine andere Möglichkeit, Verhalten vorauszusagen, bestünde darin, die oben beschriebenen neuronalen Potentiale des Gehirns dieser Peson abzuleiten und festzustellen, welche neuronale Aktivität welchen Bewegungen vorausgeht. Aus solchen gesetzmäßigen Zusammenhängen könnten wir dann darauf schließen, welche Bewegung der Proband sogleich ausführen wird. Wollen wir das Verhalten anderer Personen voraussagen, so haben wir nur die Möglichkeit einer solchen, als *objektivistisch* bezeichneten Vorgehensweise.

Auf die gleiche objektivistische Weise muss der Patient vorgehen, wenn er voraussagen will, ob er selbst zu einem zukünftigen Zeitpunkt eine unwillkürliche Bewegung ausführen wird. Aus bisher beobachteten unwillkürlichen Bewegungen und aus Bedingungen, unter denen diese Bewegungen stattfinden, muss er, wie jede fremde Person, gesetzmäßige Zusammenhänge herstellen und kann daraus erschließen, ob und wann eine unwillkürliche Bewegung auftreten wird. Der beschriebene Patient wusste z. B. aus früheren Erfahrungen, dass beim Essen oft unwillkürliche Bewegungen des linken Armes auftreten und dass dieser Arm ohne sein Zutun Geschirr vom Tisch stoßen wird. Weil er dies voraussagen konnte, vermied er es, Lokale zu besuchen oder Einladungen anzunehmen. Um die eigenen unwillkürlichen Bewegungen vorauszusagen, muss man auf dieselbe objektivistische Weise vorgehen wie bei der Voraussage der Bewegungen anderer Personen.

Das gilt nicht für die eigenen willkürlichen Bewegungen. Es ist eine objektiv feststellbare Tatsache, dass man eigene Bewegungen, die als *willkürlich ausgeführte Bewegungen* bezeichnet werden, voraussagen kann, ohne aufgrund früherer Beobachtungen gesetzmäßige Zusammenhänge über das Auftreten seiner eigenen Bewegungen gefunden zu haben. Zu einer Voraussage unserer eigenen willkürlichen Bewegungen bedarf es auch keiner Indikatoren aus der Umwelt, die anzeigen, ob und zu welcher Zeit solche Bewegungen bei uns selbst auftreten werden.

Auch Ergebnisse neurophysiologischer Untersuchungen, aus denen wir erschließen können, ob sogleich eine bestimmte Bewegung bei einer anderen Person auftritt, sind überflüssig, um das Auftreten der eigenen willkürlichen Bewegung vorherzusagen. Ohne jemals untersucht zu haben, unter welchen Umständen eine bestimmte, vorher vielleicht nie ausgeführte Bewegung des rechten Armes auftritt und ohne irgendetwas über neurophysiologische Prozesse, die Bewegungen vorausgehen, zu wissen, können wir voraussagen, dass wir in einer Minute eine bestimmte Armbewegung ausführen werden. Und solche Voraussagen von Personen über ihre Bewegungen erweisen sich als richtig. Dass Personen solche Voraussagen machen können, ohne zu wissen, was man wissen muss, um die Bewegungen anderer Personen vorauszusagen, ist objektiv nachprüfbar. Gerade diese Fähigkeit, eigene Bewegungen unter Bedingungen vorherzusagen, unter denen niemand die Bewegungen einer anderen Person voraussagen kann, macht Bewegungen zu willkürlichen Bewegungen. Wenn vor 25 000 Jahren ein Cro-Magnon-Mensch zu einem anderen sagte: *Wenn du nicht die Finger von meinem Braten nimmst, hau ich mit dem Faustkeil drauf,* wusste der Angesprochene sehr wohl, dass gleich ein schmerzhafter Schlag erfolgen wird. Denn er wusste aufgrund früher gemachter objektivistischer Beobachtungen, dass sein Gegenüber solche Vorhersagen machen kann. Er wusste, dass der Besitzer des Bratens voraussagen kann, sein Arm werde sogleich den Faustkeil auf die Hand des hungrigen Stammesgenossen fahren lassen, ohne dass er sein Verhalten vorher wissenschaftlich untersuchen musste.

Natürlich müssen unsere Vorhersagen des eigenen Verhaltens nicht immer zutreffen. Wer plötzlich einen Schlaganfall erleidet, wird vielleicht zu sich selber sagen, ich werde den Arm jetzt heben, doch plötzlich merkt er, dass er dazu nicht mehr fähig ist. Das heißt, seine Voraussage ist falsch. Dies bedeutet wiederum, dass er keine willkürlichen Bewegungen mehr mit diesem Arm ausführen kann; denn könnte er seine Handlungen willkürlich steuern, so könnte er sie auch richtig voraussagen.

Dafür, dass eine Bewegung willkürlich ist, muss man die Vorhersage dieser Bewegung natürlich nicht verbal formulieren. Unsere gesamte Lebensplanung basiert schließlich auf solchen zutreffenden Voraussagen des eigenen willkürlichen Verhaltens, wenn wir diese Voraussagen auch in den wenigsten Fällen explizit verbal zum Ausdruck bringen. Wir wären gar nicht lebensfähig, wenn wir unser zukünftiges Verhalten nur aus der wissenschaftlichen Analyse unseres bisherigen Verhaltens voraussagen müssten. Wenn zum Erreichen eines Zieles bestimmte Verhaltensweisen notwendig sind, so wissen wir oft, dass wir in der Lage sein werden, die nötigen Verhaltensweisen auszuführen, auch wenn es sich dabei um vorher nie an sich selbst oder an anderen Personen beobachtete Verhaltensweisen handelt.

Diese Art der Voraussage des eigenen willkürlichen Verhaltens, die hier als *mentalistische Voraussage* bezeichnet wird, mag auf den ersten Blick eine etwas befremdliche Weise sein, das Phänomen des freien Willens wissenschaftlich exakt zu fassen. Doch diese mentalistische Voraussage ist es, die den Weg zu den Phänomenen freigibt, die wir umgangssprachlich als *willentlich* bezeichnen. Dass wir unser eigenes Verhalten mentalistisch voraussagen können, ist das auszeichnende Merkmal einer Willensentscheidung und unterscheidet unseren Zugang zu den eigenen Willensentscheidungen gerade von unserem Zugang zu den Willensentscheidungen anderer Menschen. Zu den subjektiven Entscheidungen anderer Menschen haben wir keinen derartigen Zugang. Die Fähigkeit zur mentalistischen Voraussage ist das naturwissenschaftlich messbare Korrelat dessen, was wir in der Alltagssprache als *subjektive, bewusste Willensentscheidung* bezeichnen.

In einer vereinfachten Sprechweise können wir unter einem «mentalistisch» voraussagbaren Verhalten V einer Person P ein solches Verhalten verstehen, dessen Auftreten die Person P vorhersagen kann, ohne zu wissen, was man wissen muss, um das Verhalten anderer Personen vorherzusagen.

Der Begriff der mentalistischen Voraussage lässt sich noch etwas genauer formulieren:

Bestimmung IV

Eine Person P kann innerhalb eines Zeitintervalls t_{k-1} ihr innerhalb eines späteren Zeitintervalls t_k ausgeführtes Verhalten V mentalistisch voraussagen genau dann, wenn
(1) es eine endliche nicht leere Satzmenge S gibt, die die Ergebnisse aller möglichen Untersuchungen beschreibt, zu denen eine Person, die nicht die Person P ist, durch Untersuchungen des Körpers von P, des Verhaltens von P vor dem Zeitpunkt t_k und der Umweltbedingungen von P kommen kann;
(2) es ein Element S aus der Klasse K aller Teilmengen aus S gibt, so dass aus S* folgt, dass P innerhalb des Zeitintervalls t_k das Verhalten V ausführt;*
(3) das Verhalten V innerhalb eines Zeitintervalls t_{k-1}, das vor t_k liegt, von der Person P überzufällig häufig vorhersagbar ist, wenn P innerhalb des Zeitintervalls t_{k-1} über keine Information verfügt, aus deren Beschreibung S folgt;*
(4) oder wenn es eine Satzmenge gibt, aus der ableitbar ist, dass die Vorschriften (1)–(3) erfüllt wären, wenn P ihr Verhalten V voraussagte.

Erläuterungen:
Bestimmung IV(1) charakterisiert das Wissen, auf das P ihre Voraussage nicht stützen darf, nämlich das Wissen, das eine fremde Person über P erlangen kann. Die Satzklasse S beschreibt genau dieses Wissen. S hat aber nicht nur eine Beschreibung dessen zum Inhalt, was man beobachten kann. Wenn wir aus Beobachtungen auf künftiges Verhalten schließen, formulieren wir aus dem Beobachteten gesetzesartige Aussagen über das Verhalten. Diese gesetzesartigen Aussagen haben im deterministischen Fall die logische Gestalt von Allsätzen. Im statistischen Fall geben sie an, mit welcher Wahrscheinlichkeit ein Verhalten aufgrund bisheriger Beobachtungen auftreten wird. Solche Aussagen gehen über das rein Beobachtete hinaus. Da wir uns also nicht auf reine Beobachtung beschränken können, um Voraussagen zu machen, und die genannten, dazu nötigen gesetzesartigen Aussagen das Ergebnis unserer empirischen Untersuchungen sind, beschreibt die angeführte Satzmenge S die Ergebnisse aller möglichen Untersuchungen, die eben auch Naturgesetze enthalten. Um das Verhalten von Personen vorauszusagen, müssen wir natürlich nicht die Ergebnisse aller möglichen Untersuchungen über P kennen, sondern man kennt gewöhnlich nur einen kleinen Teil

davon. Die Klasse K enthält alle diese Teile von Untersuchungsergebnissen und S* ist ein solcher Teil.
Da P sein Verhalten V gerade ohne ein solches Wissen voraussagen kann, darf P dieses Wissen, das durch S* beschrieben wird, nicht haben, was durch (3) ausgedrückt wird. Bestimmung (4) besagt, dass ein Verhalten auch dann als mentalistisch voraussagbar anzusehen ist, wenn dieses nicht tatsächlich vorausgesagt wird, sondern nur mentalistisch vorausgesagt werden könnte.

In manchen Situationen ist die Zeit, die für eine Reaktion auf ein plötzlich auftretendes Ereignis zur Verfügung steht, zu kurz, um mentalistisch vorauszusagen, für welche Reaktion man sich entschieden hat. Dennoch kann die Fähigkeit, die Reaktion mentalistisch vorauszusagen, vorhanden sein. Stellen wir uns dazu vor, eine Person sitzt in einem Fahrsimulator, der plötzlich ein Hindernis auf der Fahrbahn auftauchen lässt. Gleichzeitig stellen wir die Aktivität bestimmter Hirnregionen der Person dar. Nehmen wir an, wir haben in unseren Untersuchungen der neuronalen Aktivierung einen Indikator gefunden, der uns sicher zu prognostizieren erlaubt, ob die Versuchsperson nach rechts oder nach links ausweichen wird. Hat sie sich entschieden, einem plötzlich auf der Fahrbahn auftauchenden Hindernis nach rechts auszuweichen, so können wir die damit verbundene neuronale Aktivierung registrieren und dadurch voraussagen, dass die Versuchsperson nach rechts ausweichen wird. Diese Entscheidung hat die Versuchsperson in wenigen hundert Millisekunden getroffen. Verhindern wir nun die Reaktion der Versuchsperson, ohne dass die Versuchsperson im Voraus weiß, dass ihre Reaktion verhindert wird, so beabsichtigt sie zwar zu reagieren, doch ihre Reaktion wird unterbunden. Die Versuchsperson kann ihre Reaktion dann nicht beobachten, da diese nicht stattfindet. Die Versuchsperson kann aber, obwohl sie keine Gelegenheit hatte, ihre eigene Reaktion zu beobachten, und obwohl sie das Ergebnis der Messung ihrer neuronalen Aktivität nicht kennt, richtig angeben, welche Reaktion sie gezeigt hätte. Die Versuchsperson hätte dann mentalistisch festgestellt, welche Reaktion sie gezeigt hätte. Aufgrund unserer Kenntnis der neuronalen Aktivität in bestimmten Hirnarealen unserer Versuchsperson könnten wir feststellen, dass die Angabe der Versuchsperson, welche Reaktion sie gezeigt hätte, richtig war. Wir könnten zahlreiche derartiger Versuchsdurchgänge aufeinanderfolgen lassen, um nachzuweisen, dass die Aussagen der Versuchsperson darüber, welche Reaktion sie gezeigt hätte, immer richtig sind. Es wäre also experimentell nachweisbar, dass eine mentalistische Voraussage auch dann möglich ist, wenn diese nicht verbal formuliert werden kann.

Wir haben in Situationen, in denen eine Person sich in kurzer Zeit entscheiden muss, normalerweise nicht die Möglichkeit, die Aktivität neuronaler Netzwerke zu registrieren. Deshalb wissen wir nicht, ob die betreffende Person über die Fähigkeit zur mentalistischen Voraussage, welche Reaktion erfolgt oder erfolgt wäre, verfügte. Wie kommen wir dann dazu anzunehmen, eine Person sei in der Lage gewesen, ihr Verhalten mentalistisch vorauszusagen, wenn wir dies nicht wirklich untersucht haben? Wir tun dies aufgrund unserer eigenen Erfahrungen mit unseren Entscheidungen unter Zeitdruck und wissen, unter welchen Umständen wir wohl in der Lage wären, mentalistisch festzustellen, welche Reaktion wir zeigen werden oder gezeigt hätten. Denn schließlich wissen wir, welche Verhaltensweisen wir zeigen möchten, und wir sagen uns, *du wirst dich in dieser Weise verhalten*. Wir stellen immer wieder fest, dass wir tatsächlich in der Lage sind, das gewünschte Verhalten auch tatsächlich zu zeigen, unsere Voraussagen also richtig sind. Dieses Wissen übertragen wir auf andere Personen und machen Annahmen darüber, wann andere Personen die Fähigkeit haben, mentalistisch festzustellen, welche Reaktion sie zeigen. Hier wird deutlich, dass die Untersuchung, ob eine Person ihr eigenes Verhalten mentalistisch voraussagen kann, an die Stelle alltagssprachlicher Mutmaßungen darüber tritt, wie eine Person sich verhalten *wollte*, wie sie sich zu verhalten *beabsichtigte*, welche *Verhaltensintension* sie hatte. Was eine Person *wollte, beabsichtigte, intendierte*, wird als subjektive Ereignisse aufgefasst, die nach traditioneller Auffassung einer wissenschaftlichen Untersuchung nicht zugänglich sind. Deshalb stellte sich in der gesamten Geschichte der Psychologie und in der Philosophie des Positivismus die Frage, ob und auf welche Weise diese subjektiven Ereignisse überhaupt Gegenstand wissenschaftlicher Forschung sein können. Diese Frage war bisher unbeantwortet geblieben. Die Fähigkeit zur mentalistischen Voraussage ist jedoch wissenschaftlich nachprüfbar; sie ist das wissenschaftlich messbare Gegenstück zu dem mysteriösen Bereich der *privaten subjektiven Erfahrungen*, zu dem, was eine Person *wollte, beabsichtigte, intendierte*.

9.5 Wahlmöglichkeit zwischen Verhaltensweisen als Voraussetzung für Willensfreiheit

Um von einer freien Willensentscheidung zu sprechen, reicht es jedoch nicht aus, das eigene Verhalten mentalistisch vorherzusagen. Jemand könnte ja in zwanghafter Weise immer das gleiche Verhalten zeigen wollen, ohne eine Wahlfreiheit zu haben. Eine Person mit einem Waschzwang wird hundertmal am Tag mentalistisch voraussagen, *ich werde mir jetzt wieder die Hände waschen,* und diese Voraussage wird jedes Mal zutreffen. Dennoch kann die Person unter einem Zwang stehen, der keine Möglichkeit lässt, den Waschzwang zu unterdrücken und die Hände nicht schon wieder zu waschen. Um eine Willensentscheidung *frei* zu nennen, müssen wir folglich fordern, dass eine Person die Wahl hat, ein Verhalten auszuführen oder dieses Verhalten nicht auszuführen. Sie muss dann in der Lage sein, sowohl das Verhalten V richtig mentalistisch vorherzusagen als auch das Nichtauftreten des Verhaltens V richtig mentalistisch vorherzusagen. Mit anderen Worten: Es muss gewährleistet sein, dass entweder V oder ein anderes Verhalten (nicht-V) zu demselben Zeitpunkt hätte auftreten können und die Person beides hätte mentalistisch voraussagen können.

Nun tritt aber entweder das Verhalten V oder ein anderes Verhalten zum selben Zeitpunkt auf. Wir müssen also aus Beobachtungen schließen, dass die Möglichkeit bestanden hätte, dass V auftritt, und dass ebenso die Möglichkeit bestanden hätte, dass nicht-V anstelle von V auftritt, P also beides hätte mentalistisch voraussagen können.

Ob eine Person das Verhalten V oder nicht-V zeigen kann, lässt sich dadurch erkennen, dass man prüft, ob eine Person überhaupt in der Lage ist, zwei oder mehrere verschiedene Verhaltensweisen auszuführen. Dazu kann man zunächst einmal feststellen, ob unter unterschiedlichen Bedingungen nicht immer das gleiche Verhalten auftritt. Solche unterschiedlichen Bedingungen können im einfachen Fall die unterschiedlichen Instruktionen sein, *zeigen Sie bitte das Verhalten V,* und *zeigen Sie bitte nicht das Verhalten V*. Kann die Person der Anweisung folgen, so können wir daraus schließen, dass sie sowohl das Verhalten V als auch das Verhalten nicht-V zeigen kann, und zwar unter Bedingungen, die sich nur hinsichtlich der ungleichen Instruktionen unterscheiden.

Es ist aber auch möglich, dass die Person unter genau identischen Bedingungen das Verhalten V oder das Verhalten nicht-V zeigen kann. Dies wäre z. B. dann der Fall, wenn die Instruktion lautet: *Zeigen Sie in einer von Ihnen gewählten Reihenfolge abwechselnd das Verhalten V oder das Verhalten nicht-V.* Wenn die Person freie Wahl hat, V oder nicht-V zu zeigen und abwechselnd V oder nicht-V zeigt, wird deutlich, dass sie unter identischen Bedingungen beide Verhaltensweisen zeigen kann. Bestünde keine Wahlfreiheit, so müsste die Person sich immer in der gleichen Weise verhalten. Es könnte auch sein, dass die Person keine Kontrolle über ihr Verhalten hat, wie der Patient, der die Bewegungen seines Armes nicht kontrollieren kann. Dann träten zwar V und nicht-V abwechselnd auf, aber diese Person könnte ihr Verhalten nicht mentalistisch voraussagen.

Dass eine Person anstelle eines bestimmten Verhaltens auch ein alternatives Verhalten zeigen kann, lässt sich in verschiedener Weise interpretieren. Wie soeben dargelegt, bedeutet es, dass nicht immer nur ein einziges Verhalten auftritt. Es soll also die Möglichkeit bestehen, dass die Person sich für jede der mindestens zwei verschiedenen Verhaltensweisen entscheidet. *Dass die Möglichkeit besteht*, kann bedeuten, dass die Wahrscheinlichkeit dafür, dass ein bestimmtes Verhalten V auftritt, genauso groß ist wie das Auftreten des alternativen Verhaltens nicht-V und dass mit beiden alternativen Verhaltensweisen der gleiche Nutzen und die gleichen Kosten verbunden sind. Es kann aber auch bedeuten, dass zwar keine der beiden Verhaltensweisen ausgeschlossen ist, aber eine bestimmte Verhaltensweise sehr wahrscheinlich ist, während das Auftreten der alternativen Verhaltensweise höchst unwahrscheinlich ist. Dies ist z. B. der Fall, wenn mit einer Verhaltensweise ein großer Nutzen, aber keine Kosten verbunden sind und wenn die alternative Verhaltensweise hohe Kosten, aber keinen Nutzen nach sich zieht. Unter solchen Bedingungen wird man sich immer für die Verhaltensweise mit dem hohen Nutzen entscheiden. Dennoch ist es grundsätzlich möglich, sich auch für die mit Kosten und keinem Nutzen verbundene Verhaltensweise zu entscheiden. Dass beide Verhaltensweisen möglich sind, lässt sich leicht dadurch feststellen, dass man die Verteilung von Kosten und Nutzen ändert und die Verhaltensweise, die vorher nur Kosten verursachte, jetzt nur Nutzen bringt und die Verhaltensweise, die zuvor nur Nutzen nach sich zog, nun nur Kosten verursacht. So sieht man leicht, dass beide Verhaltensweisen ausgeführt werden können. Bei einem Reflex sieht die Sache anders aus. Da können Kosten und Nutzen verteilt sein, wie sie wollen. Unabhängig von der Kosten-Nutzen-Verteilung tritt immer die gleiche Verhaltensweise auf.

Wir müssen also zwei Bedingungen, unter denen immer nur ein bestimmtes Verhalten, aber kein alternatives Verhalten auftritt, auseinanderhalten:

1) eine Entscheidung, die reflexartig, vom Handelnden unbeeinflussbar abläuft und damit unabhängig davon ist, welche Kosten und welcher Nutzen damit verbunden sind (Beispiel: Ein Schlag unterhalb der Kniescheibe führt zur Streckung des Beines, unabhängig von Kosten und Nutzen, die mit der Streckung verbunden sind; wenn man mit einem Spatel die Rachenwand berührt, tritt der Würgereflex auf, unabhängig von der Kosten-Nutzen-Verteilung);
2) eine Entscheidung, die zwar willentlich beeinflussbar ist, aber aufgrund der Kosten-Nutzen-Verteilung, die mit ihr verbunden ist, nur eine bestimmte Entscheidung zulässt (Beispiel: Wenn Sie einen Kaufvertrag unterzeichnen, erhalten Sie vom Kunden eine hohe Geldsumme und können Ihr Produkt gewinnbringend verkaufen, haben aber keine Kosten; wenn Sie nicht unterschreiben, bekommen Sie kein Geld und bleiben auf der Ware sitzen. Jeder Geschäftmann wird unterschreiben. Es tritt real immer nur ein Verhalten, nämlich *unterschreiben* auf, obwohl der Verkäufer in der Lage wäre, nicht zu unterschreiben. Dass er auch nicht unterschreiben kann, ersieht man daraus, dass er nicht unterschreibt, wenn er keinen Nutzen aus dem Verkauf zieht, weil der Kunde nicht bezahlen kann, also die Kosten-Nutzen-Verteilung sich ändert.

In realen Situationen kann man sich nicht immer sicher sein, dass der Nutzen auch eintritt oder die Kosten auf einen zukommen. Wenn Sie mit dem Auto einkaufen fahren, kann es mit einer gewissen Wahrscheinlichkeit zu einem Unfall kommen (Kosten). Auch der Nutzen, der darin besteht, dass der Artikel, den Sie kaufen wollen, auch verfügbar ist, ist nicht sicher, sondern tritt ebenfalls nur mit einer gewissen Wahrscheinlichkeit ein. Diese Unterschiede kann man zum Ausdruck bringen, indem man die Variabilität des Verhaltens, d. h. die Fähigkeit, sich für die Verhaltensalternativen zu entscheiden, auf die Höhe der Kosten und des Nutzens sowie auf die Wahrscheinlichkeit des Auftretens der Kosten und des Nutzens relativiert. Die Wahrscheinlichkeit dafür, dass eine bestimmte Entscheidung gefällt wird, wenn die Wahrscheinlichkeiten dafür bekannt sind, dass ein bestimmter Nutzen und dass bestimmte Kosten mit alternativen Entscheidungen verbunden sind, können z. B. mit Hilfe des Bayes-Theorems leicht berechnet werden.

Solange es um den Gewinn oder Verlust materieller Güter geht, ist es klar, was *Kosten* sind und was *Nutzen* ist. In Situationen, die eine genauere wissenschaftliche Analyse erfordern, bedürfen die alltagssprachlichen Begriffe *Kosten* und *Nutzen* jedoch einer Präzisierung. Als *Nutzen* kann man das betrachten, was eine Belohnung oder, in psychologischer Ausdrucksweise, ein Verstärker ist. Eine Ratte, die im Käfig (einer Skinner-Box) zufällig auf einen Hebel drückt, wird diesen Hebel häufiger drücken, wenn sie nach dem Hebeldruck mit Futter belohnt wird. Aber oft sind die Folgen unseres Verhaltens gar nicht so angenehm und dennoch tritt das mit negativen Konsequenzen verbundene Verhalten vermehrt auf. Ein Boxer steigt immer wieder in den Ring, auch wenn er viele Kämpfe verliert, als Amateur nichts verdient und harte Treffer einstecken muss. Wie oft verweigern Frauen die Trennung von einem Partner, obwohl dieser sie misshandelt. Schon das Alltagsleben kennt viele solcher Beispiele. Man kann also nicht immer sagen, ein Verstärker und damit ein Nutzen sei, was uns angenehm ist. Die Steuerung der Häufigkeit des Auftretens menschlichen Verhaltens ist nicht so simpel. Um die Diskussion nicht allzu kompliziert werden zu lassen, soll auf eine eingehende Erörterung dieses Problems hier verzichtet werden. Wir wollen lediglich festhalten: Anstatt vom *Nutzen* oder von der *Belohnung* sollten wir lieber von einem *die Auftrittswahrscheinlichkeit eines Verhaltens erhöhenden Ereignis* oder eben einem *Verstärker* sprechen. Ein *Verstärker* und damit ein *Nutzen* ist, was die Wahrscheinlichkeit des Auftretens einer Verhaltensweise, auf die der Verstärker folgt, erhöht. Was die Wahrscheinlichkeit des Auftretens eines Verhaltens vermindert, nennen wir hingegen *aversive Ereignisse*, d. h., es sind *Kosten*. Verhalten lässt sich aber nicht nur durch Umweltereignisse wie Verstärker (Nutzen) und aversive Ereignisse (Kosten) beeinflussen.

Die psychologische und psychiatrische Erfahrung lehrt, dass die Entscheidungen von Menschen, sich in bestimmter Weise zu verhalten und eine bisher festgefügte Verhaltensweise durch ein anderes Verhalten zu ersetzen, nicht allein (in klinischen Kontexten meist überhaupt nicht) durch eine Änderung der Kosten-Nutzen-Verteilung zu erreichen ist. Um ein krankhaftes Verhalten zu ändern, bedarf es einer psychologischen, auf den jeweiligen Patienten oder auf die jeweilige Patientin zugeschnittene kognitive Führung, bei der die Patienten oder Patientinnen die Realitätsferne ihrer Entscheidungen selbst erkennen lernen. Ob eine Person zu einem anderen als dem bisherigen Verhalten fähig ist, kann man also nicht nur dadurch feststellen, dass man die Kosten-Nutzen-Verteilung ändert. Es gibt auch andere Bedingungen (z. B. die Durchführung einer Psychotherapie), durch die man die Person zu einem anderen Verhalten bewegen kann.

Leidet eine Person aber an einer schweren Depression, so reicht die Psychotherapie zu einer Verhaltensänderung nicht aus. In diesem Fall ist zusätzlich eine medikamentöse Therapie erforderlich. Dagegen können andere Personen schon durch eine Änderung des Kosten-Nutzen-Verhältnisses dazu veranlasst werden, anstelle eines Verhaltens V auch das alternative Verhalten nicht-V zu zeigen. Alternative Verhaltensweisen können sogar auftreten, wenn die Umweltbedingungen konstant bleiben, wie es der Fall ist, wenn wir eine Person bitten, nach Belieben einmal ein Verhalten V und das andere Mal ein anderes Verhalten zu zeigen. Dann unterscheiden sich die Situationen, in denen das Verhalten V auftritt, und die Situationen, in denen V nicht auftritt, nur hinsichtlich der neuronalen Zustände, die ablaufen, wenn V auftritt, und derjenigen, die stattfinden, wenn V nicht auftritt.

Verhalten ist allerdings nur so lange relativ zu bestimmten Bedingungen variabel, wie unter diesen Bedingungen noch ein alternatives Verhalten auftreten kann. Es wurde bereits beschrieben, dass ab einem bestimmten Zeitpunkt, bevor das Verhalten auftritt, die Hirnfunktionen, die das Verhalten festlegen, nicht mehr zu verändern sind.

Es gibt nicht nur die Alternative *veränderbares (variables) Verhalten* und *nicht veränderbares (nicht variables) Verhalten*, sondern zwischen variablem und nicht variablem Verhalten gibt es einen fließenden Übergang. Ein Verhalten kann sich entweder spontan von Sekunde zu Sekunde ändern, es kann sich ändern, sobald die Kosten-Nutzen-Verteilung sich ändert, es kann sich aber auch erst nach 50 oder mehr Psychotherapiestunden oder nach mehreren Wochen medikamentöser Therapie ändern. Die Änderung eines Verhaltens kann sich auch mit einer bestimmten Wahrscheinlichkeit vollziehen, das Verhalten muss sich nicht vollständig ändern, sondern die möglichen verschiedenen Verhaltensweisen können sich mehr oder weniger ähneln, d. h., die Ausprägung von alternativen Verhaltensweisen können unterschiedlich sein. Wenn man sagt, ein Verhalten sei variabel, so ist dies eine sehr ungenaue Sprechweise. Es muss auch angegeben werden, in welcher Weise dieses Verhalten variabel ist.

Demnach kann man sagen, ein Verhalten sei variabel relativ zu

1) den Bedingungen, unter denen dieses Verhalten auftritt, und den Bedingungen, unter denen dieses Verhalten nicht auftritt;
2) der Ausprägung, mit der das Verhalten auftritt;
3) der Zeit, nach der eine Verhaltensänderung eintritt, wenn die Bedingungen für eine Verhaltensänderung hergestellt wurden;
4) der Wahrscheinlichkeit, mit der ein alternatives Verhalten auftritt.

Da eine freie Willensentscheidung ein variables Verhalten voraussetzt (ist ein Verhalten nicht variabel, kann also immer nur ein und dasselbe Verhalten auftreten, so kann man sich nicht zwischen verschiedenen Verhaltensweisen entscheiden), muss auch der Begriff der freien Willensentscheidung in gleicher Weise wie der Begriff des variablen Verhaltens relativiert werden.

Für eine freie Willensentscheidung reicht es jedoch nicht aus, dass eine Entscheidung bezüglich bestimmter Bedingungen und Wahrscheinlichkeiten variabel ist. Nur wenn die Person zusätzlich mentalistisch voraussagen kann, welche der alternativen Verhaltensweisen zu welcher Zeit auftreten werden, lässt sich von einer freien Willensentscheidung sprechen. Durch die Forderung, dass die Person mentalistisch voraussagen kann, wie sie sich verhalten wird, wird nur ein Teil der Entscheidungen, die relativ zu bestimmten Bedingungen variabel sind, zu freien Willensentscheidungen. Ist ein Verhalten variabel bezüglich einer Änderung der Kosten-Nutzen-Verteilung, so wird eine Person meist mentalistisch voraussagen können, wie sie sich verhalten wird. Auch eine depressive Person wird möglicherweise voraussagen, dass sie nach der Therapie gesunden wird. Sie kann dies nur in der gleichen Weise wie jede Person außer ihr, nämlich aufgrund der Kenntnis eines gesetzmäßigen Zusammenhangs zwischen der Therapie und der Genesung. Diese Person kann somit nicht mentalistisch voraussagen, wie sie sich nach einer medikamentösen Therapie verhalten wird. Dennoch ist ihr Verhalten variabel relativ zu der Bedingung *P unterzieht sich einer medikamentösen Therapie*.

Zu einem Zeitpunkt t liegt eine freie Willensentscheidung relativ zu bestimmten Bedingungen und Wahrscheinlichkeiten vor, wenn die Verhaltensweisen, zwischen denen die Person sich entscheiden kann, zu diesem Zeitpunkt t relativ zu diesen Bedingungen (und Wahrscheinlichkeiten) variabel sind, diese Wahrscheinlichkeiten größer null sind und die Person mentalistisch vorhersagen kann, welches Verhalten auftritt.

Die präzise Formulierung des Begriffs der willentlichen und freien Entscheidung kann dann wie folgt lauten:

Bestimmung V

Eine Person P entscheidet sich zu einem Zeitpunkt t_k relativ zu

1) *den Bedingungen B_1, unter denen dieses Verhalten auftritt, und den Bedingungen B_2, unter denen dieses Verhalten nicht auftritt;*
2) *der Ausprägung, mit der das Verhalten auftritt;*
3) *der Wahrscheinlichkeit, mit der ein alternatives Verhalten auftritt;*
4) *der Wahrscheinlichkeit, mit der die Person das Auftreten des Verhaltens V bzw. nicht-V mentalistisch voraussagen kann,*

willentlich und frei, genau dann, wenn

1) *es Bedingungen B_1, unter denen dieses Verhalten auftritt, und Bedingungen B_2, unter denen dieses Verhalten nicht auftritt, gibt;*
2) *die Verhaltensweisen mit einer Ausprägung auftreten, die sie unterscheidbar machen;*
3) *die Wahrscheinlichkeit, mit der alternative Verhaltensweisen auftreten, größer null ist;*
4) *die Person das Auftreten des Verhaltens V bzw. nicht-V überzufällig häufig mentalistisch voraussagen kann.*

Es soll hier noch einmal betont werden, dass die Fähigkeit zur mentalistischen Voraussage ganz entscheidend ist. Die Person P darf im Fall einer mentalistischen Voraussage nicht aus dem Vorliegen der Bedingungen B_1, B_2, B_3, … B_k erschließen können, welches Verhalten sie zeigen wird. Dies ist entweder der Fall, wenn ihr nicht bekannt ist, welche dieser Bedingungen vorliegt, oder wenn sie keine gesetzmäßigen Zusammenhänge der Art kennt: «Wenn die Bedingungen B_1 vorliegen, dann zeige ich das Verhalten V, und wenn die Bedingungen B_2, B_3, …, B_k vorliegen, zeige ich das Verhalten nicht-V.» Jede Person außer P selbst muss diese gesetzmäßigen Zusammenhänge kennen, um daraus schließen zu können, welches Verhalten auftritt. P kann auf dieses Wissen verzichten und dennoch richtig voraussagen, welches Verhalten sie zeigen wird. Dass, je nachdem, welche Bedingungen vorliegen, ein bestimmtes Verhalten V oder ein alternatives Verhalten (nicht-V) auftreten kann, ist nicht hinreichend, um von einer freien Willensentscheidung zu sprechen. Eine Willensentscheidung wird erst dann daraus, wenn P ihr tatsächlich auftretendes Verhalten mentalistisch voraussagen kann.

Zusammenfassend kann man sagen,
(1) dass eine Willensentscheidung dadurch zu einer bewussten Willensentscheidung wird, dass die sich entscheidende Person mentalistisch voraussagen kann, wie sie sich verhalten wird (was wir als die Fähigkeit zur *mentalistischen* Voraussage bezeichnet haben, ist das wissenschaftliche Gegenstück zu dem alltagssprachlichen Begriff der *bewussten willentlichen* Entscheidung);
(2) dass nur dann von einer freien bewussten Willensentscheidung die Rede sein kann, wenn mindestens eine Handlungsalternative besteht. Das bedeutet, dass aus objektiven Erkenntnissen über das Verhalten geschlossen werden kann, dass die Person sich unter anderen Bedingungen oder unter denselben Bedingungen auch anders hätte entscheiden können. Dann ist die Entscheidung *frei*, unabhängig davon, dass es Hirnfunktionen gibt, die notwendige und/oder hinreichende ursächliche Bedingungen dafür sind, dass eine bestimmte Entscheidung getroffen wird.

9.6 Schuldlosigkeit bei unwillentlichen Handlungen

Nach §15 des deutschen Strafgesetzbuches (StGB) ist nur vorsätzliches Handeln strafbar, wenn nicht das Gesetz fahrlässiges Handeln ausdrücklich mit Strafe bedroht. Doch die Unterscheidung verschiedener Formen des Vorsatzes (Dolus directus 1. Grades, Dolus directus 2. Grades, Dolus eventualis) basieren auf den vagen Begriffen *Wille, Absicht, Vorsatz, Motiv* und *dem Wunsch, ein Ziel herzustellen.* Alle diese Umschreibungen setzen voraus, dass der Täter eine freie Willensentscheidung getroffen hat. Nachdem im letzten Abschnitt der Begriff einer willentlichen und freien Entscheidung präzisiert wurde, soll im folgenden Abschnitt die Komplexität der Frage, ob es sich um eine freie Willensentscheidung oder einen unwillentlichen Reflex handelt, an wenigen Beispielen erläutert werden. Betrachten wir zunächst die regelmäßig auftretende Situation, in der die Zeit zu reagieren so kurz bemessen ist, dass gar nicht die Möglichkeit zu einer freien Willensentscheidung im Sinn von Bestimmung V besteht und deshalb von einem Vorsatz nicht gesprochen werden kann.

Reagiert eine Person auf einen neu auftretenden Reiz, so stellt sich die Frage, welcher Anteil dieser Reaktionszeit benötigt wird, um den neu auftauchenden Reiz zu entdecken, wie viel Zeit vergeht, um den Reiz als ein Ereignis zu erkennen, auf das reagiert werden soll, um eine motorische Reaktion in Gang zu setzen, und wie viel von dieser Reaktionszeit dann noch zur Verfügung steht, um eine Entscheidung zu fällen. Untersuchungen an Affen (Makaken) ergaben, dass es weniger als 50 Millisekunden dauert, bis ein visueller Reiz, auf den eine motorische Reaktion erfolgen soll, das frontale Augenfeld des Großhirns (Abb. 10) erregt.[264] Reizt man das frontale Augenfeld elektrisch, so kann man schon innerhalb von 40 Millisekunden den Beginn einer Augenbewegung feststellen.[265, 266] Somit beträgt die Summe des sensorischen und motorischen Anteils einer Augenbewegung, die durch einen visuellen Reiz ausgelöst wird, etwa 90 Millisekunden. Tatsächlich benötigt ein Mensch aber mehr als 150 Millisekunden, um auf einen plötzlich erscheinenden visuellen Reiz mit einer Augenbewegung zu reagieren, wenn er den Reiz bereits erwartet und wenn er darauf vorbereitet ist, mit einer Augenbewegung zu reagieren. Die Werte schwanken dabei von einer Reizdarbietung zur anderen und können manchmal über 350 Millisekunden liegen. Die Zeit, die über die 90 Millisekunden des sensorischen und motorischen Anteils hinausgeht, ist die Zeit, die noch zur Verfügung steht, um den Reiz als ein Ereignis zu interpretieren, auf das eine Augenbewegung erfolgen sollte, oder um festzustellen, dass es sich um ein irrelevantes Ereignis handelt, das keine Reaktion erfordert. Auch dieser Prozess braucht eine gewisse Zeit. Es wird dabei keine Auswahl zwischen mehreren möglichen Reaktionen getroffen, da die Reaktionsart (Augenbewegung) schon vor dem Experiment vereinbart wurde. Es muss also nur die Entscheidung gefällt werden: *War dies ein Reiz, auf den ich reagieren soll?* Wird die Reaktion auf einen roten Reiz mit Futter belohnt, nicht jedoch die Reaktion auf einen gelben Reiz, so wird der rote Reiz als solcher erkannt und eine Augenbewegung zu ihm eingeleitet. Ist das Versuchstier jedoch gesättigt, so benötigt es zwar eine gewisse Zeit, um den Reiz als einen solchen zu erkennen, auf den es Futter erhält. Doch da es gesättigt ist, besteht kein Bedarf an Futter und das Tier kann sich entscheiden, deshalb keine Augenbewegung zu dem Reiz auszuführen. Es sind also verschiedene Leistungen, zu entdecken, dass ein Reiz an einem bestimmten Ort erscheint, dessen Größe, Form und Farbe zu erkennen, sich zu erinnern, welche «Vorgeschichte» mit dem Reiz verbunden ist, also ob eine auf ihn folgende Augenbewegung z. B. belohnt wurde, und zu entscheiden, ob eine Augenbewegung ausgeführt werden soll.

Wird ein Reiz, auf den eine Reaktion erfolgen soll, erwartet, so ist die Reaktionszeit kürzer, als wenn der Reiz nicht erwartet wird. Ist der Reiz unerwartet, so dauert es schon länger festzustellen, ob es sich um einen Lichtpunkt handelt, auf den eine Reaktion vereinbart wurde. Schwieriger gestalten sich die Dinge, wenn man plötzlich einer komplexen Szene im Straßenverkehr oder einem rechtswidrigen Angriff gegenübersteht. Das Gehirn kann sich nicht nur auf die visuelle Reizverarbeitung beschränken, sondern muss die visuell verarbeitete Reizsituation auch interpretieren als gefährliche Verkehrssituation oder als rechtswidrigen Angriff. Wie viel Zeit dieser Prozess beansprucht, hängt von der Komplexität der visuellen Szene ab. Die Reaktionszeit verlängert sich außerdem erheblich, wenn vorab nicht nur eine einzige Reaktion festgelegt wurde, sondern wenn mehrere Reaktionen zur Auswahl stehen. Dann muss beim Auftauchen des Reizes entschieden werden, welche Reaktion angemessen ist. Man kennt diese Situation aus dem Straßenverkehr, wenn plötzlich auf nicht erwartete Ereignisse reagiert werden soll.

Wenn sich die Frage stellt, ob eine Person schuldhaft gehandelt hat, ist also zu prüfen, ob überhaupt so viel Zeit zur Verfügung stand, damit die Person sich willentlich und frei entscheiden konnte, in einer bestimmten Weise zu handeln. Die visuellen Reize müssen vom visuellen System verarbeitet werden, die visuell verarbeiteten Reize müssen in ihrer Bedeutung interpretiert werden, und das Gehirn muss wissen, ob die Szene richtig interpretiert wurde, bevor es diese Information an Strukturen weitergibt, die entscheiden, welche Reaktion angemessen ist. Hier kann es vorkommen, dass das visuelle System die Reize gar nicht erst richtig verarbeitet. Dies kann besonders dann geschehen, wenn die Lichtverhältnisse ungünstig sind, der Kontrast niedrig ist, die Bewegungsabläufe schnell sind. Wie sehr die Wahrnehmung selbst unter besten Beleuchtungs- und Kontrastverhältnissen und bei ausreichender Größe der zu sehenden Objekte verzerrt sein kann, wurde bereits beschrieben: Wenn man Personen eine Reihe von Buchstaben kurzzeitig auf einem Monitor bietet und nach jeder Darbietung fragt, welche Buchstaben an welcher Position sicher gesehen wurden, werden manche Buchstaben nicht gesehen, manche werden an falschen Positionen gesehen, und es werden Buchstaben gesehen, die nicht geboten wurden.[28,29] Auch die Interpretation einer richtig verarbeiteten Reizkonstellation kann fehlerhaft sein. Ein Kamm wird als Messer interpretiert, ein Kugelschreiber als Lauf einer Schusswaffe. Wurden die visuelle Reizverarbeitung und Interpretation der visuellen Szene korrekt ausgeführt, stellt sich die Frage, ob die Reaktion das Ergebnis eines willentlichen Entscheidungsprozesses war.

Nehmen wir an, ein Polizist stellt einen Täter mit vorgehaltener Pistole, worauf der Täter den Polizisten mit einem Messer bedroht. Sobald der Polizist das Messer sieht, erschießt er den Täter. Nun beginnen die Ermittlungen. Angenommen, der Staatsanwalt behauptet, der Polizist hätte warten sollen, bis der Täter zustößt, und hätte dann versuchen können auszuweichen. Erst als letztes Mittel hätte er die Waffe gebrauchen dürfen. Doch betrachtet man eine solche Situation genauer, so hat der Polizist korrekt gehandelt, denn er hatte keine Entscheidungszeit. Stößt ein Täter zu, so nimmt das Ausführen des Stichs in der Regel weniger als 200 Millisekunden in Anspruch. Die Reaktionszeit des Opfers beträgt aber mindestens 200 Millisekunden, wenn das Opfer den Stich bereits erwartet und, ohne zu zögern, schießt. Die unten angeführten Messergebnisse zeigen, dass das Opfer den Stich nicht mehr vermeiden kann, da seine einfache Reaktionszeit schon länger ist als die Zeit, die zum Ausführen des Stichs benötigt wird.

In einer Untersuchung des Autors führte ein ungeübter Angreifer 15 horizontale Stichversuche über eine Strecke von 50 cm aus. Dabei benötigte er für einen Stich eine Zeit zwischen 110 und 214 Millisekunden (Mittelwert: 153,17 Millisekunden; Standardabweichung: 29,78 Millisekunden) vom Beginn der Bewegung bis zum Erreichen des Ziels.
Bei Beginn und Ende der Stichbewegung löste die Bewegung ein akustisches Signal aus. Dieses Signal wurde über ein Mikrofon aufgenommen und über einen Wandler an einen PC geleitet, der über eine geeignete Software (Bablock B-Scope) das Phonogramm (Auflösung: 500 Punkte pro Sekunde) darstellte. Beginn und Ende der akustisch markierten Zeit wurde mit einer Genauigkeit von 2 Millisekunden mittels einer Auswertesoftware vermessen.
Es besteht ohnehin kaum eine Möglichkeit, dem Messerstich auszuweichen. Die Zeit, die ein normalgewichtiger, gesunder Mann benötigt, um aus einer Standposi-

tion mit beiden Füßen nebeneinander einen Schritt zurück auszuführen und dadurch die Distanz zwischen sich und dem Angreifer um 50 cm zu vergrößern, wurde in 20 Versuchsdurchgängen gemessen. Der Proband entschied selbst, wann er, so schnell er konnte, einen Schritt zurück machte. Dabei bewegte er den Oberkörper 50 cm vom Angreifer weg. Die Zeit wurde vom Beginn der Rumpfbewegung, bis eine Distanz von 50 cm zurückgelegt war, gemessen.
Der Proband stand vor einer Infrarotlichtschranke, die mit Beginn der Bewegung freigegeben wurde. Nach einer Bewegung von 50 cm bewegte sich der Rumpf in eine zweite Lichtschranke. Das von der Lichtschranke abgenommene elektrische Signal (500 Messpunkte pro Sekunde) wurde gewandelt und an einen Computer weitergeleitet, wo es gespeichert wurde. Die grafische Darstellung des Bewegungsbeginns und des Bewegungsendes wurde mit einer Genauigkeit von 2 Millisekunden mittels einer Auswertesoftware vermessen. Der Proband benötigte zwischen 532 und 847 Millisekunden, um den Rumpf eine Strecke von 50 cm vom Angreifer wegzubewegen. Der Mittelwert betrug 802 Millisekunden, die Standardabweichung 74,36 Millisekunden. Steht der Angreifer unmittelbar vor dem Opfer und ist er entschlossen zuzustechen, so kann er die Stichbewegung über diese Distanz hinweg ausführen. Berechnen wir beim entschlossenen Angreifer eine Reaktionszeit von 250 Millisekunden und eine Zeit von 200 Millisekunden, um die Messerhand 50 cm zu bewegen, so kann das Messer das Opfer noch erreichen. Es ist also kaum möglich, einem mit einem Messer bewaffneten Angreifer zu entgehen.

Hat jemand keine Kenntnis von den hier beschriebenen Reaktionszeiten und glaubt, noch ausweichen zu können, also eine Entscheidungsalternative zu haben zwischen Ausweichen und Schießen, so ist es völlig ausgeschlossen, innerhalb von 200 Millisekunden sich Gedanken über die in diesem Fall anwendbaren gesetzlichen Bestimmungen zu machen und dann zu entscheiden, ob es besser ist, zu schießen oder dem Stich auszuweichen. Schießt der Polizist etwa 200 Millisekunden nachdem er das Messer in der Hand es Täters sieht, so kann die Entscheidung zwischen der Alternative zu schießen oder auszuweichen nicht in dieser kurzen Zeit getroffen worden sein. Es besteht nur die Möglichkeit, dass es sich entweder um eine reflektorische Reaktion handelte, der keine Willensentscheidung vorausging, oder dass der Polizist sich bereits lange im Voraus dafür entschieden hat, in einer solchen Situation zu schießen (da er die oben beschriebenen Zeitverhältnisse kennt) und diese Reaktion so eingeübt hat, dass sie zu einem vorprogrammierten Reflex wurde. In beiden Fällen fügte sich zwischen der Wahrnehmung des Messers und den Schuss keine freie Willensentscheidung ein, die zwischen Verhaltensalternativen hätte entscheiden können.

Dass keine Willensentscheidung stattfand, bedeutet, dass der Organismus des Polizisten innerhalb von 50 Millisekunden das Messer registrieren musste, innerhalb von 40 Millisekunden eine motorische Reaktion generieren und innerhalb der verbliebenen 110 Millisekunden das Gesehene als ihn bedrohendes Messer in der Hand des Täters interpretieren musste. In der übrigen Zeit trat zwar eine motorische Reaktion auf (Betätigen des Abzugs), aber es war nicht möglich zu entscheiden, welche von zwei Handlungsalternativen angemessen wäre, und diese Entscheidung in einer Weise zu fällen, die eine mentalistische Voraussage der eigenen Reaktion erlaubt hätte.

Diese Unmöglichkeit der mentalistischen Voraussage ist nicht darin begründet, dass der Polizist innerhalb von weniger als 110 Millisekunden keine Voraussage hätte formulieren können. Auch wenn dies möglich gewesen wäre, hätte der Polizist nicht mentalistisch voraussagen können, welche «Entscheidung» sein Organismus getroffen hat. Um dies zu illustrieren, machen wir ein Gedankenexperiment: Betrachten wir den Fall, in dem der Polizist sich mehrere Sekunden lang überlegt, ob er schießen soll, und sich dann entschließt zu schießen. Angenommen, wir hätten die neuronale Aktivität des Polizisten während dieses Entscheidungsprozesses registriert. Wir wüssten aus mehreren Untersuchungen, welche neuronalen Aktivierungsmuster ankündigen, dass der Polizist schießen wird. Angenommen, wir stellten fest, dass diese Aktivierungsmuster auftreten, verhinderten aber die Reaktion des Polizisten, also das Abfeuern des Schusses. Da die Reaktion des Polizisten dann nicht aufgetreten wäre, hätte der Polizist seine Reaktion auch nicht beobachten können und hätte auch keine Rückmeldung von Rezeptoren darüber erhalten, welche Reaktion erfolgt wäre. Eine andere Person als der Polizist selbst hätte aus der Kenntnis der neuronalen Aktivität des Polizisten sagen können, ob der Polizist, wenn seine Reaktion nicht verhindert worden wäre, geschossen hätte. Der Polizist hätte jedoch mentalistisch voraussagen können: *Ich wollte gerade schießen, als ihr meine Reaktion verhindert habt.* Die Registrierung seiner neuronalen Aktivierungsmuster hätte dann tatsächlich gezeigt, dass er gerade schießen wollte. Er hätte also mentalistisch richtig voraussagen können, wie er sich entschieden hat.

Anders verhält es sich, wenn der Polizist binnen 200 Millisekunden, nachdem er das Messer in der Hand des Täters sieht, schießt, sich aber nicht bereits vorher entschieden hat, in einer solchen Situation zu schießen. Angenommen, wir hätten auch dieses Mal die Aktivierungsmuster im Gehirn des Polizisten registriert und diese Aktivierungsmuster hätten, bevor er schießt, angezeigt, dass der Polizist jetzt schießen wird. Wieder hätten wir die Reaktion verhindert, so dass der Polizist seine Reaktion nicht beobachten konnte, da sie ja nicht stattfand. Nun hätte er nicht sagen können, welche Reaktion er gezeigt hätte. Er hätte seine Reaktion also nicht mentalistisch vorhersagen können.

Dies ist wieder vergleichbar mit der Situation einer Person, bei der man eine reflektorische Streckung des gebeugten Beines durch einen Schlag auf die Quadrizepssehne unterhalb der Kniescheibe auslöst. Wenn der Proband nicht im Voraus weiß, dass das Bein sich auf den Schlag hin leicht streckt, dann kann er, bevor die Reaktion erfolgt, nicht voraussagen, welche Reaktion er zeigen wird.

Wir können den Begriff der reflektorischen (nicht willentlichen) Reaktion wie folgt festlegen:

Bestimmung VI

V ist eine reflektorische (nicht willentliche) Reaktion auf den Stimulus S genau dann, wenn die Reaktion V auf den Stimulus S erfolgt und die reagierende Person nicht überzufällig häufig mentalistisch voraussagen kann, ob die Reaktion V auftreten wird.

Damit von einem Reflex gesprochen werden kann, wird nicht gefordert, dass immer die gleiche reflektorische Reaktion auftritt, wie dies z. B. beim erwähnten Patellarsehnenreflex der Fall ist. Es ist durchaus möglich, dass in einer Situation unterschiedliche reflektorische Reaktionen ausgelöst werden. Das entscheidende Kriterium ist die Unmöglichkeit der mentalistischen Voraussage.

Um die Reaktionszeit zu verkürzen und dennoch eine richtige Reaktion zu zeigen, muss die Entscheidung darüber, wie man sich in zukünftigen Situationen verhält, in denen keine Entscheidungszeit zur Verfügung steht, bereits im Voraus getroffen und intensiv eingeübt worden sein. Der eigentliche Sinn eines jeden Reaktionszeittrainings ist es, die Zeit, die zu der Entscheidung zwischen Verhaltensalternativen benötigt wird, zu überspringen und durch einen vorprogrammierten Reflex im Sinn von Bestimmung VI zu ersetzen. Dann kann man angeben, dass man sich vorgenommen hat, eine bestimmte Reaktion zu zeigen, sobald die Situation aufgetreten ist. Ist die Situation, in der der Reflex erfolgen soll, eingetreten, so kann man, wenn die Reaktionszeit kurz ist und die Reaktion hinreichend eingeübt wurde, jedoch nicht mehr mentalistisch voraussagen, ob die Reaktion, für die man sich im Voraus entschieden hat, wirklich erfolgt. Sich dafür zu entscheiden, in einer bestimmten Situation in bestimmter Weise zu reagieren, und wenn die Situation eingetreten ist, wirklich in dieser Weise zu reagieren, sind verschiedene Dinge. Hier entscheidet eine Person sich, in einer bestimmten Weise zu handeln, kann aber, wenn die Situation, in der gehandelt werden muss, eingetreten ist, nicht mentalistisch voraussagen, dass sie in der betreffenden Weise handeln wird. Ebendadurch wird die Reaktion zu einem Reflex.

Die «Entscheidung», die der Organismus trifft, eine Reaktion zu zeigen, ohne dass eine mentalistische Voraussage möglich ist, entspricht dem, was man in der Alltagssprache als *unbewusste* oder *unwillkürliche* Reaktion bezeichnen würde. Im Falle einer reflektorischen Reaktion ist die Frage, *warum haben Sie nicht anders gehandelt*, unsinnig, da der oder die Befragte innerhalb der kurzen Zeit zwischen Stimulus und Reaktion keine freie Willensentscheidung treffen konnte. Handelt eine Person in einer Situation, in der sie keine freie Willensentscheidung treffen kann, widerrechtlich, ohne sich jedoch im Voraus entschieden zu haben, in der betreffenden Weise zu handeln, so macht es keinen Sinn, die Tat zu bestrafen, da ihr keine freie Willensentscheidung vorausging. Dennoch stellt sich die Frage, ob die Person sich absichtlich oder fahrlässig in eine Situation begeben hat, in der mit einer rechtswidrigen, nicht auf einer freien Willensentscheidung beruhenden Tat zu rechnen war, und ob dies strafrechtliche Relevanz besitzt.

9.7 Schuldlosigkeit aufgrund fehlender rationaler Einsicht

Das deutsche Strafrecht betrachtet eine Person dann nicht als schuldig, wenn diese Person bei Begehung der Tat die Einsicht fehlt, Unrecht zu tun, und wenn sie diese Unrechtskenntnis nicht vermeiden konnte (StGB §17). Verkennt ein Täter die Realität aufgrund einer Psychose und hat er folglich keine Einsicht in das Unrecht seiner Tat, so ist die Frage der Schuld zu verneinen. Nach §20 StGB handelt ohne Schuld, «… wer bei Begehung der Tat wegen einer krankhaften seelischen Störung, wegen einer tief greifenden Bewusstseinsstörung oder wegen Schwachsinns oder einer schweren anderen seelischen Abartigkeit unfähig ist, das Unrecht der Tat einzusehen oder nach dieser Einsicht zu handeln».

Angenommen, jemand litte an einem schizophrenen Wahn und sei überzeugt, er solle von einer bestimmten Person ermordet werden. Er glaubt, sich dem nur entziehen zu können, indem er dieser Person zuvorkommt und sie seinerseits tötet. Er kann sich in sein Schicksal fügen und sich töten lassen. Er kann sein Leben aber retten, indem er sich entscheidet, den zu töten, der ihm vermeintlich nach dem Leben trachtet. Um sein Vorhaben nicht zu gefährden, geht er planvoll vor, wartet auf eine günstige Gelegenheit, bricht sein Vorhaben mehrfach ab, weil unvorhergesehene Störungen ihn an der Ausführung hindern. Seine Entscheidung, den Mord auszuführen, ist also frei, denn unter ungünstigen Bedingungen (ungünstigen Kosten-Nutzen-Verhältnissen) entscheidet er sich, die Tat aufzuschieben. Ergeben sich nun einmal günstige Umstände, die die Tat unzweifelhaft gelingen lassen, und glaubt er, nicht entdeckt zu werden, so führt er diese aus. Handelt er nun schuldhaft, weil er willentlich und frei entscheiden konnte, unter welchen Bedingungen er die Tat begeht? Sicher nicht, da die Tat unter Verkennung der Wirklichkeit geschah. Der Täter wurde Opfer eines schizophrenen Wahns.

Ein schizophrener Mensch kann sogar Einsicht in seine Krankheit gewinnen und sich psychiatrisch behandeln lassen und dennoch seine Wahnideen beibehalten. Eugen Bleuler, einer der Pioniere der Psychiatrie, hat dies als *doppelte Buchführung* bezeichnet.

Auch bei schizophrenen Wahnideen, die als *bizarr* bezeichnet werden, weil sie mit den grundlegendsten Naturgesetzen kollidieren (ein Patient behauptete z. B., er ginge nicht zum Frisör, denn dieser könne beobachten, wie sein Gehirn sich verschiebt), kann im geduldigen psychologischen Gespräch vorübergehend eine gewisse Einsicht in die Abwegigkeit der Idee gewonnen werden. Obwohl es also Bedingungen gibt (das therapeutische Gespräch), unter denen eine an Schizophrenie erkrankte Person vorübergehend eine gewisse Einsicht gewinnen kann, besteht Straffreiheit, da diese Person zum Zeitpunkt der Entscheidung und der Tat keine Einsicht hatte.

Die Wirklichkeit kann jedoch auch verkannt werden, ohne dass ein schizophrener Wahn besteht. Ob die Realität erkannt oder verkannt wird, hängt von der Information ab, die einer Person zur Verfügung steht. Natürlich kann eine Person, die keinen Zugang zur Information hat, die die Realität beschreibt, diese Realität auch nicht erkennen.

Menschen verkennen jedoch die Wirklichkeit, selbst wenn sie Zugang zu Informationen haben, die die Wirklichkeit korrekt beschreiben, und zwar dann, wenn sie diese Informationen nur selektiv aufnehmen und einen Teil der Information willentlich ignorieren. Diese selektive Informationsaufnahme ist typisch für Vertreter ideologischer Positionen, die nur registrieren, was mit einer vorgefassten Meinung konform geht, und ignorieren, was ihrem Weltbild widerspricht.

Es ist oft schwierig zu differenzieren, ob eine abwegige, realitätsferne Meinung nur das Resultat mangelnder Sachkenntnis aufgrund fehlender Information ist, ob sie die Folge geringer intellektueller Fähigkeiten ist, die nicht ausreichen, um aus der gegebenen Information korrekte logische Schlüsse zu ziehen, oder ob sie die Folge willentlichen Ausblendens verfügbarer Information ist. An irrigen Überzeugungen wird manchmal festgehalten, obwohl ihnen widersprechende Fakten bekannt sind und obwohl die nötigen intellektuellen Fähigkeiten zum logischen Schlussfolgern zur Verfügung stehen. Die Gründe für das irrationale Festhalten an abwegigen Einstellungen sind vielfältig. Es kann sich um eine Unfähigkeit handeln, lieb gewordene Traditionen aufzugeben und mit emotionalen Bindungen zu brechen, es kann sich um reinen Opportunismus handeln oder auch um einen Wahn im psychiatrischen Sinn.

Manchmal sind die mit einer Revision der eigenen Meinung verbundenen Kosten allzu hoch. Menschen finden oft ihre gesamte Identität in einer irrigen Überzeugung, haben alle Lebensplanung an eine Ideologie geknüpft, finden ihr Selbstbild in dieser Ideologie, haben das ganze Leben in eine Überzeugung investiert. Ihre Überzeugung aufzugeben, bedeutete, sich selbst aufzugeben. Hat eine Ideologie sich in manchen Hirnen etabliert, so gibt es fast keine Bedingungen, z. B. keine Kosten-Nutzen-Verteilungen, die eine Änderung herbeiführen könnten. Die Wandelbarkeit der Gedankenwelt und der auf ihr basierenden Entscheidungen geht mit der Zeit verloren, so dass schließlich keine Entscheidungsfreiheit mehr besteht. Bei diesen Menschen sind ihre Überzeugungen dem unkorrigierbaren psychotischen Wahn gleichzusetzen.

9.8 Mangelnde empathische Einsicht

Die Gesundheit oder das Vermögen von Mitmenschen zu schädigen, ist für einen Großteil der Menschen schon deshalb keine Option, weil allein die Vorstellung, in welche Situation das Opfer durch die Tat käme, Mitgefühl, das auch als *Empathie* bezeichnet wird, mit dem möglichen Opfer hervorruft. Allein die Empathie verbietet bereits eine Schädigung von Mitmenschen und gebietet ein durch gegenseitige Rücksicht bestimmtes Sozialverhalten. Der Begriff der Empathie wird zwar in wissenschaftlichen Kontexten anstelle des Begriffs des Mitgefühls gebraucht, doch sind beide Begriffe intuitiv und unpräzise. Alltagssprachlich kann man Empathie als das Mitfühlen mit anderen Menschen bezeichnen. Dabei entstehen in dem Mitfühlenden die gleichen oder ähnliche Empfindungen wie bei demjenigen, mit dem man mitfühlt. Wir haben schon zu Beginn des ersten Kapitels angesprochen, mit welchen logischen Ungereimtheiten eine solche unwissenschaftliche Sicht verbunden ist und dass sie jeder rationalen Grundlage entbehrt. Mit Hilfe des bereits eingeführten Begriffs der mentalistischen Bestimmung lässt sich ein wissenschaftlich exakter Begriff der Empathie jedoch leicht formulieren.

Ob eine Person eine bestimmte Empfindung hat, können wir nur dadurch feststellen, dass wir untersuchen, wie diese Person sich unter bestimmten Bedingungen verhält und was sie sagt. Wer Zahnschmerzen hat, wird unter der Bedingung, dass er sich die Behandlung leisten kann, zum Zahnarzt gehen oder wird spontan oder auf Nachfragen über Zahnschmerzen klagen. Man könnte auch die Potentiale der Schmerzfasern aus dem betroffenen Zahn ableiten und eine erhöhte Aktivierung feststellen. Jede Person, die nicht die Schmerz empfindende Person ist, kann nur aufgrund derartiger objektivistischer Informationen feststellen, ob eine andere Person Schmerz empfindet. Die Person, die den Schmerz empfindet, kann jedoch auf all diese Information verzichten und dennoch richtig angeben, ob sie Schmerz empfindet. Die Richtigkeit ihrer Aussagen über den eigenen Schmerz kann man dann durch den Vergleich ihrer Aussage über den eigenen Schmerz mit objektivistischen Informationen über das Schmerzverhalten dieser Person feststellen. Dann kann die Person mentalistisch bestimmen, dass sie Zahnschmerzen hat. Die subjektive Empfindung des Zahnschmerzes lässt sich, wie bereits in Abschnitt 6.2 beschrieben, mit Hilfe des Abstraktionsoperators logisch korrekt bezeichnen.

Wir können dann den Begriff des Mitgefühls oder der Empathie wie folgt festlegen:

Bestimmung VII

Eine Person P_1 empfindet das subjektive Ereignis $a(E\,P_2)$ (dies ist die durch den Abstraktionsoperator a gebildete Abstraktion der Aussage: P_2 befindet sich im Zustand E) der Person P_2 empathisch nach, wenn P_1 sich im gleichen, durch objektivistische Untersuchungen (des Verhaltens von P_2 unter bestimmten Bedingungen sowie physiologischer Abläufe im Körper von P_2) der Person P_2 nachweisbaren Zustand E befindet *und überzufällig häufig mentalistisch bestimmen kann, dass sie sich in dem Zustand E befindet.*

Bei einem nicht geringen Anteil von Personen ist diese Empathie für die Empfindung anderer Personen nur schwach oder überhaupt nicht entwickelt. Das gilt für verschiedene Stufen der Empathie.

Als Erstes können wir die *antizipierte Empathie* ausmachen. Dabei handelt es sich um das Mitgefühl, das sich bereits bei der Vorstellung der psychischen, physischen, ökonomischen oder sozialen Situation, in die das Opfer durch die Tat versetzt würde, einstellt. Fehlt diese antizipierte Empathie, so fehlt eine entscheidende Barriere, die erst überschritten werden muss, damit es überhaupt zur Ausführung der Tat kommt.

Die nächste Stufe, die wir als *Ausführungsempathie* bezeichnen wollen, ist die Empathie mit dem Opfer, die sich während der Tatausführung einstellt. Sie sollte entstehen, sobald der Täter die ersten Auswirkungen seiner Tat plastisch vor Augen geführt bekommt. Eine solche empathische Einsicht in die Verwerflichkeit der Tat kann Grund dafür sein, dass die Tat abgebrochen wird. Diese Empathie kann jedoch auch völlig fehlen. Ein Täter, der ein Kind zu Tode strangulierte, beschrieb seine Gemütslage, aus der ein Fehlen jeder Empathie spricht, mit den Worten, er sei «locker drauf gewesen», als er den Mord beging.

Empathie kann sich jedoch auch erst dann einstellen, wenn die Tat vollendet ist und der Täter das ganze Ausmaß dessen sieht, was er angerichtet hat. Sie entsteht in Gegenwart des Ergebnisses der vollendeten Tat und soll deshalb als *Vollendungsempathie* bezeichnet werden. Eine erst beim Anblick der ausgeführten Tat aufkommende Vollendungsempathie kann z. B. dazu führen, dass ein Täter sich selbst unmittelbar nach der Tat stellt.

Empathie mag sich gelegentlich erst dann einstellen, wenn der Täter die Auswirkung der Tat nicht mehr vor Augen hat und sich nur noch an die Ausführung und das Ergebnis der Tat erinnert. Wir wollen hier den mit religiösen Konnotationen verbundenen Begriff der Reue vermeiden und stattdessen von einer *retrospektivischen Empathie* sprechen. Reue mag unterschiedlich begründet sein, wohingegen retrospektivische Empathie immer auf dem Mitgefühl für das Opfer beruht.

Ob es sich bei der späten Reue, die ein Täter beschwört, um retrospektivische Empathie handelt, also ein echtes Mitgefühl mit dem Opfer, oder nur um ein Mittel, eine milde Strafe und frühzeitige Haftentlassung zu erwirken, ist schwer festzustellen. Es ist sehr fraglich, ob sich nach der Tat eine solche retrospektivische Empathie einstellen kann, wenn selbst Ausführungs- und Vollendungsempathie fehlten. Retrospektivische Empathie wird dann glaubhaft, wenn die Tat in einer außergewöhnlichen psychischen Verfassung, z. B. im Affekt, begangen wurde, der erst einige Zeit nach Vollendung der Tat abgeklungen ist.

Fehlende Empathie kann soziokulturelle Ursachen haben. So war im antiken Rom das Mitgefühl mit leidenden Menschen oder Tieren eine Eigenschaft, die sich für Männer nicht ziemte und als eine die Wehrkraft schwächende Form der Verweichlichung angesehen wurde. Auch die römischen Zirkusspiele, die ein Spektakel aller nur vorstellbaren Grausamkeiten waren, dienten nicht allein der Unterhaltung des Volkes, sondern sollten auch zur sittlichen Festigung des römischen Bürgers beitragen, indem sie jede Form des Mitgefühls mit den Gequälten auslöschten. Noch heute wird Empathiemangel in manchen intellektuell wenig entwickelten Gesellschaften oder in bestimmten Gesellschaftsschichten im Rahmen eines zweifelhaften Männlichkeitskultes gepflegt.

Fehlt das Mitgefühl mit dem Opfer, so ist das Verbot, einen anderen Menschen zu schädigen oder gar zu töten, für den Täter emotional nicht nachvollziehbar und in diesem Sinn nicht einsehbar. Es besteht kein oder nur ein geringer emotionaler Widerstand gegen die Ausführung der Tat. Ein geringer emotionaler Widerstand hindert den Täter nicht daran, seiner ausgeprägten Aggression freien Lauf zu lassen oder seinen Willen ohne Rücksicht auf das Opfer durchzusetzen. Fehlt die Empathie für das Leiden anderer Personen, so werden Leiden willentlich verursacht und die Täter empfinden gar Freude und Befriedigung am Leiden anderer. So erzählte z. B. ein etwa zwanzigjähriger Gewalttäter dem Autor, er fühle sich unbeschreiblich wohl, wenn er jemanden auf der Straße niedergeschlagen habe.

Mangelnde Empathie kann in verschiedenen Ausprägungen und Varianten in Erscheinung treten. Es kann sein, dass eine Person bestimmte Emotionen nicht oder nur in abgeschwächter Form entwickelt. Folglich löst auch die Wahrnehmung emotionalen Verhaltens anderer Personen bestimmte Emotionen nicht oder nur in abgeschwächter Form aus. Es kann jedoch auch sein, dass bei einer Person Emotionen in normaler Weise entstehen, die Wahrnehmung emotionalen Verhaltens anderer Menschen oder Tiere bei dieser Person jedoch keine oder nur abgeschwächte Emotionen hervorruft. Hier gibt es einen fließenden Übergang zwischen dem, was als der Norm entsprechend gelten kann, und einer Ausprägung, die bereits als krankhaft angesehen wird. Als noch der Norm entsprechende Varianten werden im Geschäftsleben oft Menschen angesehen, die als rücksichtslos, egoistisch, gefühlskalt oder gar brutal gelten. Im Gegensatz dazu können bei manchen Menschen bestimmte Emotionen besonders leicht und in besonders starker Ausprägung entstehen und auch die Wahrnehmung der Emotionen anderer Menschen kann auffallend starke Emotionen generieren. Auch dies kann in einem Rahmen geschehen, der noch als normal gilt, kann jedoch auch bis in den pathologischen Bereich gesteigert sein. Es ist auch möglich, dass jemand Schwierigkeiten hat, das emotionale Ausdrucksverhalten anderer Personen von nicht emotionalem Ausdrucksverhalten zu unterscheiden. Auch unter diesen Umständen kann es sein, dass ein emotionaler Ausdruck bei einer fremden Person keine Empathie hervorruft.

Alle Varianten der Entstehung und Intensität von Emotionen sind die Folge von Hirnfunktionen, die von Person zu Person variieren können. Welche Hirnfunktionen sich bei einem Menschen unter welchen Bedingungen einstellen, ist abhängig von genetischen Prädispositionen, die die Hirnentwicklung bestimmten, von Umweltfaktoren, unter denen die Hirnentwicklung stattfand, und von dem, was das entwickelte Gehirn gelernt hat. Es ist anzunehmen, dass sich bei manchen Tätern aufgrund genetischer Veranlagung, Hirnstrukturen, die bestimmte Emotionen und auch Mitgefühl mit anderen Menschen vermitteln, nicht oder nur in vermindertem Maße entwickelt haben.[267–269] Dass allein die Beobachtung von Vorgängen, die auf die Gegenwart bestimmter Empfindungen bei anderen Menschen schließen lässt, die gleichen Hirnstrukturen aktiviert wie die Empfindung selbst, zeigt das Beispiel des Schmerzes. Schmerz aktiviert beim Menschen bestimmte Hirnstrukturen (vordere Anteile der Insel und Bereiche im vorderen Gyrus cinguli). Es ließ sich zeigen,[270–272] dass im Gehirn einer mitfühlenden Person, die nur beobachtet, wie einer anderen Person Schmerz zugefügt wird, die gleichen neuronalen Strukturen aktiviert werden.

Dass das Fehlen von Empathie neurobiologisch bedingt sein kann, wissen wir von Patienten, bei denen ein Mangel an Empathie als Symptom von Erkrankungen auftritt, die durch neurobiologische Fehlfunktionen hervorgerufen werden. So sind genetische Ursachen und eine damit in Zusammenhang stehende Hirnfunktionsstörung für die Asperger-Störung anzunehmen. Neben sich wiederholenden, stereotypen Verhaltensmustern besteht ein charakteristisches Merkmal dieser Erkrankung in einer gestörten sozialen Interaktion bei normaler intellektueller und sprachlicher Entwicklung.[11, 12, 273] Die Störungen der sozialen Interaktion treten in allen Bereichen hervor, in denen gefordert ist, sich in die emotionale Lage anderer Menschen einzufühlen. Es besteht ein ausgeprägter Mangel, Freude oder Trauer mit anderen Menschen zu teilen. Die Erkrankten sind nicht einmal bemüht, anderen Menschen Freude zu bereiten, und sei es auch nur dadurch, dass sie diesen erfreuliche Ereignisse mitteilen oder anderen Menschen Objekte zeigen, an denen sie sich erfreuen könnten. Die Symptomatik manifestiert sich bereits ab dem dritten Lebensjahr und bleibt in aller Regel ein Leben lang bestehen. Es sei jedoch betont, dass diese Personen, trotz ihrer ausgeprägten empathischen Defizite, nicht kriminell werden. Auch fehlende Empathie ist somit keineswegs hinreichend für kriminelles Verhalten.

Studien[274] legen genetische Wurzeln für kriminell aggressives Verhalten für Probanden mit bestimmten psychiatrischen Störungsbildern nahe. Einen Zusammenhang zwischen bestimmten Formen einer unbehandelten Aufmerksamkeitsstörung, Impulsivität und Unruhe auf der einen und wiederholter Straffälligkeit auf der anderen Seite ließen amerikanische Studien seit den 1980er Jahren vermuten.[275–277] Auffallend war, dass auch die biologischen Väter bestimmter hyperaktiver Kinder häufig straffällig wurden.[278, 279]

Auch die Ergebnisse des Heidelberger Delinquenzprojekts[280] machten deutlich, dass neurologische und neuropsychologische Symptome mit einer dissozialen Entwicklung und Rückfalldelinquenz in Zusammenhang stehen. Mehrere Untersuchungen[281–284] bestätigten den Zusammenhang zwischen neuronalen Besonderheiten und antisozialem Verhalten. Vor allem Veränderungen im Bereich des präfrontalen Cortex (Abb. 10), des temporalen Cortex (Abb. 10) und der Amygdala (Mandelkern) (Abb. 13) scheinen eine besondere Rolle für psychopathisches und antisoziales Verhalten zu spielen. Unter Aggression wurde erhöhte Aktivität im vorderen (anterioren) Gyrus cinguli nachgewiesen.[285, 286] Neuropsychologische Untersuchungen[287–289] zeigen, dass eine Schädigung vor allem des rechten ventromedialen (unteren und mittleren) Anteils des Frontallappens des Gehirns (Abb. 5) zu einer Verminderung des Mitfühlens mit anderen Menschen und zu mangelndem Interesse an den Bedürfnissen anderer[290] führen kann.

Doch es sind nicht nur genetisch vorprogrammierte und durch Verletzungen erworbene Funktionsstörungen des Gehirns, die eine Verringerung kognitiver Leistungen und der Emotionalität verursachen. Auch wenn eine normale Hirnentwicklung genetisch vorbestimmt ist, kann diese Entwicklung sich nur dann vollziehen, wenn der sich entwickelnde Mensch unter geeigneten Umweltbedingungen aufwächst. Dies bedeutet nicht, dass in dieser Zeit lediglich eine inadäquate Reaktion auf Situationen erlernt wird, welche auch wieder verlernt werden kann. Es ist davon auszugehen, dass eine Entwicklung unter ungünstigen Umweltbedingungen, zu denen auch soziale Bedingungen gehören, die Entwicklung von Hirnstrukturen und der von ihnen vermittelten Fähigkeiten in einer Weise unterbinden oder hemmen kann, dass diese Fehlentwicklung schon im Jugendalter nicht mehr zu korrigieren ist. In welch dramatischer Weise Umweltbedingungen die Entwicklung neuronaler Strukturen beeinflussen, wurde bereits an der Entwicklung des Sehsystems illustriert, für das der Einfluss von Umweltbedingungen am besten untersucht ist. Es wurde bereits dargestellt, dass das Sehsystem sich nur dann adäquat entwickeln kann, wenn es visuelle Erfahrungen macht. Das Fehlen visueller Erfahrung in früher Kindheit verhindert, dass es überhaupt zu einer Ausdehnung des Gesichtsfeldes kommt. Werden Menschen blind geboren und bleiben sie anschließend blind, so hat dies die Verkümmerung des gesamten Sehsystems und seiner Verbindungen zu anderen neuronalen Strukturen zur Folge. Es ist anzunehmen, dass das im Sehsystem geltende Prinzip, wonach Umwelteinflüsse die Entwicklung von Hirnstrukturen formen, auch für neuronale Systeme gilt, die Erleben, Empathie und soziales Verhalten vermitteln.

Obwohl die therapeutischen Möglichkeiten bei vielen Gewalttätern begrenzt sind, sind therapeutische Maßnahmen dennoch angezeigt. Es gilt jedoch auch hier die Tatsache zur Kenntnis zu nehmen, dass eine Therapie nur bei einem bestimmten Täterkreis erfolgreich sein kann. Dies bedeutet allerdings nicht, dass in der Therapie eine antisoziale Persönlichkeitsstruktur in eine soziale Persönlichkeitsstruktur verwandelt würde. Häufig gelingt es lediglich, Bedingungen zu schaffen, unter denen eine nach wie vor antisoziale Persönlichkeit sich sozialverträglich verhält. Fallen diese Rahmenbedingungen weg, so tritt das antisoziale Verhalten erneut hervor und es kommt zu erneuten Straftaten. Bei einem anderen Täterkreis sind antisoziale Persönlichkeitsstörungen derart ausgeprägt, dass es nicht einmal mehr möglich ist, soziale Rahmenbedingungen zu schaffen, die ein sozialverträgliches Verhalten auf lange Sicht gewährleisten. Das gilt besonders für solche Täter, die in der angloamerikanischen Psychopathiecheckliste von Hare[291] hohe Punktzahlen erreichen. Sichere Prognosen der Ungefährlichkeit sind vor allem dann möglich, wenn die Tat aufgrund einer psychischen Erkrankung begangen wurde, die erfolgreich behandelt werden konnte und keine Rückfalltendenz zeigt, oder wenn die Tat die Folge ganz außergewöhnlicher, sich nicht wiederholender Lebensumstände war. In allen anderen Fällen ist eine sichere Prognose der Ungefährlichkeit kaum zu stellen, da keine Untersuchungsverfahren, die eine sichere Prognose der Ungefährlichkeit eines Täters zulassen, zur Verfügung stehen.[292, 293]

Angesichts heutiger Erkenntnisse über die psychobiologischen Grundlagen aggressiven, empathielosen, antisozialen Verhaltens ist nicht nachvollziehbar, dass Wiederholungstäter immer wieder auf freien Fuß gesetzt werden, obwohl das wiederholte Auftreten von Straftaten und die Unsicherheit, mit der Prognosen bis heute behaftet sind, nicht erlauben, weitere schwere Straftaten mit schwerster psychischer und physischer Traumatisierung der Opfer auszuschließen.

Die häufig geübte Praxis, Wiederholungstäter fortwährend mit Bewährungsstrafen oder kurzen Gefängnisstrafen zu belegen und ihnen unermüdlich psychotherapeutische oder sozialtherapeutische Maßnahmen angedeihen zu lassen, kann nur als Unkenntnis oder vorsätzliches Ignorieren psychobiologischer Erkenntnisse gewertet werden. In der Forensischen Psychiatrie und Forensischen Psychologie wurde bereits weitgehend erkannt, dass Therapieversuche bei einem bestimmten Täterkreis aus psychobiologischen Gründen an ihre Grenzen stoßen und dass die Möglichkeiten der Rehabilitation damit begrenzt sind. Doch diese Erkenntnis muss sich noch weiter durchsetzen.

9.9 Schuld und Strafe

Der Begriff der Schuld ist zwar sowohl in wissenschaftlichen Erörterungen, der Rechtsprechung als auch im Alltagsdenken grundlegend, dennoch ist er vage und für ein breites Spektrum subjektiver Interpretationen offen. Die Frage nach der Schuld einer Person kann man nur dort stellen, wo die Person Entscheidungen fällt. Dann stellt sich die weitere Frage, ob und relativ zu welchen Bedingungen diese Entscheidungen frei waren. Davon wiederum hängt es ab, ob und in welchem Maß Schuld zugewiesen werden kann. Wir haben bereits dargelegt, dass hier ein kontinuierlicher Übergang besteht, der von Bedingungen reicht, die keine Entscheidungsfreiheit zulassen, bis zu Bedingungen, unter denen in etwa gleiche Präferenz für mehrere Entscheidungen besteht. Auf der Grundlage der in den vorhergehenden Kapiteln durchgeführten Untersuchungen können wir nun auch dem Begriff der Schuld eine präzise Bedeutung geben, der diesen kontinuierlichen Übergang berücksichtigt.

Bestimmung VIII

Eine Person stellt ein Ereignis E relativ zu den Bedingungen $B_1, B_2, \ldots, B_k$ *schuldhaft her (dolus directus) genau dann, wenn*
1) P durch eine Entscheidung, die relativ zu den Bedingungen $B_1, B_2, \ldots, B_k$ *willentlich und frei (im Sinn von Bestimmung V) war, mindestens eine notwendige und/oder hinreichende ursächliche Bedingung (im Sinn von Bestimmung III) für das Eintreten von E herstellt;*
2) P Einsicht darin haben konnte, dass eine kausale Beziehung zwischen ihrer Entscheidung und dem Eintreten von E besteht;
3) P die notwendigen und/oder hinreichenden ursächlichen Bedingungen für das Eintreten von E nicht aufgrund einer Verkennung der Wirklichkeit herstellte derart, dass die Tat straffrei gewesen wäre, falls die verkannte Wirklichkeit Realität gewesen wäre.

Bestimmung VIII a

Eine Person stellt ein Ereignis E relativ zu den Bedingungen $B_1, B_2, \ldots, B_k$ *schuldhaft her (dolus eventualis) genau dann, wenn*
1) P durch eine Entscheidung, die relativ zu den Bedingungen $B_1, B_2, \ldots, B_k$ *willentlich und frei (im Sinn von Bestimmung V) war, mindestens eine notwendige und/oder hinreichende ursächliche Bedingung (im Sinn von Bestimmung III) für das Eintreten von E herstellt;*
2) P annahm, dass eine kausale Beziehung zwischen ihrer Entscheidung und dem Eintreten von E bestehen könnte, oder P annahm, dass eine kausale Beziehung zwischen ihrer Entscheidung und dem Eintreten von E besteht derart, dass durch ihre Entscheidung die Wahrscheinlichkeit des Auftretens von E sich erhöht;
3) P die notwendigen und/oder hinreichenden ursächlichen Bedingungen für das Eintreten von E nicht aufgrund einer Verkennung der Wirklichkeit herstellte, derart dass die Tat straffrei gewesen wäre, falls die verkannte Wirklichkeit Realität gewesen wäre.

Können wir Schuld zuweisen, so stellt sich die Frage nach dem Sinn der Strafe. Nach § 46 StGB ist «die Schuld des Täters … Grundlage für die Zumessung der Strafe. Die Wirkungen, die von der Strafe für das künftige Leben des Täters in der Gesellschaft zu erwarten sind, sind zu berücksichtigen.» Diente Strafe nur dem Zweck, die zu bestrafende Person davon abzuhalten, weitere Straftaten zu begehen, und andere Personen abzuschrecken, so müsste derjenige, der unter Zwang handelt, eine höhere Strafe erhalten als derjenige, der die gleiche Tat ohne Zwang, aus einer momentanen Laune heraus, aus niederen Beweggründen begeht. Denn derjenige, der die Tat eigentlich nicht begehen möchte, doch dem Zwang nicht widerstehen kann, ließe sich nur durch ein hohes Strafmaß von weiteren Taten abhalten. Derjenige hingegen, der die Tat ohne Zwang, aus niederen Beweggründen begeht, andere etwa bedenkenlos beraubt, weil er gerade die Gelegenheit nutzen möchte, sich zu bereichern, ließe sich womöglich durch eine mildere Strafe abschrecken. Die Strafe soll zwar abschrecken und weitere Taten unterbinden, doch richtet sich das Strafmaß nach der Schwere der Schuld. Die Schuld wird aber als geringer angesehen, wenn eine Tat unter Zwang begangen wird, als wenn der Täter frei von Zwängen handelt.

Häufig wird bereits die Tatsache, dass sich eine Hypothese über die Entstehung der dissozialen Persönlichkeit formulieren lässt, aus der heraus die Tat erklärt wird, als schuldmindernd betrachtet. Selbst die Persönlichkeitsstruktur Hitlers lässt sich bis zu einem gewissen Grad kausal nachvollziehen.[294] Man kann teilweise erklären, wie er aufgrund seiner genetischen Grunddisposition, die sich in einer bestimmten Lebensgeschichte entfaltete, zu einem der schlimmsten politischen Kriminellen der Weltgeschichte wurde. Offenbar handelte es sich um eine Persönlichkeit, die tief gekränkt war, weil soziale Anerkennung ihr vorenthalten wurde, ohne Schulabschluss, ohne Berufsausbildung, für das ersehnte Studium an der Kunstakademie für untauglich befunden, eine Persönlichkeit, die ihre Erniedrigung nicht ertragen wollte. Ihren Ausweg fand sie, indem sie sich ein Selbstbild schuf, das den Gedemütigten, vermeintlich durch besondere Einsicht in politische und soziale Zusammenhänge, über eine Gesellschaft hinauswachsen ließ, an deren Rand er sich gedrängt sah. Dieses Weltbild verlangte eine eingeschränkte Sicht der Wirklichkeit. Um dem gesellschaftlichen Abseits zu entkommen, musste die Wirklichkeit gefiltert und verbogen werden. An Hitlers gekränkter

Persönlichkeit, in Verbindung mit einem einfachen Gemüt, konnte der allgegenwärtige geistige Unrat in besonderer Weise haften. In der Politik bot sich eines der wenigen Betätigungsfelder, in denen auch der Mittelmäßige und Verschrobene Anerkennung finden konnte.

Doch solche Erklärungshypothesen oder Erklärungen können kein Grund sein, verminderte Schuldfähigkeit zuzubilligen. Schließlich könnte man die Entwicklung der Persönlichkeitsstruktur eines jeden Täters erklären, stünde ausreichend Information über die genetische Ausstattung und die Lebensgeschichte zur Verfügung. Dass bei manchen Tätern sich die Tat aus der Lebensgeschichte erklären lässt und ihnen verminderte Schuldfähigkeit zuerkannt wird, wohingegen bei anderen Tätern die Tat aus der Lebensgeschichte unerklärt bleibt und auch keine verminderte Schuldfähigkeit gewährt wird, liegt nicht daran, dass es bei einem Täter Ursachen gibt, bei dem anderen Täter jedoch solche Ursachen fehlen. Ursachen (genauer: notwendige und/oder hinreichende ursächliche Bedingungen) gibt es für jede Tat. Im einen Fall sind diese Ursachen leicht nachzuvollziehen, im anderen Fall sind sie mit unseren Untersuchungsmethoden nicht erkennbar. Sie lassen sich deshalb nicht erkennen, weil Methoden, mit denen im Tierexperiment Ursachen zutage gefördert werden können, bei Menschen nicht anwendbar sind. Ratten vergleichbarer genetischer Ausstattung können unter immer den gleichen Bedingungen aufwachsen, im Experiment lassen sich bestimmte Bedingungen systematisch variieren und der Einfluss dieser Bedingungen auf das Verhalten kann untersucht werden. Beim Menschen ist dies nicht möglich. Deshalb muss z. B. im Tierexperiment ergründet werden, welche Hirnstrukturen Aggression und Gewalttätigkeit steuern und inwieweit diese Erkenntnisse sich auf den Menschen übertragen lassen.[295, 296] Erklären zu können, warum jemand so geworden ist, wie er ist, und warum er deshalb eine Tat begangen hat, erlaubt nicht den Schluss, seine Schuld sei nur eingeschränkt oder er sei gänzlich frei von Schuld. Schuld bemisst sich an der Freiheit der Entscheidungen, eine Tat zu begehen, und nicht an unserer Fähigkeit oder Unfähigkeit, die Ursachen für die Entstehung einer bestimmten Persönlichkeitsstruktur, die zur Tat führte, aufzudecken.

9.10 Wann ist der Patientenwille frei?

Der Deutsche Bundestag verabschiedete am 18. Juni 2009 eine Änderung des Gesetzes zur Patientenverfügung, mit der die Stellung der freien Willensentscheidung eines Patienten präzisiert wurde. Bei der Behandlung eines Patienten obliegt es danach zunächst dem behandelnden Arzt zu prüfen, welche ärztlichen Maßnahmen indiziert sind. Ob diese Maßnahmen anzuwenden sind, liegt jedoch nicht allein in der Entscheidung des Arztes, sondern richtet sich nach dem Patientenwillen. Im deutschen Recht hat der Patientenwille eine Vorrangstellung. Der Wille des Patienten ist verbindlich, so dass Ärzte sich nicht über die Willensäußerung, die in einer Patientenverfügung kundgetan wird oder die ein Patient mündlich äußert, hinwegsetzen können (Urteil des BGH vom 17. März 2003, AZ XII ZB 2/3). Lehnt ein Patient lebensverlängernde Maßnahmen ab, so ist der Arzt an diesen Patientenwillen gebunden. Für den Fall, dass Geschäfts- und Einwilligungsunfähigkeit in der Zukunft eintreten könnten, kann vom Patienten durch Verfassen einer Patientenverfügung, einer Vorsorgevollmacht und einer Betreuungsverfügung Vorsorge getroffen werden.[273] Eine Patientenverfügung kann zu jeder Zeit, auch mündlich, widerrufen werden. Ist der Patient nicht mehr in der Lage, sich zu äußern, und liegt keine Patientenverfügung vor, so ist nach dem mutmaßlichen Willen des Patienten zu forschen. Dazu dienen früher mündlich oder schriftlich gemachte Äußerungen des Patienten oder Angaben über religiöse Überzeugungen und Wertvorstellungen.

Macht eine schwere Erkrankung, die unweigerlich zum Tod führt, jeden Heilungsversuch aussichtslos, so kann das Therapieziel nicht mehr die Heilung, sondern nur die Vermeidung von Leid sein. Dabei kann eine palliativmedizinische Maßnahme, die Leiden des Patienten vermeidet oder lindert, Nebenwirkungen haben, die das Leben verkürzen. Diese lebensverkürzenden Maßnahmen sind statthaft, wenn dies dem Willen des Patienten entspricht. Darüber hinaus kann der Patient alle lebensverlängernden Maßnahmen selbst dann ablehnen, wenn er durch die Therapie wieder gesunden würde. Auch dieser Patientenwille ist für den Arzt bindend, und der Arzt kann sich nicht über diese Willensbekundung hinwegsetzen (vgl. Sterben in Würde, Grundsätze und Empfehlungen der Bundesärztekammer und Kassenärztlichen Bundesvereinigung für Ärztinnen und Ärzte; www.aerzteblatt.de/dossiers/palliativ;

www.aerzteblatt.de/dossiers/sterbehilfe). Lehnt ein Patient z. B. die künstliche Ernährung mittels einer Magensonde ab, so kann dem Patienten eine Weiterführung der künstlichen Ernährung nicht aufgezwungen werden. Die mittels einer Magensonde durchgeführte künstliche Ernährung ist rechtlich ein Eingriff in die körperliche Integrität des Patienten (BGH-Beschluss vom 8. Juni 2005). Künstliche Ernährung gegen den Willen des Patienten ist sogar eine rechtswidrige Handlung und der Patient kann verlangen, dass diese unterlassen wird (§ 1004 Abs. 1 Satz 2 in Verbindung mit § 823 Abs. 1 BGB). In seinem Urteil vom 25.6.2010 (2 STR 454/09) stellte der BGH fest, dass dann, wenn ein Patient oder eine Patientin einwilligt, dass die künstliche Ernährung durch eine Magensonde nicht fortgeführt werden soll, nicht nur der Behandlungsabbruch durch Unterlassen der künstlichen Ernährung, sondern auch der Behandlungsabbruch durch aktives Tun, wie Durchschneiden des Schlauchs der Magensonde, gerechtfertigt ist.

Auch der assistierte Suizid ist straffrei. So kann eine Person, die kein Arzt ist, einer Patientin eine tödliche Dosis einer Substanz (z. B. Natrium-Pentobarbital) zur unmittelbaren Einnahme überlassen. Dies wäre einzig ein Verstoß gegen das Betäubungsmittelgesetz (BGH-Urteil vom 7. Februar 2001). Nicht zulässig ist dagegen die Tötung auf Verlangen. Diese liegt vor, «wenn jemand durch das ausdrückliche und ernstliche Verlangen des Getöteten zur Tötung bestimmt worden ist» (§ 216 StGB) und die betreffende Person wunschgemäß tötet.

Ob die Unterlassung lebensverlängernder Maßnahmen und der assistierte Suizid durch Personen, die keine Ärzte sind, vertretbar ist, hängt davon ab, ob die Entscheidung eines Menschen, sterben zu wollen, das Ergebnis einer freien Willensentscheidung ist. Etwa 11 000 Menschen nehmen sich jährlich in Deutschland das Leben, wobei, aus psychiatrischer Sicht, in den meisten Fällen eine Depression vorausgegangen ist. Ein Mensch, der im Rahmen einer Depression einen Todeswunsch hat, muss auf den psychiatrisch oder klinisch psychologisch Unerfahrenen nicht unbedingt einen erkennbar depressiven Eindruck machen. Oft wirken Menschen, die an einer leichten oder mittelschweren Depression leiden, recht normal, manchmal sogar stabil und selbstsicher. Doch die psychiatrische bzw. klinisch psychologische Untersuchung ergibt bisweilen ein ganz anderes Bild. Es ist deshalb immer zu bedenken, dass die Selbsttötungsabsicht und die Bitte um Assistenz zum Suizid auf dem Boden einer für Nichtfachleute unerkannten Depression entstanden sein kann und mit einer adäquaten Behandlung der Depression womöglich der Lebenswille zurückkehrt. Ein wesentlicher Aspekt der Depression ist, dass davon betroffene Menschen sich gedanklich und emotional oft nicht mehr in die Situation hineinversetzen können, wie es ist, nicht depressiv zu sein. Ihnen fehlt, was man als *Selbstempathie* bezeichnen könnte, worunter das Mitgefühl mit sich selbst als psychisch gesunder Person verstanden werden kann. Dem depressiven Menschen gelingt es oftmals nicht, sich in einen Zustand einzufühlen, in dem er nicht depressiv wäre, so wie der Ausgehungerte sich nicht in einen Zustand des Sattseins bis zur Übelkeit hineinversetzen kann. Dementsprechend ist es für depressive Menschen nicht möglich, für sich selber eine Zukunft zu entwerfen, in der sie als nicht depressive, positiv gestimmte Menschen handeln. Insofern besteht eine nicht selbst gewählte Verkennung der Wirklichkeit, weil der Kranke nicht erkennt, dass er durch geeignete medizinische und psychologische Maßnahmen wieder gesunden wird.

In Bestimmung V haben wir den Begriff der freien Willensentscheidung auf bestimmte Bedingungen relativiert. Das bedeutet, dass für eine freie Willensentscheidung vorausgesetzt wird, dass es Bedingungen geben muss, unter denen die Entscheidung unterschiedlich ausfallen kann. Diese Bedingungen sind in diesem Fall die erfolgreich behandelte Depression auf der einen und die unbehandelte, weiter bestehende Depression auf der anderen Seite. Unter diesen Bedingungen kann die Person unterschiedliche Entscheidungen treffen, ihre Entscheidung ist also bezüglich dieser Bedingungen variabel im Sinn von Bedingung V. Die Person kann sich aber nicht vorstellen, dass sie wieder gesundet, und glaubt fälschlicherweise, dass sie auch in Zukunft die gleiche Entscheidung fällen wird, die sie nun aus ihrer gegenwärtigen Depression heraus fällt. Damit kann sie ihr Verhalten nicht richtig mentalistisch voraussagen und ihre Entscheidung innerhalb der depressiven Phase ist nicht frei im Sinn von Bestimmung V.

Depressive Patienten müssen die Wirklichkeit jedoch nicht immer verkennen, sie können durchaus in der Lage sein, ihre Situation realistisch einzuschätzen. Betrachten wir den Fall, dass eine Depression sich als gegen alle Therapieversuche resistent erweist. Um eine Depression als *therapieresistent* anzusehen, muss gesichert sein, dass die Therapieversuche sich auf dem gegenwärtigen Erkenntnisstand befanden. Die Patienten leiden dann oft Jahre an der Erkrankung und haben sehr wohl Einsicht in die Aussichtslosigkeit, die Erkrankung entscheidend zu bessern. Der Wunsch, das Leben unter diesen Umständen zu beenden, beruht dann auf rationaler Einsicht in die Therapieresistenz. Der Betreffende kann sich zwar nicht vorstellen, jemals zu gesunden, doch in diesem Fall entspricht seine Überzeugung der Realität. Bedingungen, unter denen der Patient seine Entscheidung, das Leben zu beenden, revidieren würde, nämlich dann, wenn er von der Depression befreit wäre, sind nicht herstellbar. Dann ist seine Entscheidung, das Leben zu beenden, immer die gleiche, unabhängig, ob er sich frei entscheiden kann oder nicht. Aus Sicht des Autors ist dann dem Willen des Patienten zu sterben stattzugeben, obwohl eine Depression besteht. Der Patient schätzt seine Situation richtig ein und entscheidet sich so, wie er sich entscheiden würde, wenn seine Entscheidung nach den hier formulierten Kriterien willentlich und frei wäre.

Nicht selten sind es Lebenskrisen, die den Wunsch entstehen lassen, das Leben zu beenden. Doch handelt es sich dabei meist nur um ein vorübergehendes Stimmungstief. Die Zukunft wird nur innerhalb eines begrenzten Zeitraums als freudlos und nicht lebenswert empfunden. In dieser Zeit wird die Wirklichkeit oft verkannt, da die Betroffenen sich nicht vorstellen können, wieder hoffnungsvoll in die Zukunft zu blicken und die schwierige Lage als Herausforderung anzunehmen, die man sich anschickt zu bewältigen. Oft ist es nur eine Frage der Zeit, bis der Blickwinkel sich geändert hat und neuer Lebensmut entsteht. Es mag eine Phase geben, in der es an Lebenswillen fehlt, doch unter psychologischen Gesichtspunkten kann man davon ausgehen, dass diese Phase spontan vergeht oder unter psychotherapeutischer Begleitung abklingen wird. Der Wunsch zu sterben beruht dann auf einer Verkennung der Wirklichkeit, einer Wirklichkeit ohne die Möglichkeit, dass die Phase der Niedergeschlagenheit und Hoffnungslosigkeit vergeht und der Lebenswille zurückkehrt. Wie leicht stürzt das Zerbrechen einer Partnerschaft empfindsame Menschen in ein Stimmungstief, wie rasch wird dies aber oft durchschritten, neuer Lebensmut erwacht und der Mensch erfreut sich der neuen Ungebundenheit oder einer erneuten Partnerschaft. Keineswegs ist der Wille der Person während der krisenhaften Phase zu respektieren, mit dem Argument, es bestehe ja keine psychische Erkrankung und die Person sei einsichtsfähig. Im Fall dieses Beispiels bedarf es nur der Spontanerholung nach einer bestimmten Zeit oder einer Erholung im Rahmen einer psychotherapeutischen Begleitung, um die Entscheidung zu revidieren.

Auch Patienten mit schweren Erkrankungen verlieren zunächst oft alle Lebensfreude, während andere, denen nur noch eine kurze Lebenszeit bevorsteht, die verbliebene Zeit manchmal bei guter Lebensqualität verbringen. Hier kann nicht argumentiert werden, dem momentanen Willen des mutlosen Patienten sei stattzugeben, denn es bestünde schließlich keine psychiatrische Erkrankung und es sei Einsichtsfähigkeit gegeben. Es muss immer gefragt werden, ob es Bedingungen gibt, unter denen der Wille des Patienten ein anderer wäre. Der Wunsch zu sterben kann sich ändern, wenn die Patienten erst einmal Kenntnis erhalten von der Möglichkeit einer kompetenten palliativmedizinischen Betreuung, die Schmerzen und Ängste lindert, die trotz schwerer Erkrankung und trotz einer nur noch kurzen Lebensspanne Lebensqualität schenken kann. Entscheidend ist, ob die Möglichkeit besteht, den verlorenen Lebenswillen zurückzugeben. Bei psychisch kranken Menschen wird dies zumeist durch die Kombination einer medikamentösen Therapie mit einer Psychotherapie gelingen. Liegt jedoch keine psychische Erkrankung vor, so ist zu untersuchen, ob z. B. psychotherapeutische oder palliativmedizinische Bedingungen herstellbar sind, unter denen der Wille zu sterben aufgehoben werden kann. Sind solche Bedingungen nicht erkennbar und wird die eigene Lebenssituation realistisch eingeschätzt, so muss der Wille zu sterben respektiert werden.

10

Ohne Gehirn kein Bewusstsein, kein Wille und kein Leben nach dem Tod

Nachdem wir nun den Begriff des Bewusstseins präzisiert und die neurobiologischen Grundlagen des Bewusstseins diskutiert haben, verfügen wir über die Voraussetzungen zu einer naturwissenschaftlichen Betrachtung des Todes. Wir sind dabei nicht auf spekulative Vermutungen und Glaubenssätze angewiesen, sondern können wissenschaftlich überprüfbare Aussagen über den Tod machen, die Gegenstand einer rationalen Argumentation sind.

Nach medizinischer Definition wird der Tod mit dem Hirntod gleichgesetzt. Die Bundesärztekammer definierte den Hirntod als *Zustand der irreversibel erloschenen Gesamtfunktion des Großhirns, des Kleinhirns und des Hirnstamms.* Dabei wird durch kontrollierte Beatmung die Herz- und Kreislauffunktion noch künstlich aufrechterhalten. Mit dem Hirntod als dem unwiederbringlichen Verlust aller Hirnfunktionen ist das endgültige und irreversible Erlöschen aller Bewusstseinsinhalte (vgl. Abschnitt 6.2) verbunden. Die Diagnose des Hirntodes fordert eine akute schwere Hirnschädigung und den Ausschluss von Erkrankungen, die einen Stillstand aller Hirnfunktionen vortäuschen können. Dazu gehören Vergiftungen, die Wirkung bestimmter Medikamente, eine Blockade vom Gehirn zu den Muskeln geleiteter Signale, Unterkühlung, Kreislaufschock, Koma, eine Erkrankung des Stoffwechsels oder eine entzündliche Erkrankung des Gehirns.

Nur wenn die Neuronen des Gehirns ihre Funktion nicht endgültig eingestellt haben, wenn also der Hirntod noch nicht eingetreten ist, besteht die Möglichkeit, das Bewusstsein zurückzugewinnen. Die Wiederbelebung eines Menschen, dessen Herz nicht mehr schlägt, dessen Kreislauf zum Stillstand gekommen ist und der keine Reaktion mehr zeigt, ist nur so lange erfolgreich, wie die Neuronenverbände des Gehirns ihren

Stoffwechsel wieder aufnehmen können. Ein Zustand, in dem die Atmung stillsteht, kein Puls mehr zu tasten ist, der Hirnstoffwechsel auf ein Minimum herabgesetzt ist, der Mensch keine Reaktionen mehr zeigt, sich in tiefer Bewusstlosigkeit befindet, aber keineswegs hirntot ist, kann unter günstigen Bedingungen (z. B. niedrigen Umgebungstemperaturen) erstaunlich lange anhalten. Der Autor untersuchte mehrere Kinder, die ertrunken waren, den Berichten zufolge mindestens zwanzig Minuten im kalten Wasser lagen und erfolgreich reanimiert werden konnten. Die Kinder zeigten anschließend ein *apallisches Syndrom*: Sie waren zunächst tief bewusstlos, ohne spontane Bewegungen und ohne Reaktion auf äußere Reize. Es kam zu einer *Enthirnungsstarre*, einem Zustand, der sich einstellt, wenn das Großhirn seinen Einfluss auf den Hirnstamm verliert. Dabei waren die Arme in gestreckter, manchmal auch in gebeugter Haltung fixiert, die Beine und der Körper dauerhaft in einer festen Streckung und der Kopf in verkrampfter Stellung nach hinten gebeugt. Es konnte ein *Coma vigile* folgen, wobei ein Schlaf-Wach-Rhythmus zu beobachten war, die Kinder die Augen geöffnet hatten, jedoch nicht auf Reize reagierten. Allein diese Symptomatik und die Auslösbarkeit verschiedener Reflexe zeigten, dass das Gehirn seine Funktion keineswegs eingestellt hatte. Der Zustand einiger weniger Kinder verbesserte sich im Laufe der Zeit, so dass sie ein weitgehend normales Kinderleben führen konnten. Diejenigen Kinder, die diesen Zustand überlebten, waren zweifellos dem Tod sehr nahe, doch zu keiner Zeit konnten sie als hirntot gelten.

Patienten, die dem Tod nahe waren, schilderten teils angenehme, teils unangenehme Empfindungen, hatten visuelle Eindrücke, in denen sie Personen begegneten oder sich selbst aus der Perspektive außerhalb ihres Körpers sahen.[298–301] Experimentelle Befunde zeigen jedoch, dass es sich dabei um Reaktionen eines noch funktionsfähigen Gehirns handelt. Das Erlebnis, sich selbst außerhalb des eigenen Körpers zu befinden, ließ sich z. B. durch elektrische Stimulation des Gyrus temporalis superior sowie des Praecuneus der rechten Hirnhälfte (Abb. 13) und des hinteren Bereichs des Thalamus (Abb. 13, 16) auslösen.[302] Derartige Erfahrungen sind also Reaktionen in unüblicher Weise aktivierter Hirnareale. Solche Veränderungen können z. B. durch Epilepsie, Sauerstoffmangel, durch einen gestörten Hirnstoffwechsel, durch eine traumatische Schädigung des Gehirns oder durch die Wirkung verabreichter Medikamente zustande kommen. Berichte, dass der Patient sich selbst und die um ihn bemühten Ärzte mit geschlossenen Augen oder aus einer Perspektive gesehen habe, in der diese Bilder physikalisch nicht auf der Netzhaut abgebildet werden konnten, hielten keiner wissenschaftlichen Überprüfung stand.[303] Allein die Tatsache, dass solche Nahtoderfahrungen möglich waren und im Gedächtnis gespeichert wurden, um später abgerufen zu werden, zeigt, dass die dazu benötigten Hirnstrukturen ganz und gar lebendig waren. Nahtoderfahrungen sind keine Erfahrungen, die in einem vorübergehenden Zustand des Todes gemacht wurden, und sagen nichts darüber aus, was im Tod geschieht.

Die einzige Quelle, aus der wir nachprüfbare Kenntnis darüber haben, was geschieht, wenn Hirnstrukturen abgestorben sind, sind neuropsychologische Untersuchungen an hirngeschädigten Patienten. In den zurückliegenden Kapiteln wurde dargelegt, dass es dann, wenn Hirnstrukturen ihre Funktion unwiederbringlich eingestellt haben oder chirurgisch entfernt wurden, nur zwei Möglichkeiten gibt: Entweder es existieren Hirnstrukturen, die die Funktion der nicht mehr vorhandenen Hirnstrukturen wenigstens teilweise übernehmen, oder die Leistungen, die durch die nicht mehr vorhandenen Hirnstrukturen vermittelt wurden, gehen für immer verloren. So hat z. B. der Verlust des Okzipitallappens unseres Gehirns in der Regel den Ausfall einer Hälfte des Gesichtsfeldes eines jeden Auges zur Folge. Es wurde beschrieben, dass ein solcher Ausfall in ganz erstaunlichem Maß von anderen Hirnstrukturen aufgefangen, d. h. kompensiert werden kann. Dies ist aber nur möglich, wenn bestimmte Hirnstrukturen, die zu einer solchen Kompensation ausgefallener Hirnteile in der Lage sind, existieren. Dann kann in Einzelfällen sogar der Verlust einer ganzen Hirnhälfte durch das noch vorhandene Resthirn bis zu einem gewissen Grad ausgeglichen werden. Bei den Menschen, deren Hirn nicht über eine solche Fähigkeit der Kompensation verfügt, sind die mit der ausgefallenen Hirnstruktur erloschenen Hirnfunktionen unwiederbringlich verloren. Dies gilt nicht nur für Sehleistungen. Nach Verlust der Hirnstrukturen, in denen die Fasern der Hörbahn enden, kommt es zu sogenannter *kortikaler Taubheit*, obwohl das Sinnesorgan, also die Schnecke des Innenohres, voll funktionsfähig ist. Wir haben aber gesehen, dass es auch hier zu ganz erstaunlichen Kompensationsleistungen kommt. So wurde der Fall eines Jungen vorgestellt, der zwar auf Hörreize reagierte, dessen Großhirn jedoch völlig untergegangen war (vgl. Abschnitt 6.5). Allerdings müssen natürlich die

Strukturen des Hirnstamms, die diese Verarbeitung der Reize aufrechterhielten, vorhanden sein, damit eine Kompensation der ausgefallenen Großhirnstrukturen möglich ist. Fehlen diese Strukturen, so kann die Leistung nach Zerstörung des Großhirns nicht mehr aufgefangen werden und sie erlischt endgültig.

Nicht anders verhält es sich mit dem Gedächtnis. Werden Mandelkern (Amygdala) und Hippocampus beider Hirnhälften zerstört, so kommt es zu dramatischen Gedächtniseinbußen, es sei denn, der Verlust der genannten Hirnstrukturen kann durch noch vorhandene andere Strukturen kompensiert werden. Wenn auch diese Strukturen, die eine Kompensation ermöglichen, nicht mehr existieren, verlieren wir jegliche Erinnerung. Wie bereits dargelegt, kann die Schädigung im Bereich des Parietallappens gar zum Verlust des Bewusstseins der Existenz einer ganzen Raum- und Körperhälfte führen. Auch das Zeitempfinden erlischt mit dem Tod derjenigen Hirnstrukturen, die Zeitempfinden vermitteln. Wenn dann auch Hirnstrukturen, die Emotionen vermitteln, ihre Tätigkeit endgültig einstellen, kann es weder Schmerz noch Angst, weder Depression noch Wohlbefinden oder Freude geben.

Es wurde beschrieben, in welcher Weise der Wille durch Hirnfunktionen vermittelt wird. Wir wissen, dass solche Hirnfunktionen keine verzichtbaren Begleiterscheinungen des Willens sind, sondern notwendige ursächliche Bedingungen (im Sinn von Bestimmung III) dafür sind, dass Willensentscheidungen gefällt werden. Ohne diese Hirnfunktionen kann kein Wille existieren. Dem Tod fehlt jeder Wille, so dass der Verstorbene nicht zurück ins Leben will. Im Tod gibt es keine Erinnerung an das vergangene Leben, keinen Raum und keine Zeit, keine Wahrnehmungen, keine Empfindungen und keinen Willen. Der Mensch (oder das Tier) hat aufgehört zu existieren, seine subjektive Welt ist für immer erloschen.

Aus allen wissenschaftlich fundierten Erkenntnissen folgt unzweifelhaft, dass ohne Hirnfunktion keine unserer Fähigkeiten, Empfindungen, Erfahrungen und nichts, was unser Bewusstsein sonst ausmacht, existieren kann. Ohne Gehirnfunktionen kann es kein Bewusstsein geben und mit dem Erlöschen aller Hirnfunktionen enden alle Leistungen des Gehirns. Der Mensch oder das Tier haben nicht nur physisch, sondern auch psychisch aufgehört zu existieren und damit sind wieder die Verhältnisse hergestellt, wie sie bestanden haben, bevor das Gehirn des Verstorbenen begonnen hat zu existieren. Mit dem Tod schließt sich der Kreis zwischen den Verhältnissen, wie sie vor Entstehung des Gehirns einer Person bestanden haben, und den Verhältnissen nach dem Verlust aller Gehirnfunktionen. Der Annahme einer wie auch immer gearteten Bewusstseinsform, die nach dem Erlöschen aller Gehirnfunktion weiter bestehen könnte, widersprechen alle neurobiologischen und psychologischen Erkenntnisse. Die Hoffnung nach einem Weiterleben nach dem Tod ist zwar psychologisch nachvollziehbar, doch sie entbehrt jeder wissenschaftlichen Grundlage.

Literatur

1 Watson JB. Psychology as the behaviorist views it. Psychol Rev 20 (1913) 158–177.
2 Wittgenstein L. Philosophische Untersuchungen. In: Wittgenstein L. Schriften, Bd. 1. Suhrkamp, Frankfurt/M. 1960.
3 Skinner BF. About Behaviorism. Knopf, New York 1974.
4 Skinner BF. Science and Human Behavior. Collier-MacMillan, New York, London 1953 (deutsch: Wissenschaft und menschliches Verhalten. Kindler, München 1973).
5 Skinner BF. Contingencies of reinforcement. A theoretical analysis. Appleton, New York 1969.
6 Kuhn T. The Structure of Scientific Revolutions. University of Chicago Press, Chicago 1970.
7 Rosenthal DM. Consciousness and its function. Neuropsychologia 46 (2008) 829–840.
8 Werth R. Neglect nach Hirnschädigung – unilaterale Verminderung der Aufmerksamkeit und Raumrepräsentation. Springer, Berlin, Heidelberg, New York, 1988, S. 101–102.
9 Kant I. Kritik der reinen Vernunft. Meiner, Hamburg 1956.
10 Mesulam MM. A cortical network for directed attention and unilateral neglect. Ann Neurol 10 (1981) 309–325.
11 Dilling H, Mombour W, Schmidt MH (Hrsg.). Internationale Klassifikation psychischer Störungen. ICD-10. Huber, Bern 1991.
12 Saß H, Wittchen HU, Zaudig M (Hrsg.). Diagnostisches und Statistisches Manual psychischer Störungen, DSM IV. Hogrefe, Göttingen et al. 1998.
13 Werth R, Barner T. Aufmerksamkeitstrainer. Celeco, München 2010.
14 Webster RG, Haslerud GM. Influence on extreme peripheral vision of attention to a visual or auditory task. J Exp Psychol 68 (1964) 269–272.
15 Ikeda M, Takeuchi T. Influence of foveal load on the functional visual field. Perc Psychophys 18 (1975) 225–260.
16 Kowler E, Anderson E, Dosher B, Blaser E. The role of attention in programming saccades. Vis Res 35 (1995) 1897–1916.
17 Gersch TM, Kowler E, Dosher B. Dynamic allocation of visual attention during the execution of sequences of saccades. Vis Res 44 (2004) 1469–1483.

18 Godijn R, Theeuwes J. Parallel allocation of attention prior to the execution of saccade sequences. J Exp Psychol Hum Percept Perform 29 (2003) 882–896.
19 Baldauf D, Deubel H. Properties of attentional selection during the preparation of sequential saccades. Exp Brain Res 184 (2008) 411–425.
20 Poppelreuter W. Die psychischen Schädigungen durch Kopfschuß im Kriege 1914–1918. Bd. I. Die Störungen der niederen und höheren Sehleistungen durch Verletzungen des Okzipitalhirns. L. Voss, Leipzig 1917.
21 Luria AR. Disorders of «simultaneous perception» in a case of bilateral occipito-parietal brain injury. Brain 82 (1959) 437–449.
22 Coslett HB, Lie G. Simultanagnosia: when a rose is not red. J Cogn Neurosci 20 (2008) 36–48.
23 Posner MI, Cohen Y, Rafal RD. Neural systems control of spatial orientation. Phil Trans R Soc Lond B 298 (1982) 187–198.
24 Critchley M. The phenomenon of tactile inattention with special reference to parietal lesions. Brain 72 (1949) 538–561.
25 Denny-Brown D, Meyer JS, Horenstein S. The significance of perceptual rivalry resulting from parietal lesion. Brain 75 (1952) 433–471.
26 Bender MB, Green MA, Fink M. Patterns of perceptual organization with simultaneous stimuli. Arch Neurol Psychiat 72 (1954) 233–255.
27 Werth R. Über Möglichkeiten, die Ursachen der Legasthenie zu erkennen und zu therapieren. Erziehung und Unterricht 156 (2006) 856–865.
28 Werth R. Legasthenie und andere Lesestörungen. C.H.Beck, München 2007.
29 Klische A. Leseschwächen gezielt beheben. Individuelle Diagnose und Therapie mit dem Programm celeco. Tectum, Marburg 2007.
30 Werth R, Barner T, Weser T. Richtig lesen lernen. Celeco, München 2003–2009.
31 Jonides J. Voluntary versus automatic control over the mind´s eye´s movement. In: Long J, Baddeley A (eds). Attention and Performance IX. Erlbaum, Hillsdale, New Jersey 1981, pp 187–203.
32 Nijboer TC, McIntosh RD, Nys GM, Dijkerman HC, Milner AD. Prism adaptation improves voluntary but not automatic orienting in neglect. Neuroreport 19 (2008) 293–298.
33 Brignani D, Guzzon D, Marzi CA, Miniussi C. Attentional orienting induced by arrows and eye-gaze compared with an endogenous cue. Neuropsychologia 47 (2009) 370–381.
34 Posner MI, Warren R. Traces, concepts and conscious constructions. In: Melton AW, Martin E (eds). Coding theory in learning and memory. Winston, New York 1972, pp 25–43.
35 Posner MI, Snyder CRR. Attention and cognitive control. In: Solso RL (ed). Information processing and cognition: the Loyola Symposium. Erlbaum, Hillsdale, New Jersey 1975, pp 55–85.
36 Werth R. Die zerebrale Repräsentation des Raumes. In: Schönpflug W. Be-

richt über den 36. Kongress der Deutschen Gesellschaft für Psychologie 1988, Bd. 2, S. 408–419.
37 Bradshaw JL, Nettleton NC, Nathan G, Wilson L. Bisecting Rods and lines: effects of horizontal and vertical posture on left-side underestimation by normal subjects. Neuropsychologia 23 (1985) 421–425.
38 Jewell G, McCourt ME. Pseudoneglect a review and metaanalysis of performance factors in line bisection tasks. Neuropsychologia 38 (2000) 93–110.
39 Hughes LE, Bates TC, Aimola Davies AM. Dissociations in rod bisection: the effect of viewing conditions on perception and action. Cortex 44 (2008) 1279–1287.
40 Werth R, Pöppel E. Compression and lateral shift of mental coordinate systems in a line bisection task. Neuropsychologia 26 (1988) 741–745.
41 Paterson A, Zangwill OL. Disorders of visual space perception associated with lesions of the right cerebral hemisphere. Brain 67 (1944) 331–358.
42 Schenkenberg T, Bradford DC, Ajax ET. Line bisection and unilateral visual neglect in patients with neurologic impairment. Neurology 30 (1980) 509–517.
43 Heilmann KM, Watson RT, Valenstein E, Damasio AR. Localization of lesion in neglect. In: Kertesz A (ed). Localization in neuropsychology. Academic Press, New York 1983, pp 471–492.
44 Urbanski M, Bartolomeo P. Line bisection in left neglect: the importance of starting right. Cortex 44 (2008) 782–793.
45 Schott B, Laurent B, Mauguiere F, Chazot G. Négligence motrice par hematome thalamique droit. Rev Neurol 137 (1981) 447–455.
46 Liepmann H, Kalmus E. Über eine Augenmaßstörung bei Hemianopikern. Berl Klein Wochenschr 38 (1900) 883–842.
47 Zihl J, Sämann P, Schenk T, Schuett S, Dauner R. On the origin of line bisection error in hemianopia. Neuropsychologia 47 (2009) 2417–2426.
48 Werth R, von Cramon D, Zihl J. Neglect: Phänomene halbseitiger Vernachlässigung nach Hirnschädigung. Fortschr Neurol Psychiat 54 (1986) 21–32.
49 Vallar G. Extrapersonal visual unilateral spatial neglect and its neuroanatomy. Neuroimage 14 (2001) 552–558.
50 Mort DJ, Malhotra P, Mannan SK, Rorden C, Pambakian A, Kennard C, Husain M. The anatomy of visual neglect. Brain 126 (2003) 1986–1997.
51 Golay L, Schnider A, Ptak R. Cortical and subcortical anatomy of chronic spatial neglect. Behav Brain Funct 4 (2008) 43.
52 Doricchi F, Thiebaut de Schotten M, Tumaiuolo F, Bartolomeo P. White matter (dis)connections and gray matter (dys)functions in visual neglect: gaining insights into the brain networks of spatial awareness. Cortex 44 (2008) 983–995.
53 Astafiev SV, Shulman GL, Stanley CM, Snyder AZ, Van Essen DC, Corbetta M. Functional organization of human intraparietal and frontal cortex for attending, looking and pointing. J Neurosci 23 (2003) 4689–4699.

54 Rossi AF, Pessoa L, Desimone R, Ungerleider LG. The prefrontal cortex and the executive control of attention. Exp Brain Res 192 (2009) 489–497.

55 Bressler SL, Tang W, Sylvester CM, Shulman GL, Corbetta M. Top-down control of human visual cortex by frontal and parietal cortex in anticipatory visual spatial attention. J Neurosci 28 (2008) 10056–10061.

56 Corbetta M, Kincade JM, Ollinger JM, McAvoy MP, Shulman GL. Voluntary orienting is dissociated from target detection in human posterior parietal cortex. Nature Neuroscience 3 (2000) 292–297.

57 Shulman GL, McAvoy MP, Cowan MC, Astafiev SV, Tansy AP, d´Avossa G, Corbetta M. Quantitative analysis of attention and detection signals during visual search. J Neurophysiol 90 (2003) 3384–3397.

58 Indovina I, Macaluso E. Dissociation of stimulus relevance and saliency factors during shifts of visuospatial attention. Cerebral cortex 17 (2007) 1701–1711.

59 Husain M, Nachev P. Space in the parietal cortex. Trends Cogn Sci 11 (2007) 30–36.

60 Singh-Curry V, Husain M. The functional role of the inferior parietal lobe in the dorsal and ventral stream dichotomy. Neuropsychologia 47 (2009) 1434–1448.

61 Motter BC. Focal attention produces spatially selective processing in visual cortical areas V1, V2 and V4 in the presence of competing stimuli. J Neurophysiol 70 (1993) 909–919.

62 Luck SJ, Chelazzi L, Hillyard SA, Desimone R. Neural mechanisms of spatial selective attention in areas V1, V2, and V4 of macaque visual cortex. J Neurophysiol 77 (1997) 24–42.

63 Roelfsma PR, Lamme VA, Spekreijse H. Object-based attention in the primary visual cortex of macaque monkey. Nature 395 (1998) 376–381.

64 Chen Y, Martinez-Conde S, Macknik SL, Bereshpolova Y, Swadlow HA, Alonso J-M. Task difficulty modulates the activity of specific neuronal populations in primary visual cortex. Nat Neurosci 11 (2008) 974–982.

65 Kastner S, Pinsk MA, De Weerd P, Desimone R, Ungerleider LG. Increased activity in human visual cortex during directed attention in the absence of visual stimulation. Neuron 22 (1999) 751–761.

66 Crowne DP. The frontal eye field and attention. Psychol Bull 93 (1983) 232–260.

67 Trojanowski JQ, Jacobson S. Areal and laminar distribution of some pulvinar cortical afferents in rhesus monkey. J comp Neurol 169 (1977) 371–392.

68 Astruc J. Corticofugal connections of area 8 (frontal eye field) in macaca mulatta. Brain Res 33 (1971) 241–256.

69 Yeterian EH, Pandya DN. Corticothalamic connections of the posterior parietal cortex in the rhesus monkey. J comp Neurol 237 (1985) 408–426.

70 Kasdon DL, Jacobson S. The thalamic afferents to the inferior parietal lobe of the rhesus monkey. J comp Neurol 177 (1978) 685–706.

71 Pearson RC, Brodal P, Powell TP. The projection of the thalamus upon the parietal lobe in the monkey. Brain Res 144 (1978) 143–148.

72 Bender MB, Feldmann M. The so-called «visual agnosias». Brain 9 (1972) 173–186.
73 Zihl J, von Cramon D. Zerebrale Sehstörungen. Kohlhammer. Stuttgart et al. 1986.
74 Lissauer H. Ein Fall von Seelenblindheit nebst Beiträgen zur Theorie derselben. Archiv für Psychiatrie und Nervenkrankheiten 21 (1889) 222–270.
75 Goldstein K, Gelb A. Zur Psychologie des optischen Wahrnehmungs- und Erkennungsvorgangs. Zeitschrift für die gesamte Neurologie und Psychiatrie 41 (1918) 1–142.
76 Rubens AB. Agnosia. In: Heilman KM, Valenstein E. (eds). Clinical Neuropsychology. Oxford University Press, New York, Oxford 1979, pp 233–267.
77 Wilbrand H. Ein Fall von Seelenblindheit und Hemianopsie mit Sektionsbefund. Deutsche Zeitschrift für Nervenheilkunde 2 (1892) 361–387.
78 Bodamer J. Die Prosopagnosie. Archiv für Psychiatrie und Zeitschrift für Neurologie 179 (1947) 6–54.
79 Lhermitte F, Chain F, Escourolle R, Ducarne B, Pillon B. Étude anatomo-clinique d´un cas de prosopagnosie. Rev Neurol 126 (1972) 329–346.
80 Hécaen H, Angelergues R. Agnosia for faces. Arch Neurol 7 (1962) 92–100.
81 Gloning I, Gloning K, Hoff H, Tschabitscher H. Zur Prosopagnosie. Neuropsychologia 4 (1966) 113–132.
82 Benton AL, Van Allen MW. Prosopagnosia and facial discrimination. J Neurol Sci 15 (1972) 167–172.
83 Bruyer R, Laterre C, Seron X, Feyereisen P, Strystein E, Pierrard E et al. A case of prosopagnosia with some preserved covert recognition of familiar faces. Brain Cogn 2 (1983) 257–284.
84 Scoville WB, Milner B. Loss of recent memory after bilateral hippocampal lesions. Journal of Neurology, Neurosurgery and Psychiatry 20 (1957) 11–21.
85 Milner B, Corkin S, Teuber H-L. Further analysis of the hippocampal syndrom: 14-year follow up study of patient H. M. Neuropsychologia 6 (1968) 215–234.
86 Heavey I, Pring L, Hermelin B. A dare to remember: the nature of memory in savant calendrical calculaters. Psychological Medicine 29 (1999) 145–160.
87 Pring L, Hermelin B. Numbers and letters: exploring an autistic savants unpracticed ability. Neurocase 8 (2002) 330–337.
88 Kennedy DP, Squire LR. An analysis of calendar performance in two autistic calendar savants. Learn Mem 14 (2007) 533–538.
89 Bright P, Buckman J, Fradera A, Yoshimasu H, Colchester AC, Kopelman MD. Retrograde amnesia in patients with hippocampal, medial temporal, temporal lobe, or frontal pathology. Learn Mem 13 (2006) 545–557.
90 Hester R, Barre N, Murphy K, Silk TJ, Mattingley JB. Human medial frontal cortex activity predicts learning from errors. Cerebral Cortex 18 (2008) 1933–1940.
91 Davidson PSR, Troyer AK, Moscovitch M. Frontal lobe contributions to rec-

ognition recall: linking basic research with clinical evaluation and remediation. J Intern Neuropsychol Soc 12 (2006) 210–223.
92 Moscovitch M, Rosenbaum RS, Gilboa A et al. Functional neuroanatomy of remote episodic, semantic and spatial memory: a unified account based on multiple trace theory. J Anat 207 (2005) 35–66.
93 Rosenbaum RS, Köhler S, Schacter DL, Moscovitch M, Westmacott R, Black SE, Gao F, Tulving E. The case of KC: contributions of a memory impaired person to memory theory. Neuropsychologia 43 (2005) 989–1021.
94 Squire LR, Cohen NJ. Human memory and amnesia. In: Lynch G, McGaugh JL, Weinberger NM (eds). Neurobiology of Learning and Memory. Guilford, New York, London 1984, pp 3–64.
95 Bright P, Buckman J, Fradera A, Yoshimasu H, Colchester AC, Kopelman MD. Retrograde amnesia in patients with hippocampal, medial temporal, temporal lobe, or frontal pathology. Learn Mem 13 (2006) 545–557.
96 Mitchell AS, Browning PG, Wilson CR, Baxter MG, Gaffan D. Dissociable roles of cortical and subcortical structures in memory retrieval and aquisition. J Neurosci 28 (2008) 8387–8396.
97 Ross RS, Slotnik SD. The hippocampus is preferentially associated with memory for statial context. J Cogn Neurosci 20 (2008) 432–446.
98 Cipolotti L, Husain M, Crinion J, Bird CM, Kahn SS, Lossef N, Howard RS, Leff AP. The role of thalamus in amnesia: a tractography, high resolution MRI and neuropsychological study. Neuropsychologia 46 (2008) 2745–2758.
99 Vilberg KL, Rugg MD. Memory retrieval and the prietal cortex a review of evidence from a dual-process perspective. Neuropsychologia 46 (2008) 1787–1799.
100 Simons JS, Peers PV, Hwang DY, Ally BA, Fletcher PC, Budson AE. Is the parietal lobe necessary for recollection in humans. Neuropsychologia 46 (2008) 1185–1191.
101 Haramati S, Soroker N, Duday Y, Levy DA. The posterior parietal cortex in recognition memory: a neuropsychological study. Neuropsychologia 46 (2008) 1756–1766.
102 Davidson PSR, Anaki D, Ciaramelli E, Cohn M, Kim ASN, Murphy KJ, Troyer AK, Moscovitch M, Levine B. Does parietal cortex support episodic memory? Evidence from focal lesion patients. Neuropsychologia 46 (2008) 1743–1755.
103 Moscovitch M, Winocour G, Bermann M. What is spezial about face recognition? Nineteen experiments on a person with visual object agnosia and dyslexia but normal face recognition. J Cogn Neurosci 9 (1997) 555–604.
104 Sergent J, Ohta S, MacDonald B. Functional neuroanatomy of face and object processing. A positron emission tomography study. Brain 115 (1992) 15–36.
105 Kanwisher NG, McDermott J, Chun M. The fusiform face area: a module in human extrastriate cortex specialized for face perception. J Neurosci 17 (1997) 4302–4311.

106 Andrews TJ, Ewbank MP. Distinct representations for facial identity and changeable aspects of faces in the human temporal lobe. Neuroimage 23 (2004) 905–913.
107 Gloning I, Gloning K, Jellinger K, Quatember R. A case of ‹prosopagnosia› with necropsy findings. Neuropsychologia 8 (1970) 199–204.
108 Damasio AR, Damasio H, van Hoesen GW. Prosopagnosia: anatomic basis and behavioral mechanisms. Neurology 32 (1982) 331–341.
109 Michel F, Perenin M-T, Sierhoff E. Prosopagnosie sans hémianopsie après lésion unilatérale ocipito-temporale droite. Rev Neurol 142 (1986) 545–549.
110 Perret DI, Rolls ET, Caan W. Visual neurones responsive to faces in the monkey temporal cortex. Exp Brain Res 47 (1982) 329–342.
111 Tsao DY, Freiwald WA, Knutsen TA, Mandeville JB, Tootell RB. Faces and objects in macaque cerebral cortex. Nat Neurosci 6 (2003) 989–995.
112 Tsao DY, Freiwald WA, Tootell RB, Livingstone MS. A cortical region consisting entirely of face-selective cells. Science 311 (2006) 670–674.
113 Tsao DY, Schweers N, Moeller S, Freiwald WA. Patches of face-selective cortex in the macaque monkey. Nat Neurosci 11 (2008) 877–879.
114 Pöppel E, Held R, Frost D. Residual visual function in patients with lesions of the central visual pathways. Nature 256 (1973) 489–490.
115 Weiskrantz L, Warrington EK, Sanders MD, Marshall J. Visual capacity in the hemianopic field following a restricted occipital lesion. Brain 97 (1974) 709–728.
116 Perenin MT, Jeannerod M. Residual vision in cortically blind hemifields. Neuropsychologia 13 (1975) 1–7.
117 Perenin MT, Jeannerod M. Visual function within the hemianopic field following early hemidecortication in man – I. Spatial localization. Neuropsychologia 16 (1978) 1–13.
118 Perenin MT. Visual function within the hemianopic field following early cerebral hemidecortication in man – II. Pattern discrimination. Neuropsychologia 16 (1978) 697–708.
119 Zihl J, von Cramon D. Registration of light stimuli in the cortically blind hemifield and its effect on localization. Behav Brain Res 1 (1980) 287–298.
120 Perenin MT, Ruel JT, Hécaen H. Residual visual capacities in a case of cortical blindness. Cortex 16 (1980) 605-612.
121 Arnott G, Guieuj D, Blond S, Charlie J, Vanecloo FM, Lejeune E, Clarisse J, Delandsheer E, Laine E. Hémispherectomie droite totale. Étude neurophysiologique après vingt-six ans. Rev Neurol 138 (1982) 305–316.
122 Stoerig P, Cowey A. Spectral sensitivity in blindsight. Nature 342 (1989) 916–918.
123 Corbetta M, Marzi CA, Tassinari G, Aglioti S. Effectiveness of different task paradigms in revealing blindsight. Brain 113 (1990) 603–616.
124 Zihl J, Werth R. Contributions to the study of «blindsight» – II. The role of

specific practice for saccadic localization in patients with postgeniculate visual field defects. Neuropsychologia 22 (1984a) 13–22.

125 Zihl J, Werth R. Contributions to the study of «blindsight» – I. Can straylight account for saccadic localization in patients with postgeniculate field defects? Neuropsychologia 22 (1984b) 1–11.

126 Werth R. Bewusstsein – psychologische, neurobiologische und wissenschaftstheoretische Aspekte. Springer, Berlin, Heidelberg, New York, Tokyo 1983.

127 Werth R, Schaedler G. Visual field loss in young children and mentally handicapped adolescents receiving vigabatrin. Invest Ophthalmol & Vis Sci 47 (2006) 3028–3035.

128 Für eine Übersicht vgl. Werth R. Cerebral blindness and plasticity of the visual system in children. A review of visual capacities in patients with occipital lesions, hemispherectomy or hydranencephaly. Rest Neurol Neurosci 26 (2008) 377–389.

129 Blau U. Abstract objects. Theor Ling 8 (1981) 131–144.

130 Humphrey NK. Vision in a monkey without a striate cortex: a case study. Perception 3 (1974) 241–255.

131 Zihl J, von Cramon D. Restitution of visual function in patients with cerebral blindness. J Neurol Neurosur Psychiat 42 (1979) 312–322.

132 Zihl J, von Cramon D. Registration of light stimuli in the cortically blind hemifield and its effect on localization. Behav Brain Res 1 (1980) 287–298.

133 Zihl J, von Cramon D. Visual field recovery from scotoma in patients with postgeniculate damage. Brain 108 (1985) 335–365.

134 Potthoff RD. Regeneration of specific nerve cells in lesioned visual cortex of the human brain. An indirect evidence after constant stimulation with different spots of light. J Neurosci Res 15 (1995) 787–796.

135 Kasten E, Wuest S, Behrens-Baumann W, Sabel BA. Computer-based training for the treatment of partial blindness. Nature Medicine 4 (1998) 1083–1087.

136 Julkunen L, Tenovuo O, Jaeaeskelaeinen S, Haemaelaeinen H. Rehabititation of cronic post-stroke visual field defect with computer-assisted training – a clinical and neuropsychological study. Rest Neurol Neurosci 21 (2003) 19–28.

137 Schmielau F, Wong EK Jr. Recovery of visual fields in brain lesioned patients by reaction perimetry treatment. J Neuroeng Rehabil 16 (2007) 4–31.

138 Werth R, Moehrenschlager M. The development of visual functions in cerebrally blind children during a systematic visual field training. Rest Neurol Neurosci 15 (1999) 229–241.

139 Werth R, Seelos K: Restitution of visual functions in cerebrally blind children. Neuropsychologia 43 (2005) 2011–2023.

140 Lund, OE, Peters H. Über Funktionsausfälle nach Hemisphärektomie. In: Bericht über die 66. Zusammenkunft der Deutschen Ophthalmologischen Gesellschaft in Heidelberg 1964. Bergmann, München 1964, S. 264–271.

141 Wessinger CM, Fendrich R, Ptito A, Villemure J-G, Gazzaniga, MS. Residual

vision with awareness in the field contralateral to a partial or complete functional hemispherectomy. Neuropsychologia 34 (1996) 1129–1137.
142 Werth R. Visual functions without the occipital lobe or after cerebral hemispherectomy in infancy. Eur J Neurosci 24 (2006) 2932–2944.
143 Muckli L, Naumer MJ, Singer W. Bilateral visual field maps in a patient with only one hemisphere. Proceedings of the National Academy of Science USA 106 (2009) 13034–13039.
144 Werth R. Residual visual functions after loss of both cerebral hemispheres in infancy. Invest Ophthalmol Vis Sci 48 (2007) 3098–3106.
145 Radeova PD, Prasad S, Brainard DH, Aguirre GK. Neural activity within area V1 reflects unconscious visual performance in a case of blindsight. J Cogn Neurosci 20 (2008) 1927–1939.
146 Livingstone MS, Hubel DH. Thalamic inputs to cytochrome oxidase-rich regions in monkey visual cortex. Proc Natl Acad Sci USA 79 (1982) 6098–6101.
147 Livingstone L, Hubel D. Anatomy and physiology of a color system in the primate visual cortex. J Neurosci 4 (1984) 309–356.
148 Van Essen DC, Gallant JL. Neural mechanisms of form and motion processing in the primate visual system. Neuron 13 (1994) 1–10.
149 DeYeo EA, Van Essen DC. Concurrent processing streams in monkey visual cortex. Trends Neurosci 11 (1988) 219–226.
150 Hendry SH, Yoshioka T. A neurochemically distinct third channel in the macaque dorsal lateral geniculate nucleus. Science 264 (1994) 575–577.
151 Sincich LC, Jocson CM, Horton JC. Neurons in V1 patch columns project to V2 thin stripes. Cereb Cortex 17 (2007) 935–941.
152 Hubel DH, Wiesel T, Stryker MP. Anatomical demonstration of orientation columns in macaque monkey. J Comp Neurol 177 (1978) 361–380.
153 Hubel DH, Wiesel T. Functional architecture of the macaque monkey visual cortex. Proc R Soc Lond (Biol) 198 (1977) 1–59.
154 Adams DL, Sincich LC, Horton JC. Complete pattern of ocular domonance columns in human primary visual cortex. J Neurosci 27 (2007) 10391–10403.
155 Adams DL, Horton JC. Ocular dominance columns: enigmas and challenges. The Neuroscientist 15 (2009) 62–77.
156 Binzegger T, Douglas RJ, Martin KA. A quantitative map of the circuit of cat primary visual cortex. J Neurosci 24 (2004) 8441–8453.
157 Douglas RJ, Koch C, Mahowald M, Martin K, Suarez HH. Recurrent excitation in neocortical circuits. Science 269 (1995) 981–985.
158 Perry VH, Oehler R, Cowey A. Retinal ganglion cells that project to the dorsal lateral geniculate nucleus in the macaque monkey. Neuroscience 12 (1984) 1101–1123.
159 Ding Y, Casagrande VA. The distribution and morphology of LGN K pathway axons within the layers and CO blobs of owl monkey V1. Visual Neurosci 14 (1997) 691–704.

160 Ahmed B, Anderson JC, Douglas RJ, Martin KA, Nelson JC. Polyneuronal innervation of spiny stellate neurons in cat visual cortex. J comp Neurol 341 (1994) 39–49.

161 Douglas RJ, Martin KAC. Neuronal circuits of the neocortex. Ann Rev Neurosci 27 (2004) 419–451.

162 Sincich LC, Horton JC. Circuity of V1 and V2: Integration of color, form and motion. Ann Rev Neurosci 28 (2005) 303–326.

163 Markram H, Toledo-Rodriguez M, Wang Y, Gupta A, Silberberg G, Wu C. Interneurons of the neocortical inhibitory system. Nature Reviews Neuroscience 5 (2004) 793–807.

164 Ahmed B, Anderson JC, Martin KA, Nelson JC. Map of the synapses onto layer 4 basket cells of primary visual cortex of the cat. J comp Neurol 380 (1997) 230–242.

165 Markram H, Wang Y, Tsodyks M. Differential signalling via the same axon of neocortical pyramidal neurons. Proc Natl Acad Sci USA 95 (1998) 5323–5328.

166 Szabadics J, Varga C, Molnar G, Olah S, Barzo P, Tamas G. Excitatory effect of GABAergic aco-axonic cells in cortical microcircuits. Science 311 (2006) 233–235.

167 Milner PM. A model of visual shape recognition. Psychol Rev 81 (1974) 521–535.

168 Von der Malsburg C. The correlation theory of brain function. Internal report 81–82 (1981) 1–38. Göttingen. Max-Planck-Inst. Biophys. Chem., zitiert nach: Roelfsma PR. Cortical algorithms for perceptual grouping. Ann Rev Neurosci 29 (2006) 203–227.

169 Gray CM, König P, Engel AK, Singer W. Oszillatory responses in cat visual cortex exhibit inter columnar synchronization which reflects global stimulus properties. Nature 338 (1989) 334–337.

170 Fries P, Nikolic D, Singer W. The gamma cycle. Trends Neurosci 30 (2007) 309–316.

171 Lamme VAF, Spekreijse H. Neural synchrony does not represent texture segregation. Nature 396 (1998) 362–366.

172 Thiele A, Stoner GR. Neural synchrony does not correlate with motion coherence in cortical area MT. Nature 421 (2003) 366–370.

173 Für eine kritische Bewertung vgl. auch: Shadlen MN, Movshon JA. Synchrony unbound: a critical evaluation of the temporal binding hypothesis. Neuron 24 (1999) 67–77.

174 Poulet JFA, Petersen CCH. Internal brain state regulates membrane potential synchrony in barrel cortex of behaving mice. Nature 454 (2008) 881–885.

175 Upadhyay J, Silver A, Knaus TA et al. Effective and structural connectivity in the human auditory cortex. J Neurosci 26 (2008) 3341–3349.

176 Morosan P, Rademacher J, Schleicher A, Amunts K, Schormann T, Zilles K.

Human primary auditory cortex: cytoarchitectonic subdivisions and mapping into a spatial reference system. Neuroimage 12 (2001) 684–701.
177 Linden JF, Schreiner CE. Columnar transformations in auditory cortex? A comparison to visual and somatosensory cortices. Cerebral Cortex 13 (2003) 83–89.
178 Smith PH, Populin LC. Fundamental differences between the thalamocortical recipient layers of the cat auditory and visual cortices. J comp Neurol 436 (2001) 508–519.
179 Mitani A, Shimokouchi M. Neuronal connections in the primary auditory cortex: an electrophysiological study in the cat. J comp Neurol 235 (1985) 417–429.
180 Wallace MN, Palmer AR. Laminar differences in the response properties of cells in the primary auditory cortex. Exp Brain Res 184 (2008) 179–191.
181 Warren J. How does the brain process music? Clinical Medicine 8 (2008) 32–36.
182 Lacruz, ME, Garcia Seoane JJ, Valentin A, Selway R, Alarcon G. Frontal and temporal functional connections of the living human brain. Eur J Neurosci 26 (2007) 1357–1370.
183 Sadato N, Pascual-Leone A, Grafman J, Ibanez V, Deiber MP, Dold G. Activation of the primary visual cortex by Braille reading in blind subjects. Nature 380 (1996) 526–528.
184 Burton H, Snyder AZ, Conturo TE, Akbudak E, Ollinger JM, Raichle ME. Adaptive changes in early and late blind. J Neurophysiol 87 (2002) 589–611.
185 Burton H, Sinclair RJ, McLaren DG. Cortical activity to vibrotactile stimulation: an fMRI study in blind and sighted individuals. Hum Brain Map 23 (2004) 210–228.
186 Gougoux F, Zatorre RJ, Lassonde M, Voss P, Lepore F. A functional neuroimaging study of sound localization: visual cortex activity predicts performance in early blind individuals. PLoS Biol 3 (2005) 324–333.
187 Voss P, Gougoux F, Lassonde M, Lepore F. Differential occipital responses in early- and late-blind individuals during a sound-source discrimination task. Neuroimage 40 (2008) 746–758.
188 Ptito M, Fumal A, Martens de Noordhout A, Schoenen J, Gjedde A, Kupers R. TMS of the occipital cortex induces tactile sensations in the fingers of blind Braille readers. Exp Brain Res 184 (2008) 193–200.
189 Brindley GS, Lewin WS. The sensations produced by electrical stimulation of the visual cortex. J Physiol 196 (1968) 479–493.
190 De Valois RL, Morgan H, Snodderly DM. Psychophysical studies of monkey vision. 3. Spatial luminance contrast sensitivity tests of macaque and human observers. Vis Res 14 (1974) 75–81.
191 Hubel D, Wiesel TN, Hubel DH. Single-cell response in striate cortex of kittens deprived of vision in one eye. J Neurophysiol 26 (1963) 1003–1017.
192 Blakemore C, van Sluyters RC. Reversal of the physiological effects of mono-

cular deprivation in kittens: further evidence for a sensitive period. J Physiol (Lond.) 237 (1974) 195–216.

193 Singer W, Rauschecker J, Werth R. The effect of monocular exposure to temporal contrasts on ocular dominance in kitten Brain Res. 134 (1977) 568–572.

194 Mitchell DE, Sengpiel F. Neural mechanisms of recovery following early visual deprivation. Philos Trans R Soc Lond B Biol Sci 364 (2009) 383–398.

195 Wiesel TN, Hubel DH. Effects of visual deprivation on morphology and Physiology of cells in cat´s lateral geniculate body, J Neurophysiol 26 (1963) 978–993.

196 Wiesel TN, Hubel DH. Comparison of the effects of unilateral and bilateral eye closure on cortical unit response in kittens. J Neurophysiol 28 (1965) 1029–1040.

197 Ptito M, Schneider FCG, Paulson OB, Kupers R. Alterations of visual pathways in congenital blindness. Exp Brain Res 187 (2008) 41–49.

198 Hofer SB, Mrsic-Flogel TD, Bonnhoeffer T, Hübener M. Experience leaves a lasting structural trace in cortical circuits. Nature 457 (2009) 313–317.

199 Orban GA, Dupont P, De Bruin B, Vogels R, Vandenberghe R. A motion area in human visual cortex. Proc Natl Acad Sci USA 92 (1995) 993–997.

200 Kiorpes L, Movshon JA. Development of sensitivity to visual motion in macaque monkeys. Vis Neurosci 21 (2004) 851–859.

201 Zihl J, von Cramon D, Mai N. Selective disturbance of movement vision after bilateral brain damage. Brain 106 (1983) 313–340.

202 Barlow HB, Levick WR. The mechanism of directionally selective units in the rabbit retina. Journal of Physiology 178 (1965) 477–504.

203 Wittmann M. Die Neuropsychologie der Zeit – Kognitive und emotionale Modulatoren der zeitlichen Erfahrung. Z Med Psychol 18 (2009) 28–39.

204 Fließbach T. Allgemeine Relativitätstheorie. Spektrum, Heidelberg, Berlin, 1998, S. 7–14.

205 Mahneke A. Foveal discrimination measured with two light flashes: a psychophysical study. Acta ophthal 36 (1958) 3–11.

206 Efron R. The relationship between the duration of a stimulus and the duration of perception. Neuropsychologia 8 (1970) 37–55.

207 Clausen J. An evaluation of experimental methods of time judgement. Journal of experimental Psychology 40 (1950) 756–761.

208 Hirsch IJ, Bilger RC, Deatherage BH. The effect of auditory and visual background on apparent duration. American Journal of Psychology 69 (1956) 561–574.

209 Richards WJ, Livingston PV. Method, standard duration, and inter-stimulus delay as influences upon judgement of time. American Journal of Psychology 79 (1966) 560–567.

210 Schiffmann HR, Bobko DJ. The role of number of elements of a stimulus and familiarity of stimuli in the perception of brief temporal intervals. American Journal of Psychology 90 (1977) 85–93.

211 Allan LG. The perception of time. Perception and Psychophysics 26 (1979) 340–354.
212 Werth R. The influence of culture and environment on the perception of time. International Journal of Psychophysiology 7 (1989) 436–437.
213 Aschoff J, Wever RA. Human circadian rhythms: a multioscillatory system Fed Proc 35 (1976) 2326–2332.
214 Aschoff J. On the perception of time during prolonged temporal isolation. Human Neurobiology 4 (1985) 41–52.
215 Matell MS, Meck WH. Cortico-striatal circuits and intervall timing: a coincidence-detection of oscillatory processes. Cogn Brain Res 21 (2004) 139–170.
216 Sakurai Y, Takahashi S, Inoue M. Stimulus duration in working memory is represented by neural activity in the monkey prefrontal cortex. Eur J Neurosci 20 (2004) 1069–1080.
217 Rao SM, Mayer AR, Harrington DL. The evolution of brain activation during temporal processing. Nat Neurosci 4 (2001) 317–323.
218 Pouthas V, George N, Poline JB, Pfeuty M, Vandemoorteele PF, Hugueville L, Fernandes AM, Lehéricy S, Renault B. Neural Network involved in time perception: an fMRI study comparing long and short interval estimation. Hum Brain Mapp 25 (2005) 433–441.
219 Chiba A, Oshio K, Inase M. Striatal neurons encoded temporal information in duration discrimination task. Exp Brain Res 186 (2008) 671–676.
220 Batelli L, Walsh V, Pasqual-Leone A, Cavanagh P. The ‹when› parietal pathway explored by lesion studies. Current Opinion in Neurobiology 18 (2008) 120–126.
221 Bueti D, Bahrami B, Walsh V. Sensory and association cortex in time perception. J Cogn Neurosci 20 (2008) 1054–1062.
222 Kaminski J, Call J, Fischer J. Word learning in a domestic dog: evidence for «fast mapping» Science 304 (2004) 1682–1683.
223 Köhler W. Intelligenzprüfungen an Menschenaffen (Nachdruck der Ausgabe von 1921), Springer, Berlin 1963.
224 Boesch C, Boesch H. Optimisation of nut-cracking with natural hammers by wild chimpanzees. Behaviour 83 (1983) 265–286.
225 Morgan BJ, Abwe EE. Chimpanzees use stone hammers in Cameroon. Curr Biol 16 (2006) R632–633.
226 Sanz C, Morgan D, Gulick S. New insights into chimpanzees, tools, and termites from Congo basin. American Naturalist 164 (2004) 567–581.
227 Pruetz JD, Bertolani P. Savanna chimpanzees, Pan troglodytes verus, hunt with tools. Curr Biol 17 (2007) 412–417.
228 Osvath M. Spontaneous planning for future stone throwing by male chimpanzee. Curr Biol 19 (2009) R190–R191.
229 Aboitiz F, Montiel J, Morales D, Concha M. Evolutionary divergence of the reptilian and the mammalian brains: considerations on connectivity and development. Brain Res Brain Res Rev 39 (2002) 141–143.

230 Reiner A, Yamamoto K, Karten HJ. Organization and evolution of the avian forebrain. Anat Rec A Discov Mol Cell Evol Biol 287 (2005) 1080–1102.
231 Kirsch JA, Güntürkün O, Rose J. Insight without cortex: lessons from the avian brain. Consciousness and Cognition 17 (2008) 475–483.
232 Puelles L. Thoughts on the development, structure and evolution of the mamalian and avian telencephalic pallium. Philos Trans R Soc Lond B Biol Sci 356 (2001) 1583–1598.
233 Karten HJ. Homology and evolutionary origins of the «neocortex». Brain Behavior and Evolution 38 (1991) 264–272.
234 Miceli D, Gioanni H, Reperent J. The avian visual wulst: I An anatomical study of afferent and efferent pathways. II An electronical study of the functional properties of single neurons. In: Granda AM, Maxwell JH (eds). Neural mechanisms of behavior in the pigeon. Plenum, New York 1979.
235 Für einen Überblick vgl. Karten HJ, Shimizu T. The origins of neocortex: connections and lamination as distinct events in evolution. In: Zeigler HP, Bischof HJ (Hrsg.). Vision, Brain, and Behavior in Birds. MIT Press, Cambridge MA 1993, pp 102–114.
236 Taylor AH, Hunt GR, Medina FS, Gray RD. Do New Caledonian crows solve physical problems through causal reasoning? Proceedings of the Royal Society B 10.1098 (2008) 1107.
237 Hunt GR. Manufacture and use of hook-tools by New Caledonian crows. Nature 379 (1996) 249–251.
238 Bluff LA, Troscianko J, Weir AA, Kacelnik A, Rutz C. Tool use by wild New Caledonian crows Corvus moneduloides at natural foraging sites. Proc Biol Sci 7 (2010) 1377–1385.
239 Weir AAS, Kacelnik A. A New Caledonian crow (Corvus moneduloides) creatively re-designes tools by bending or unbending aluminium strips. Animal Cognition 9 (2006) 317–334.
240 Mather JA. Cephalopod consciousness: Behavioral evidence. Consciousness and Cognition 17 (2008) 37–48.
241 Edelman DB, Baars BJ, Seth AK. Identifying hallmarks of consciousness in non-mammalian species. Consciousness and Cognition 14 (2005) 169–187.
242 Edelmann DB, Seth AK. Animal consciousness: a synthetic approach. Trends in Neurosciences 32 (2009) 476–484.
243 Messenger JB, Sanders GD. Visual preference and two-cue discrimination learning in octopus. Animal Behavior 20 (1972) 580–585.
244 Moriyama T, Gunji YP. Autonomous learning in maze solution by Octopus. Ethology 103 ((1997) 499–513.
245 Boal JG, Dunham AW, Williams KT, Hanlon RT. Experimental evidence for spatial learning in octopuses (Octopus bimaculoides). Journal of Comparative Psychology 114 (2000) 246–252.
246 Fiorito G, Scotto P. Observational learning in Octopus vulgaris. Science 256 (1992) 545–547.

247 Fiorito G, Chichery R. Lesions of the vertical lobe impair visual discrimination learning by observation in Octopus vulgaris. Neuroscience Letters 192 (1995) 117–120.

248 Finn JK, Tregenza T, Norman MD. Defensive tool use in a coconut-carrying octopus. Curr Biol 19 (2009) R1069–R1070.

249 Williamson R, Chrachri A. Cephalopod neural networks. Neurosignals 13 (2004) 87–98.

250 Hochner B, Shomrat T, Fiorito G. The octopus: a model for a comparative analysis of the evolution of learning and memory mechanisms. The Biological Bulletin 210 (2006) 308–317.

251 Libet B, Gleason CA, Wright EW, Pearl DK. Time of conscious intention to act in relation to onset of cerebral activity (readiness potential). The unconscious initiation of a freely voluntary act. Brain 106 (1983) 623–642.

252 Für eine allgemeinverständliche Darstellung vgl. Obhi S, Haggard P. Der freie Wille auf dem Prüfstand; Spektrum der Wissenschaft, April 2005, S. 90–97.

253 Kornhuber HH, Deeke L. Hirnpotentialänderungen bei Willkürbewegungen und passiven Bewegungen des Menschen: Bereitschaftspotential und reafferente Potentiale. Pflügers Arch ges Phys 284 (1965) 1–17.

254 Haggard P, Clark S, Kalogeras J. Voluntary action and conscious awareness. Nat Neurosci 5 (2002) 382–385.

255 Soon CS, Brass M, Heinze HJ, Haynes JD. Unconscious determinants of free decisions in the human brain. Nat Neurosci 11 (2008) 543–545.

256 Shadlen MN, Newsome WT. Neural basis of a perceptual decision in the parietal cortex (area LIP) of the rhesus monkey. J Neurophysiol 86 (2001) 1257–1269.

257 Churchland AK, Kiani R, Shadlen M. Decision-making with multiple alternatives. Nat Neurosci 11 (2008) 693–702.

258 Rushworth MFS, Behrens TEJ. Choice, uncertainty and value in prefrontal and cingulate cortex. Nat Neurosci 11 (2008) 389–397.

259 Doya K. Modulators of decision making. Nat Neurosci 11 (2008) 410–416.

260 Hanes DP, Schall JD. Neural control of voluntary movement initiation. Science 274 (1996) 427–430.

261 Hanes DP, Patterson WF, Schall JD. Role of frontal eye fields in countermanding saccades: visual, movement, and fixation activity. J Neurophysiol 79 (1998) 817–834.

262 Brown JW, Hanes DP, Schall JD, Stuphorn V. Relation of frontal eye field activity to saccade initiation during a countermanding task. Exp Brain Res 190 (2008) 135–151.

263 Rüb U, Jen JC, Braak H, Deller T. Functional neuroanatomy of the human premotor oculomotor brainstem nuclei: insights from postmortem and advanced in vivo imaging studies. Exp Brain Res 187 (2008) 167–180.

264 Schmolesky MT, Wang Y, Hanes DP et al. Signal timing across the macaque visual system. J Neurosci 79 (1998) 3272–3278.

265 Robinson DA, Fuchs AT. Eye movements evoked by stimulation of frontal eye fields. J Neurophysiol 32 (1969) 637–648.

266 Bruce CJ, Goldberg ME, Bushnell MC, Stanton GB. Primate frontal eye fields. II Physiological and anatomical correlates of electrically evoked eye movements. J Neurophysiol 54 (1985) 714–734.

267 Rilling JK, King-Kasas B, Sanfey AG. The neurobiology of social decision-making. Current Opinion in Neurobiology 18 (2008) 159–165.

268 Weber S, Habel U, Amunts K, Schneider F. Structural brain abnormalities in psychopaths – a review. Behav Sci Law 26 (2008) 7–28.

269 Blair RJ. The amygdala and ventromedial prefrontal cortex: functional contributions and dysfunction in psychopathy. Philos Trans R Soc Lond B Biol Sci 363 (2008) 2557–2565.

270 Singer T, Seymour B, O´Doherty JP, Stephan KE, Dolan RJ, Frith CD. Empathic neural responses are modulated by the perceived fairness of others. Nature 439 (2006) 466–469.

271 Lamm C, Batson CD, Decety J. The neural substrate of human empathy: effects of perspective taking and cognitive appraisal. J Cogn Neurosci 19 (2007) 42–58.

272 Cheng Y, Lin CP, Liu HL, Hsu YY, Lim KE, Hung D, Decety J. Expertise modulates the perception of pain in others. Curr Biol 17 (2007) 1708–1713.

273 Kamp-Becker I, Mattejat F, Remschmidt H. Zur Diagnostik und Ätiologie des Asperger-Syndroms bei Kindern und Jugendlichen. Praxis der Kinderpsychologie und Kinderpsychiatrie 53 (2004) 371–394.

274 Caspi A, Langley K, Milne B, Moffitt TE, O´Donovan M, Owen MJ et al. A replicated molecular genetic basis for subtyping antisocial behavior in children with attention-deficit/hyperactivity disorder. Arch Gen Psychiatry 65 (2008) 203–210.

275 Loney J, Whaley-Klahn MA, Kosier T et al. Hyperactive boys and their brothers at 21: Predictors of aggressive and antisocial outcomes. In: Van Dusen KT, Mednik SA (eds). Prospective Studies of Crime and Delinquency. Kluwer-Nijhoff, Boston, 1983, pp 181–206.

276 Gittelmann R, Manuzza S, Shenker R, Bonagura N. Hyperactive boys almost grown up. I. Psychiatric status. Arch Gen Psychiat 42 (1985) 937–947.

277 Klein RG, Manuzza S. Long term outcome of hyperactive children: a review. J Amer Acad Child Adolesc Psychiat 30 (1991) 383–387.

278 Lahey B, Piacentini J, McBurnett M, Stone P, Hartdegen SE, Hynd G. Psychopathology in the parents of children with conduct disorder and hyperactivity. J Amer Acad Child Adolesc Psychiat 27 (1988) 163–170.

279 Barkley RA, Fischer M, Edelbrock CS, Smallish L. The adolescent outcome of hyperactive children diagnosed by research criteria: An 8 year prospective follow-up study. J Amer Acad Child Adolesc Psychiat 29 (1990) 546–557.

280 Kröber HL, Scheurer H, Saß H. Zerebrale Dysfunktion, neurologische Symp-

tome und Rückfalldelinquenz – II. Ergebnisse des Heidelberger Delinquenzprojekts. Fortschr Neurol Psychiat 62 (1994) 223–232.

281 Raine A, Ishikawa SS, Arce E, Lencz T, Knuth KH, Bihrle S, La Casse L, Colletti P. Hippocampal structural asymetry in unsuccessful psychopaths. Biol Psychiatry 55 (2004) 185–191.

282 Müller JL, Sommer M, Döhnel K, Weber T, Schmidt-Wilcke T, Hajak G. Distributed prefrontal and temporal brain function during emotion and cognition interaction in criminal psychopathy. Behav Sci Law 26 (2008) 131–150.

283 Weber S, Habel U, Amunts K, Schneider F. Structural brain abnormalities in psychopaths – a review. Behav Sci Law 26 (2008) 7–28.

284 De Oliveira-Souza R, Hare RD, Bramati IE, Garrido GJ, Azevedo Ignatio F, Tovar-Moll F, Moll J. Psychopathy as a disorder of the moral brain: fronto-temporo-limbic grey matter reductions demonstrated by voxel-based morphometry. Neuroimage 40 (2008) 1202–1213.

285 Eisenberger NI, Way BM, Taylor SE, Welch WT, Lieberman MD. Understanding genetic risk for aggression: clues from the brain´s response to social exclusion. Biological psychiatry 61 (2007) 1100–1108.

286 Denson TF, Pedersen WC, Ronquillo J, Nandy AS. The angry brain: neural correlates of anger, angry rumination, and aggressive personality. J Cogn Neurosci 21 (2008) 734–744.

287 Shamay-Tsoory S, Tomer R, Berger BD, Ahron-Peretz J. Characterization of empathy deficits following prefrontal damage: The role of right ventromedial prefrontal cortex. J Cogn Neurosci 15 (2003) 324–337.

288 Rankin KP, Kramer JH, Miller B. Patterns of cognitive and emotional empathy in frontotemporal dementia. Cognitive and Behavioral Neurology 18 (2005) 28–36.

289 Shamay-Tsoory S, Aharon-Peretz J, Perry D. Two systems for empathy: a double dissociation between emotional and cognitive empathy in inferior frontal gyrus versus ventromedial prefrontal lesions. Brain 132 (2009) 617–627.

290 Rankin KP, Rosen HJ, Kramer JH, Schauer GF, Weiner MW, Schuff N et al. Right and left medial orbitofrontal volumes show an opposite relationship to agreeableness in FTD. Dementia and Geriatric Cognitive Disorders 17 (2004) 328–332.

291 Hare RD. The Hare Psychopathy Checklist – Revised. Multi-Health Systems, Toronto 1991.

292 Dahle KP. Grundlagen und Methoden der Kriminalprognose. In: Kröber HL, Dölling D, Leygraf N, Saß H (Hrsg.). Handbuch der Forensischen Psychiatrie, Bd. III: Psychiatrische Kriminalprognose und Kriminaltherapie. Steinkopf, Darmstadt 2006, S. 1–67.

293 Kröber HL. Kriminalprognostische Begutachtung. In: Kröber HL, Dölling D, Leygraf N, Saß H (Hrsg.). Handbuch der Forensischen Psychiatrie, Bd. III: Psychiatrische Kriminalprognose und Kriminaltherapie. Steinkopf, Darmstadt 2006, S. 69–172.

294 Steinert M. Hitler. C.H. Beck, München 1994.
295 Siegel A, Victoroff J. Understanding human aggression: new insights from neuroscience. International Journal of Law and Psychiatry 32 (2009) 209–215.
296 Natarajan D, Caramaschi D. Animal violence demystified. Frontiers in Neuroscience. April 2010, article-alert@lists.frontiersin.org.
297 Putz W, Steldinger B. Patientenrechte am Ende des Lebens. 3. Auflage. C.H.Beck, München 2007.
298 Moody R. Life after life: the investigation of a phenomenon – survival of bodily death. Bantham, New York 1975.
299 Parnia S, Waller DG, Yeates R, Fenwick P. A qualitative and quantitative study of the incidence, features and aethiology of near death experiences in cardiac arrest survivors. Resuscitation 48 (2001) 149–156.
300 Schwaninger J, Eisenberg PR, Schechtmann KB, Weiss AN. A prospective analysis of near death experiences in cardiac arrest patients. J Near-Death Stud 20 (2002) 215–232.
301 Schröter-Kunhardt M. Erfahrungen Sterbender während des klinischen Todes. Therapiewoche Neurologie Psychiatrie 9 (1995) 132–140.
302 De Ridder D, Van Laere K, Dupont P, Menovsky T, Van de Heyning P. Visualizing out-of-body experience in the brain. N Engl J Med 357 (2007) 1829–1833.
303 Kasten E, Geier J. Neurobiologische Erklärungsmodelle für Nahtoderlebnisse. Z Med Psychol 18 (2009) 13–27.

Register

Aus dem Verlagsprogramm